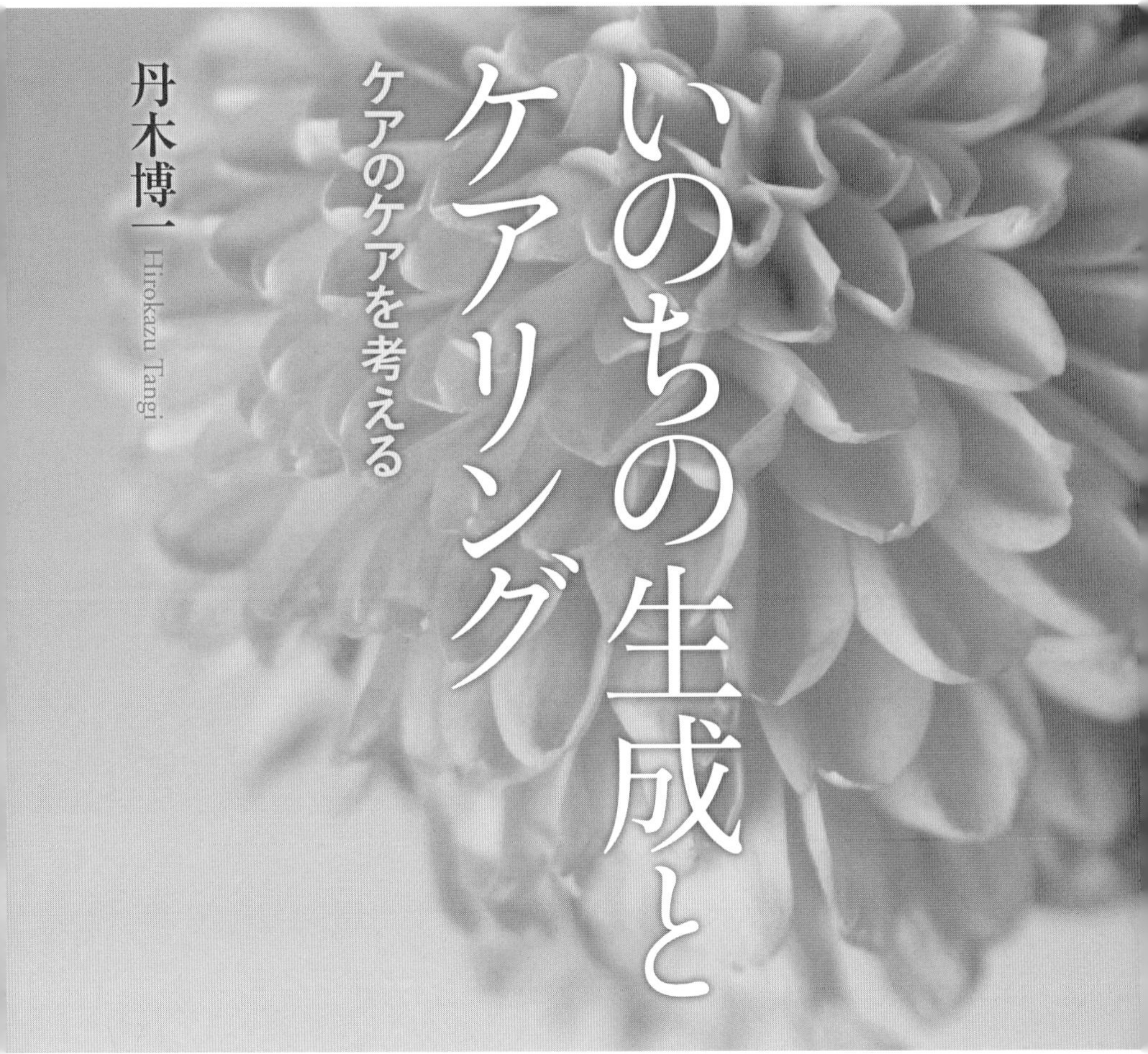

いのちの生成とケアリング

ケアのケアを考える

丹木博一 Hirokazu Tangi

ナカニシヤ出版

はじめに

人間とケア

人間が人間であるということは、それほど分かり切ったことではありません。かつてインドで、赤ん坊のときに狼にさらわれ、狼によって狼のように育てられた子どもがいました。その子は、やがて人間の手に取り戻され、熱心に教育を施されましたが、通常の子どものような発達を遂げることはできなかったといいます。よく知られたこのエピソードは、ヒトとして生まれながら、人間としての自己理解を手に入れることがかなわない場合もあることを鮮やかに示してくれます。

もっとも、このエピソードは信憑性の点で問題も指摘されているようですので、もう少し身近な例も挙げてみましょう。ひどいいじめに遭い、来る日も来る日も「きたない」「くさい」と言われ、暴力を振るわれ続ける子どもは、いじめっ子たちのことを「人でなし」と憎む反面で、すっかり自信をなくしてしまい、やっぱり自分はどこか他の「人とは違う」のかも知れないなどと思い込むようになりがちです。

こうした例にはっきりと見て取れるように、「人」や「人間」といった言葉は、生まれもった生物種を意味するだけでなく、本来どのような存在であるべきかという価値規範をうちに含んだ概念でもあります。その意味内容は、他人から受けたケアの質や他者による承認の内実によってさまざまな形を取りうるのです。

人間とはどのような存在でありうるのか、人間とは何であるべきなのか、ということと、いかにしてその人がケアされてきたかということとは、実は深い結びつきがあるのです。ケアが人間をつくるといっても過言ではありません。幼少時に虐待を受けた人は、いずれ大人になったときには、自ら虐待を行う側に回るとも言われることがあります。私はこうした宿命観には反対です。[1] たとえ過去に虐待を受けた事実があったとしても、その後、愛情濃やかな養育者の手で育て直され、自尊心を獲得することができれば、自分と他人を大切にすることができる人に成長できるはずですから。こうしたことすべてが物語っているのは、ケアに携わる人の責任がとても大きなものであるという事実です。

ケアは人間にとってとても大切な仕事です。ケアの質が高まることは、対象となる方の生活の質を高め、健やかな成長を促すことにつながります。ケアの質を高めるためには、専門的な知識や技術を身につけることも必要ですが、それと同じくらい、いや場合によってはそれ以上に重要なのは、ケアに携わる人が豊かな人間理解を携え、対象となる方々に対して敬意と関心をもって接することです。

これは決して単なる道徳主義的な主張ではありません。人間の存在が大きな謎と可能性を秘めたものであることに気づくことによって、ケアの仕事に誇りをもつことが可能になります。ケアの可能性が深く理解されるようになると、ケアする人とケアされる人との関係が創造的なものへと変わっていきます。大げさに言えば、ケアがケアされる側とケアする側双方にとっていのちの刷新になることだって可能なのです。

池田清彦という生物学者が「形」についてちょっと面白いことを言っています。カブトムシならカブトムシの形があるけれど、それを顕微鏡で見ると違った形に見えるし、輪郭だってよく見るとギザギザになっていて、そのギザギザを拡大すればそこもまたギザギザになっている。さらに拡大していけば最後は形について云々することのできない素粒子に行き着いてしまう。そうなると形というのは、モノの客観的な性質というより、「われわれと物の間のコミュニケーションそのものだ」[2]と考えるべきではないか、というわけです。モノの形についてさえそう言ってよいとするなら、ましてや人間の示す「姿」は、文字通り人と人との間で生まれるコミュニケーションそのものだと言うべきではないでしょうか。ケアというコミュニケーションの質によって、人間が何でありうるかは、大きく変動するのです。

ケアに基づく主体の生成

ところがやっかいなことに、人と人とのあるべきコミュニケーションについて改めて考えようとすると、知らず知らずのうちに特定の人間観が自明のものとして支配的に働いてしまうということが往々にして起こります。そのため、よかれと思って採用したコミュニケーションが独りよがりのものになってしまうという転倒が生じてしまうことも少なくありません。例えば近年、医療の現場では、医療者と患者との関係のあり方について反省が進み、何でも医者にまかせておけばよいというパターナリズムの考えから、治療の方針について患者に知る権利と自己決定の権利を保障すべきだというインフォームド・コンセントの考えへ、という大きな変換の流れが生じています。もちろん患者の権利を大切にすべきだという考えそのものは尊重されねばならないものです。しかし個人の意志それ自身が何によって条件づけられているかを見て取らない限り、それは患者に責任を押し付けるだけの欺瞞ともなりかねません。個人の自由を成り立たせる条件や、どう決断すべきかの実質的な尺度への問いかけが必要になってくるのです。ターミナル期にある患者になおも自立を求めることが患者にとってどれほど残酷なことか、かつて同僚の先生からその実例をお聞きしたこともあります。

ここで求められているのは、インフォームド・コンセントという考えの背景にある西洋近代の人間観の意義とその限界をきちんと見定める努力だと思います。近代とは、世界の目的論的な秩序が信じられなくなり、世界の中で人間はいかなる位置を占めるのかが分からなくなってしまった時代です。動いているのは太陽ではなく地球であり（コペルニクス）、宇宙は理解可能な限界をもたずして無限であり（ブルーノ）、物質は延長性を本質とするため、数量的に規定することができ（デカルト）、空間はどこも均質であって、ものの運動は慣性と万有引力の法則によって機械論的に説明可能だ（ニュートン）というように、世界観にドラスティックな変革の波が打ち寄せてきて、人間は自らの居場所を見失いかけてしまったのです。近代の哲学者たちがこの危機に対処するために打ち出したのは、人間が世界のうちに住まうというより、世界は対象として人間の意識のうちに包まれるのだという考えでした。「空間によっては、宇宙は私をつつみ、一つの点のようにのみこむ。考えることによって、私が宇宙をつつむ」[3]というパスカルの言葉は、この間の事情をよく言い表しています。世界の中でとるにたりないちっぽけな対象である人間が、世界を自らの内に包み、世界に対して自由である主体へと変転するのです。

しかし個として自立し、自由に自己決定できる主体という近代の力強い人間観に安住していられるのは、「私たちに捉えることができるのは、私たち自身がつくりあげた世界のみである」[4]というニーチェが語る人間の有限性のことを忘れている間だけです。人間を世界把握の原理に仕立て上げるというのが近代の夢でしたが、その夢を最後まで突き進めると、その意図とは裏腹に、人間の存在そのものが大きな謎となり、人間存在の場所や根拠について私たちは何も知らないでいたことが明らかになってしまうのです。

もう一つ別の問題もあります。西洋近代が規範として掲げた人間像は、いかに行為すべきかを自分ひとりで理性的に判断して実行に移すことができ、その結果についても自ら責任を負うことができる存在だ、というものでした。こうした規範に照らして見るなら、他人に依存しなければならない状態は克服すべき未熟なあり方であり、人間がはらむ弱さや脆さや傷つきやすさは自らの努力によって打破すべきものであって、それ自身は価値をもたないということになるでしょう。しかし、自由な自己決定の能力をもつことこそが人間の本質だとするなら、胎児や生まれたばかりの赤ちゃん、また認知症のお年寄りなどは、本来の人間の枠からはみ出してしまい、人間の社会にとって御荷物扱いされることになりかねません。実際に、今の社会にはそのような兆候が見て取れますが、私たちはそれを容認してよいのでしょうか。

ギリシア神話には、道行く人に「朝は四本足、昼は二本足、夜は三本足の奇妙な生き物は何か」と謎をかけ、誤った答えを述べた人たちを次々と喰い殺すスフィンクスという怪物が登場します。この謎掛けに果敢に立ち向かったのはオイディプスという人物であり、「それは人間だ」と言い放つことによって彼はスフィンクスを駆逐し、やがて英雄に祭り上げられたといいます。このエピソードには、卓抜な人間理解が込められています。人生の朝、つまり乳児期にはせいぜいのところハイハイしかできない。二本足での自立歩行が可能になるまでには長い時間と多くの支えが必要なのであり、また年老いれば杖に寄りかからずに歩みを進めることはできなくなります。そうした自立がおぼつかない状態の、決して短いとはいえない時期においても、その存在はまぎれもなく人間であり、人間の自立とは他者への依存と表裏一体のものだという人間理解がここに見て取れるのです。それだけではありません。そもそもオイディプスという名は、「腫れた足」を意味します。[5]自分の足で歩こうとしても足を引きずらざるを得ない、自分の力だけでは真っすぐに歩けないということが、その名の意味するところなのです。人間とはそうした存在なのだという卓越した認識がこの名前には暗示されています。事実、王位に就いたオイディプスは、自らの知らぬ間に父親殺しと近親相姦という最大のタブーを犯していたことに気づかされるはめになります。ここには、自分ひとりの足で真っすぐに歩いていると思い込むことこそ、最も危険なことなのだという自戒の念が込められているのです。人間とは、自分以外のものからの支えを自らのうちに組み込むことができたときに初めて自立しうる生き物なのではないでしょうか。だとすれば、他の存在に依存せざるを得ないという弱さの実相を認め、その弱さを他者とのコミユニケーションの基盤に仕立て上げることもできるはずです。私は、そこにこそ、人間の本質を見て取りたいと考えています。

現代では、近代的人間観の誘惑に抵抗しながら、人間存在の謎について粘り強く考え進めてくことが大きな課題となりました。身体の変調や他者との関係の変貌は、世界の中の些細なエピソードというより、世界それ自身の変容として感受されます。世界はそれ自身が情動的な変調の可能性に満ちていて、私という存在は、世界がそのつど特定の気分のもとに現れるための媒体になっています。人間とは、世界を世界として映し出すいわばプリズムのようなものであり、しかも私が生きる場の全体を世界と言うなら、世界を世界として意義づける場所はもはやどこにもないはずなのに、ときとして世界の存在があますところなく問いとなってたち現れてくることがあります。人間とは、プリズムであることを自覚することのできるプリズムなのです。

そしてこの生きたプリズムは、常に生成の過程にあり、そのプロセスの中には他者の存在が根深く食い込んでいます。自分のことがひとりでできる大人をモデルとして人間を捉えるのではなく、養育者のケアなしには生き延びられないような姿で生まれ落ち、やがて誰の手も借りずに自立できると思い込めるようになっても、またいつしか老いさらばえやがては死にゆく、そうした生成変化のプロセスとして人間を捉えてみたいと思います。人間関係の基本に、相互に対等な大人同士の契約関係を置くのか、それとも非対称的なケアしケアされるという関係を置くのかで、人間理解に大きな差が出てきます。生成過程のそのつどの生がそれぞれに見合った充実をもっており、その充実が実現されるために常にそれにふわさしいケアが求められている。そのように考えると、私たちの生活の場での、またとりわけ臨床の場での、ときにせっかちになりがちな人間関係にも、ゆとりと奥行きが生まれてくるのではないでしょうか。

本書の目的と構成

この本には二つの目的があります。

一つは、人間の行為というより、それに先立つ「いのち」の次元にまなざしを向け、その特徴を浮き彫りにすることによって、個人主義的で生産主義的な近代の人間観の限界を見据え、二一世紀を生きるために必要な新たな人間理解を問い求めることです。この点で本書は、ささやかながら哲学的人間学の試みとして読まれることを意図しています。

もう一つは、生きるためにケアを必要とし、固有の弱さを抱えた人間という存在のあり方を見つめることによって、望ましいケアのあり方を模索することです。特に看護（さらには養護や介護）を専門職として追求しようと考えている方々を読者として想定し、ケアの困難にどのように立ち向かったらよいか、そのヒントになるようにとの願いをこめて書きました。

このような目的を果たすために、本書は二部構成になっています。第一部には、「いのちの形成と変容」というタイトルをつけました。第二部は、「ケアリング―セルフケアのケア」です。簡単にその趣旨を紹介しておきたいと思います。

近代の個人主義的な人間観の限界を見据えて、新たな人間理解を求め、そこからケアの本質を探求するために、第一部第一章では、ケアの対象である人間が生きるために日々行っている営みに目を向けてみたいと思います。呼吸、摂食、排泄、睡眠といった生理的ニーズを満たすために毎日当たり前のように行われている営みは、それを人間学的に考察するならば、幾重もの豊かな意味を秘めていることに気づくことができます。古来より人間は理性的動物として把握されてきました。言葉をもちいてコミュニケーションを交わすことや理性的判断に基づき自由意志によって行為選択を行うことなどが、他の動物と異なる人間固有の特徴として論じられてきたのです。主題的に論じられていたのは、他の動物と異なる「理性的」という規定の方でした。呼吸や睡眠などの生命活動の次元は、理性的で意志的な行為の基盤となるものでありながら、他の動物と共通するものであるためか、これまで十分な関心を向けられることが少なかったように思います。しかし、そうした生命活動も人間の営みであれば、自ずと他の動物との違いが浮かび上がってきます。そこに目を向けることによって、人間とはいかなる存在かという問いに一つの回答を与えてみたいと思うのです。

看護師や介護士にとって、呼吸管理や食事介助などはルーティンワークでしょうが、それらの人間学的な意味を知ることができれば、一つひとつの手技をていねいに行うべき理由が見えてくるはずです。別の言い方をすれば、患者にものを食べさせたり、ベッド上で使う便器をきれいにしたりすることは、決して簡単な仕事でも、蔑むべき作業でもないことが分かるはずです。

次に、病いについて哲学的な考察を加え、人間にとって健康とは何を意味するのかをていねいに考えてみたいと思います。呼吸や食事など、それまで難なくできていた生命活動が支障をきたし、他者の手を必要とするようになるのは、主として重篤な病いに陥ったときです。病むという出来事は当人にとってどのような経験なのでしょうか、また回復・維持・増進が望まれる健康とは人生全体にとって一体何を意味するのでしょうか。私たちは病いについて、そして健康について知っているつもりでいます。しかし、病いや健康について特定の価値観に囚われてしまっているのに、そのことに気づかないでいるだけというのが実情なのかもしれません。

人類学者の大貫恵美子は、アメリカでは、患者は番号に過ぎず、性別が無視され、画一的な殺菌済みのお仕着せを着せられ、甘えさせてはなるまいと、与えられるのは病院食ばかりで、外の社会からほとんど完璧に隔絶される、と指摘した上で、こう語っています。「アメリカでの患者の役割には、病気は望ましくない状態であり、病人は社会から隔離されねばならない、というアメリカ社会の一般的な考え方が、映し出されている。〔中略〕病気は社会的に逸脱したあるいは異常な振る舞いと同等視されさえする。〔中略〕個人主義があれほどまでに重んじられているアメリカで、患者の役割が個人主義を否定しているのは、いかにも皮肉である」[6]。私には、このエピソードは、近代の個人主義思想が抱え込まざるを得なかった裏の顔のように思えます。それでは、私たち自身が暗黙のうちに抱いている病いと健康についての価値観とはどのようなものなのでしょうか。それを自覚可能にし、健康と病いについての望ましい考え方を模索することが、第二章の課題です。

第一部で、生命活動の考察と病いおよび健康の概念の問い直しを通して人間理解を深めることができれば、それに基づいてケアという行為の成り立ちについても新たな見通しを立てることができるはずです。そのための準備作業として、第二部第三章では、ケアの対象となる方のセルフケアについて考察してみたいと思います。

なぜそのような考察が必要なのでしょうか、大切なことですのでその間の事情を説明しておきたいと思います。ケアとはケアを提供する側の行為であるというのが一般的な考えです。しかし、ケアの対象は多くの場合、意思をもった人間ですから、その方がケアを受け入れてくれなければケアの行為は成し遂げられません。つまり、ケアとは、実はケアの対象となる方の協力を必要とする相互行為なのです。では、ケアを受け入れてもらえるようにするには、どうすればよいのでしょうか。

ケアする人が、ケアの対象となる方のセルフケアに対して心配りをすることがどうしても必要だと思います。それを欠いた場合には、どんなに正しい知識や技術の裏付けがあろうとも、その行為はケアとはなりえないからです。

　看護という仕事の意義を社会に認めさせようと尽力したジャーナリスト、スザンヌ・ゴードンが取り上げた例を用いて説明しましょう。経口摂取が不可能なために胃瘻を造設された患者が、禁じられているのに家族がもち込んだ食べ物を誤嚥し、肺炎になって亡くなってしまいました。ゴードンが取材した卓越した看護師によれば、この場合の根本的な問題は患者への指導や管理の不徹底というより、その以前のところにあります。それは、患者への関心の欠如でした。問題なのは、私たちにとって食事が生活の中心を形づくっているという事実を忘れてしまい、患者のことを「よく知りもせず、患者の生活記録ではなくて医療記録だけを読んでいるような医師や看護婦（士）が、入院回数だとか入院にいたった原因、例えば脳血管障害や脳梗塞の後遺症による嚥下性肺炎や、フラストレーションにどう対応するかということばかりに気をとられていること」[7]なのです。もちろん、患者とその家族の望むことをすべてそのまま叶えてあげるべきだと言っているのではありません。そうしたことが、患者にとって望ましくない結果を引き起こすことが分かっている場合には、そうすべきではないのは当然のことだからです。ここで申し上げたいのは、もう少し複雑なことです。どんなに医学的な根拠に基づくケアであったとしても、それを患者が受け入れてくれない場合は、ケア行為は実現しえないということ、そして受け入れてもらえるようなケアを提供できるようにするには、患者の健康問題だけでなく、患者の関心事や生活ぶり、つまりセルフケアに対する気づかいが不可欠だということが言いたいのです。そこで、第二部の最初に、ケアの対象となる方自身のセルフケアの諸相について考察してみることにしました。ケアに携わる人には、対象者のセルフケアへの繊細なまなざしが必要だと考えるからです。

　以上の考察を踏まえて、最後にケアという行為の成り立ちについて、（ケアされる者とケアする者双方の）主体の形成という視点から考察を行ってみたいと思います。「主体の形成という視点から」ということがポイントです。従来の考え方においては、少なくとも成人していて、酩酊していたり錯乱しているのでなければ、人間は理性的な主体として自立していることが前提とされていました。しかし、ケアの成り立ちということを考える場合、それは前提にされてよいことではなく、むしろ主体の形成そのものが一人ひとりにとっての大きな課題であり、それ自身がケアの内容になってくるように思われるのです。先にインフォームド・コンセントに関して問題提起したことを振り返ってもらえば明らかなように、患者であればそれだけで権利主体として自立できるというわけではありません。ケアされる主体が立ち上がるためにもケアが必要なのです。ケアする側についても同じことが言えます。人はどうすれば他者をケアすることができるのでしょうか。この問いには二つの位相が区別できます。ケアしたいと思うようになるのはなぜなのかという問いと、ケアしたいと思った人が実際にケアできるようになるのはいかにしてなのかという問いです。本書の最終章では、こうした問いを一つひとつ取り上げ、ケアが、ケアされる者とケアする者との幾重にも折り重なった相互性をその本質とするものであることを明らかにしてみたいと思います。

ケアの本質とは何かと問うことは、人間とは何かと問うことと深く結びついています。人間は、他者からのケアと他者へのケアを通して、そのつど新たな人間へと生成しつつあるものだからです。

注

1　養護施設を運営し、虐待を受けた子どもたちを支えてきた人の証言として以下を参照。菅原哲男（二〇〇三）：誰がこの子を受けとめるのか―光の子どもの家の記録、言叢社
2　池田清彦（一九九九）：生命という物語り―DNAを超えて、洋泉社、一二八頁
3　パスカル（一九七三）：パンセ（前田陽一・由木康訳）、中公文庫、二二六頁
4　ニーチェ（一九九三）：権力への意志 下（原佑訳）、ニーチェ全集一三、ちくま学芸文庫、三八頁　なお引用に際し一部改訳しました。
5　オイディプス神話について多くの示唆を与えてくれるものとして以下を参照。吉田敦彦（一九九五）：オイディプスの謎、青土社
6　大貫恵美子（一九八五）：日本人の病気観―象徴人類学的考察、岩波書店、三一一―三一四頁
7　スザンヌ・ゴードン（一九九八）：ライフサポート―最前線に立つ3人のナース（勝原裕美子・和泉成子訳）、日本看護協会出版会、一八七頁

目次

第一部　いのちの形成と変容

第一章　生命活動の人間学

ふだんあまり意識することはありませんが、私たちは生きるためにさまざまな活動を行っています。ここでは、そのうち特に重要と考えられる呼吸、摂食、排泄、睡眠の四つを取り上げ、人間学的に考察してみたいと思います。これらはすべて生理的な現象であって、それぞれが互いに結びつきながら身体の形成と生命の維持に寄与し、人間の高度な行動を支えるものです。興味深いことに、こうした生命活動は人間の場合、意図的な行為として成し遂げられるという側面を含んでおり、それ自身がケアの対象ともなっています。生きていることは行為できることの条件であるとともに、生きること自身が自分と他者の織りなす行為によって支えられているのです。

一　呼　吸

呼吸は、生命体にとって欠くことのできない営みです。食物がなくても何週間かは生きられます。水がなくても二、三日は生きられるでしょう。しかし空気がなければ数分しか生きることができません。この事実は、呼吸という営みの決定的な重要性を示しています。食べることとエネルギーの取り出しとの間には時間差がありますが、呼吸というエネルギー産生の営みは絶えざる活動として営まれます。この活動がやむとき、それは生命体の死を意味するのです。

哲学者ハンス・ヨーナスはかつて現代技術を呼吸になぞらえたことがありました。多くの能力の場合、その所有と行使は区別されます。例えば、英語を話す能力をもっていたからといって、いつもその能力を使わなければならないわけではありません。必要なときに力が発揮できれば、それで十分です。

しかし、できることと実行すること、知っていることと適用すること、力を所有することと行使することとのこうした明々白々な関係は、我々が暮らしているような社会の技術的能力の基本には当てはまらない。我々の社会では、労働や余暇における生活形成の全体は、部分部分の潜勢力全体を相互に影響させながら、技術的潜勢力を絶えず現実態化させることによって基礎づけられているのである。事態は、語ることができることと実際に語ることとの関係というよりも、むしろ呼吸できることと呼吸しなければならないこととの関係に等しい。[1]

呼吸するという能力の場合、その能力は生きている限り行使し続けなければなりません。呼吸する能力を使い続けなければ、呼吸する能力そのものが失われてしまうことでしょう。現代技術にも呼吸に類似したところがあって、具体的な必要に迫られたときに稀に技術開発の努力が注がれるというのでは決してなく、むしろ絶えざる技術革新がそのつど新たな需要を生み出していき、その技術がいったん社会に普及すると、今度はもうそれなしではやっていけなくなる、このように現代技術には使用を強迫的に命令するような性格が見られるのであり、それはまるで呼吸のようだとヨーナスは語ったのです。

呼吸のよう？　確かに、私たちは呼吸し続けなければ生きていけません。食物の消化サイクルは約二四時間であるのに対し、呼吸つまり空気の消化サイクルは約三秒であり、生きている間私たちはそれを絶えず繰り返さなければならないのです。とすれば、私たちは呼吸の能力を使用するよう命じられているのだと言えなくもないわけです。しかもそれだけではありません。呼吸とは毎回同じ営みを何度も反復することではないし、その役割も単に生命体の自己保持のためという目的にとどまるものでもありません。現代技術のうちには、新たな需要を生み出す革新の絶えざるダイナミズムという性格が見られるとヨーナスは指摘しましたが、こうしたダイナミズムとそこに含まれる危機の可能性はそのまま呼吸にも認められるように思われます。思いのほか広い射程をもつ現代技術と呼吸との類比を手がかりに、呼吸という営みの人間論的な意味と可能性をいくつかの側面から考察してみましょう。

内呼吸のしくみ

細胞の活動を維持するためには、エネルギーが必要です。細胞のエネルギーは通常、体内に摂取された栄養素を燃焼することによってつくられます。栄養素が燃焼され、効率よくエネルギーが産生されるために、私たちの身体は絶えず酸素を体内に取り込んで全身の細胞に供給し、代謝によって生じた二酸化炭素を排出しています。このようなしくみを呼吸というわけですが、呼吸には内呼吸と外呼吸の区別があります。

西原克成は、その区別を次のように整理しています。「体内で血球が中心となって酸素を消費してエネルギーを代謝回転する燃焼を、『組織レベル』の呼吸とか『組織呼吸』とか『内呼吸』と呼びます。東洋医学では、これを『内気功』といいます。これに対して、空気から酸素を取り入れる肺までの呼吸を『外呼吸』と呼び、東洋医学では『外気功』と呼んでいます」[2]。

ここではまず、内呼吸の意味について考察してみましょう。長野敬によれば、内呼吸のしくみは、発酵のしくみと対比することができ、次のような特徴をもっています。

栄養物質の分子が持っているエネルギー源を徹底的に利用するには、分子を酸素で分解しなければなりません。これが呼吸の反応です。呼吸というと、まず何よりも「いき（息）」の運動、つまり肺への空気の出入りを連想します。しかし現在、細胞での呼吸、つまりミトコンドリアが行なう呼吸という場合には、次のように、ただの酸素消費とはかなりイメージが違っています。

呼吸と発酵とはしばしば対照的なものとして扱われますが、経路は一部共通しているのです。むしろ、発酵の先にさらに大幅に反応が継ぎ足されたものが呼吸の反応経路なのです[3]。

内呼吸に見られるのは、単なる酸素の消費ではありません。細胞の呼吸反応経路は、ＥＭＰ経路、クレブス回路（クエン酸回路）、チトクロム系という複雑な経路からなっています。まず細胞ゾル内で、解糖・発酵と共通経路であるＥＭＰ経路において、炭素・酸素・水素を含むピルビン酸が二酸化炭素まで分解され、水素だけが取り出されて次の段階に渡されます。水素の取り出しは、ミトコンドリアのクレブス回路という巧妙な反応系列で行われます。水素はチトクロム系と呼ばれる一連のタンパク質分子の間を受け渡され、最後に酸素と出会って水になり、水素の流れで得られたエネルギーがアデノシン三リン酸（ＡＴＰ）に蓄えられるのです。

呼吸反応経路のうち、ミトコンドリアのクレブス回路の反応系列について、解剖学者の養老孟司は、興味深い指摘をしています。

> これ［＝クレブス回路］は、糖の代謝系のなかでは、嫌気的な解糖系より、いわば後方に位置しており、酸素の存在下で、糖の分解産物を、ここで最終的に酸化する。つまり燃やす。その結果、炭酸ガスと水とを生じ、同時に高エネルギー結合が産生される。クレブス回路に直接関係する酸素は、構造に組み込まれた形ではなく、可溶性、つまり水に溶けた形で、ミトコンドリアの基質内に存在している。したがって、現実のクレブス回路は、実在する構造をつくるわけではない。むしろ、それは、ヒトの頭の中に存在する。
>
> この回路には、しかし、「構造上」の特徴がいくつかある。
>
> 第一に、絶えず回転しているにもかかわらず、つねに同じ構成要素から出来ている。第二に、回路の中では、同じ分子が一本道にそって、順次変化していく。第三に、回路の構成要素は定まっているが、回路が回転するごとに、実態としては、つまり分子としては、かならず入れかわる。
>
> こうした、動的平衡をなしている回路を外から見ると、まさしく生体に類似するとわかる。回路は、その外部から、いわば食物として、嫌気的な解糖系の最終産物である、アセチルＣｏＡを取りこむ。
>
> この「食物」は、回路をまわってきた最終産物であるオキサロ酢酸と化合することによって、回路の一員を構成し、回路に入る。すなわち、回路「構造」の一部となる。回路の一本道に沿い、この分子が変化していく途中で、水と炭酸ガスが、余分なものとして、回路外に「排出」される。そして、この分子が、一本道を進行するという「機能」の結果、高エネルギー結合を含んだ、ＡＴＰが「生産」される。
>
> こうした性質を考えると、クレブス回路は、生体「構造」のみごとな類比（アナロジー）になっている。[4]

クレブス回路自身は何か実体として既に存在しているものの構造ではありません。生体では、さまざまな回路が多数複雑に組み合わさっていて、こうした幾重もの輪の織りなす輪の集合体全体として空間的にひとまず閉じる、それが生命体なのだ、こう養老孟司は述べているのです。

生物学者の池田清彦もまた、クレブス回路の独特な振る舞いに言及しながら、生命現象に固有なシステムの特徴を浮き彫りにしています。

> これが自動車ならば、ピストンやエンジンはガソリンとは全く違った物質でできている。ガソリンはエンジンの中で燃えるだけで、最終的には水と炭酸ガスになる。人間も、たとえばブドウ糖を燃やして、最終的に炭酸ガスと水に変換するという点では同じである。しかし人間の場合には、入ってきた物質が次々と何か別のものになり、一方では物質の連なり自体がピストンでありエンジンの一部であるというしくみになっている。
>
> このように、システム自体がリジッド（固定的）なものではなく、次々に変わりながら、なおかつそれ自身がシステムである点が生物の非常に奇妙な特徴なのである。[5]

内呼吸の一環として機能するクレブス回路の分析から明らかになることは、生きもののいのちにふさわしいイメージはどのようなものかということです。生命体があらかじめ実体として存在していて、それが呼吸という営みを行うという見方は不適切であり、むしろ呼吸という生命活動が営まれ続けることによって生命体はそのつど生成するという動的な捉え方こそが適切だということになるでしょう。生命とは新たな自己を生成し続けるオートポイエーシス・システムなのです。

しかも、リン・マーグリスらの現在有力とされる学説によれば、内呼吸を司るミトコンドリアとは、本来は別個の生命体であったものが細胞内に入り込んで共生した結果、今日のように細胞内の器官と見なしうるものになったとのことです。呼吸とは、リジットな構造を自己維持するための生命体の戦略というよりも、むしろ新たな自己の形成へと開かれた活動なのです。

内呼吸に固有な特徴を押さえた上で、次に、外呼吸へと目を転じてみましょう。

外呼吸という文化

奇妙なことに、胎児はある意味では呼吸をしていると言えますが、別の意味では呼吸をしていないとも言えます。というのは、へその緒を通じて絶えず酸素の供給は行われており、当然活発な内呼吸は行われていますが、肺が呼吸器官として利用されるようになるのは出産後のことであり、胎内にいる胎児は外呼吸はしていないからです。

呼吸器科医の打越暁の発言に耳を傾けてみましょう。「胎児が成長する子宮の中は羊水という水で満たされています。胎児は胎生三ヶ月ごろから羊水を吸ったり吐いたり呼吸運動を行ってはいますが、実際のガス交換の場として肺を使うことはありません。母体の水の中では呼吸ができず、自力で栄養を取ることができない胎児は、母親から胎盤を通して酸素を獲得しその生命を得ているわけです[6]」。

このように見てみると、人間のいのちは場合によっては自らの肺を使った外呼吸なしでもやっていけることが分かります。この点に注目した小松美彦は、身体の有機的統合性を形づくるのは内呼吸であることを強調し、次のように述べています。

もし、呼吸が肺による換気という外呼吸を意味するのなら、そもそも外呼吸は身体の統合機能ではないし、生存に必須の機能でもない。なぜなら、胎児や人工心肺によって体外循環を受けている患者は、外呼吸がなくとも身体の統合性を維持して生きているからである。つまり、外呼吸という意味での呼吸は、身体の統合機能そのものではなく、その条件に他ならない。他方、呼吸が細胞内のミトコンドリアでの酸素と二酸化炭素とのガスの交換という内呼吸を意味するのなら、呼吸は脳を介さぬまま、外呼吸以上に身体の統合性を創りだしているのである[7]。

身体の統合機能という面から見るなら、呼吸の中心は内呼吸にあり、外呼吸の機能は代替可能なものだというのです。生まれるとは、自分で息をしなければならなくなるということでもありますが、自分で息ができることが必ずしも生きるための必要条件ではないということになります。内呼吸が可能なしくみが整いさえすれば生きていけるのです。

しかし肺による外呼吸が可能になるということは、人間学的に見て重要な意味をもっています。このことを見逃してはなりません。呼吸は消化や循環などの働きと同様に自律神経によって支配され、通常は意識せずに営まれるものでありながら、同時に随意的な運動にもなりうるという両義性を帯びています。この両義性が、人間の呼吸に固有の可能性を開くのです。再び、打越暁の言葉に耳を傾けてみましょう。

> 呼吸を綿密に制御しているのは、脳幹部という大脳と脊髄の接合部にあたる領域で、呼吸中枢といわれます。〔中略〕この呼吸中枢には呼息を命令する領域、吸息を命令する領域に加えて、呼吸のリズムを作る領域や微妙な調整をする領域などが密集しており、それぞれがネットワークを組んで呼吸が円滑に行われるような仕組みになっています。〔中略〕
>
> 私たちが呼吸をする場合、意識的に早めたりゆっくり深呼吸してみたりすることができますが、これは呼吸中枢をさらに上位の大脳皮質がある程度コントロールでき得るからです。脳は皮質や辺縁部、脳幹部などといった領域に分けられますが、それぞれがまったく個別に働いているわけではなく、それぞれにネットワークを組んでいて互いに影響しあっていると考えられます。そのため感情や情動の変化によって呼吸のリズムが変わったり、自分の意思によってある程度随意に呼吸を制御することも可能なわけです。この意識的な調節、随意性調節は、無意識の普段の呼吸を抑えるほどの強力な力がありますが、長時間息を止めたりすることができないように、長く続けることはできません。
>
> このように呼吸運動には、呼吸筋の動きを制御する二重の構造、つまり無意識に営まれる不随意、自律的な運動と、意識的に呼吸を制御する大脳からの随意的な運動の二つからなっています。これは他の自律神経系、消化や循環などと大きく異なるところです。[8]

呼吸運動には、このように特異な二重性が認められるのです。その意味をさらにくわしく理解するために、進化史の視点から考察を進めてみることにしましょう。脊椎動物の悠久の歴史の中で生じた構造上の大きな変化のうち、古生代から中生代にかけて、動物が水から陸へ上がったその間の変化は格別のものでした。呼吸の場はこのとき、鰓から肺に移ります。解剖学者の三木成夫によれば、このとき「鰓の筋肉」はばらばらに開散するかわりに、これまで呼吸とは関係のなかった「胸の筋肉」が新しく肺を動かす呼吸筋として登場してきます。

　一般に動物のからだは、それが無脊椎動物であれ、脊椎動物であれ、すべて一本の消化管（広い意味の腸管）が〝体壁の鞘〟におさまるというひとつの基本構造をもつ。しかも内外二重の筒は、ともに筋肉性の壁をもっているのである。このうち、内側の腸管の筋肉は、これと姉妹の関係にある心臓・血管・さらに膀胱や子宮壁の筋肉とともに「内臓筋」と呼ばれている。これらはすべて〝流れ作業〟式に内容物を下へ運び、〝吸収・循環・排出〟という植物性機能の歯車をまわす原動力をつとめるところから「植物性筋肉」とも呼ばれる。いずれも原始的な平滑筋の構造が主体をなし、運動はおそいが、しかし疲れることをまったく知らない。これにくらべ、外側の体壁の筋肉は、これから出た手足の筋肉とともに「骨格筋」と呼ばれるが、これはまた外界に反応して自ら動く、すなわち〝感覚・興奮・運動〟といういわゆる動物性機能の一翼をになうところから「動物性筋肉」とも呼ばれる。これらはすべて高度に分化した横紋筋であって、その運動はすばやいが、しかしはなはだ疲れやすいものである。前者は一生のあいだ夜も寝ずに働く心臓の筋肉によって代表されるが、後者はたえず休息を必要とするいわゆる五体の筋肉にこれを見ることができる。そして、この後者の筋肉はわれわれの意志によって支配されるところから〝随意筋〟とも呼ばれる。
　鰓の筋肉が前者に属し、胸の筋肉が後者に属するものであることはもはやいうまでもないことであろう。[9]

このように進化史的に見るなら、肺は腸粘膜の一部でありながら、自力で動くことはできません。つまり人間には呼吸専用の内臓筋肉がないということが分かります。脊椎動物が海から陸に上がり呼吸のシステムが鰓呼吸から肺呼吸に変わったとき、肺は心臓のように自力で収縮・緊張して空気を送り出すポンプの働きができないため、肺の運動は呼吸筋が胸腔の容積を変えることによって受動的に行われることになります。肺の働きが自力で空気を送り出すことができず、その代わりに随意筋によって支配されるというこの事実は、呼吸に固有の人間学的な意味をもたらすことになります。

代替医療の推進者であったロバート・フルフォードは、呼吸のもつ可能性を次のように指摘し、人間は呼吸に対する責任を有していると論じています。

忘れていても勝手におこなわれ、通常の意識からは独立しているにもかかわらず、呼吸はこころにつながる唯一の重要な生理機能である。ほかの生理機能は、消化にしても心臓の拍動にしても、血液の循環、神経エネルギーの流れ、吸収や分泌にしても、意思によってコントロールすることはほとんどできない。

ところが、呼吸だけは別だ。意識しなくても呼吸はおこなわれるが、深呼吸をしようと思えばそれもできる。ということは、意識的に呼吸をおこなえば、もっと多くの生命力をからだのなかにいれることができるということを意味している。呼吸は、なによりも大切な生命力の流れを調整し、最大限にするための最善の機会を提供してくれているのだ。あなたにはよりよい呼吸をする機会があり、責任がある。[10]

呼吸は絶えざる反復の営みであり、多くの場合無意識になされるものであるにもかかわらず、意識的にコントロールすることもでき、そのことによって生命力を最大限にする可能性を秘めた活動なのです。呼吸の力は生命力そのもののバロメーターなのだと、フルフォードは述べています。「赤ん坊の最初の呼吸、つまりうぶ声から、その子のパーソナリティ、弱点、健康の度合いなどが予測できる」[11]。

呼吸は意識せずに自ずと行われることが多いにもかかわらず、私たちは意識的に呼吸を早めたり、ゆっくりさせたりすることもできます。生命現象であるとともに自立的な行為にもなりうる証拠に、呼吸法は、健康のために大切な養生の技法として確立すると同時に、武道、芸能、スポーツや歌唱、ひいては宗教上の修行などのために、古来よりきわめて大切なものと見なされてきました。呼吸は、吸うと吐くという二つの波の交代に過ぎないとも言えますが、そのヴァリエーションは人生と同じようにきわめて豊富であり、そこにはまだ開拓されていない可能性も秘められていると想像できます。

日本語には「息」という語を用いた慣用表現がたくさんありますが、それらに目を向けると、呼吸という営みがはらんでいる可能性に気づかされます。息が詰まる、息をのむ、息がはずむ、息を抜く、息がかかる、息が合うなど、枚挙に暇がありません。呼吸とは、どんな小さな生物であろうと、生きとし生けるものすべてが行う営みでありながら、「息」というときには、人間が行うことを意味します。息とは、意志の力や習慣《ハビトゥス》によって形づくられる自己のあり方を指す語なのです。

漢字学者の白川静は、息という文字の成り立ちについて、次のような説明を与えています。「自と心とを組み合わせた形。自は正面から見た鼻の形。これに心を加えて、心の状態がいき、呼吸に表れることをいう。それで大息・太息（大きなためいきをつくこと。なげくこと）、嘆息・歎息（なげいてためいきをつくこと）のようにいう[12]」。息には、息の仕方でその人が分かる、といった心理的・社会的な意味合いが含まれるのです。

この点について、齋藤孝は、印象深いことを述べています。「『息』というのは一つの身体文化なのです[13]」。息とは、体と心をつなぐ大切な道であり、その身体技法は文化として継承されてきたものなのですが、戦後の日本社会では、呼吸を中心とする伝統的な身体文化が忘却されてしまった、この点が戦後教育の最大の問題点だと指摘しています。

その上で彼は、呼吸法において特に大切なのは、吐くことだと述べています。

> 実は、呼吸を考える上で大切なのは、吸うことではなく、吐くことです。いかに吐くか、これを私たちの身体文化はずっと考え続けてきました。〔中略〕
>
> 財産に執着する、失敗を恐れるというのは、要するに過去によって生かされているということです。過去の蓄積によって生きていて、その蓄積が脅かされることに恐れを感じている。過去への執着ばかりがますます強くなる。
>
> 一方、呼吸によって精神が調えられるというのは、現在そのものを生きるという状態です。蓄積したものを振り捨てた上にある心の安定と言えます。〔中略〕
>
> 捨てることは、呼吸においては吐くということ。

吸うことで自分を大きくしていくのではなくて、吐いて、吐いて、吐き出していくことで生まれる安定感を大切にした。[14]息を吐くことは、執着が生じがちな過去を振り切り、そのつど現在を新たに生き直す技法だというのです。

打越暁もまた、吐くことの重要性を強調しています。その上で、生命力を高めるための呼吸法のポイントとして次の五項目を挙げています。

さまざまな効法がありますが、私の考えでは座禅もヨーガも、そのほか多くの呼吸法も、基本的なところはかなり共通しているのではないかと思います。まずこれらの多くの呼吸法で強調されている共通点をまとめてみます。

これらの呼吸法のポイントは、

（1）基本の呼吸は鼻呼吸（吐くときは意識的に口を使ってもよい）
（2）息（吐く息）の時間を、吸う時間よりも長くする、吐く息を強く意識した呼吸であること
（3）おなかの動きを意識した呼吸であること（胸が上下した浅い胸式呼吸ではなく、腹式呼吸に重点の置かれた呼吸）
（4）ゆったりとしたある一定のリズムで呼吸すること
（5）息まないこと、力まないこと

などだと考えています。[15]

このように呼吸法は古来より、人間の生活を整える身体技法として大切にされてきたのです。

しかしこうした事実は、あえて何度も呼吸法について語らねばならないほど、呼吸とは乱れやすいものなのだということを裏書きしているとも言えます。西原克成は、その生物学的な理由について、次のような示唆を与えてくれます。

本来、外呼吸と内呼吸が、内臓脳、つまり自律神経の中枢によってちょうどよい具合に調節されていたのが哺乳動物なのですが、人間ほど大脳皮質が発達すると雑念によって大脳皮質が活動しすぎるため、内臓脳の働きを抑えるようになります。この内臓脳は、自律神経を介してホルモンの分泌を促したり、体の各パーツの血管を縮めたり拡大したりすることで、血流によって細胞呼吸を調節します。このコントロールを失った状態が自律神経失調症です。自律神経失調症になると、体のあちこちで内呼吸が障害を受けるようになってしまいます。人間は大脳が発達しすぎていますから、普通に生活していると、たいていは自律神経失調症に陥ります。大脳皮質の発達に対して内臓脳の発達は原始哺乳類とほぼ同じままですから、体の使い方をよほど工夫しないと内臓脳が大脳の活動に追いつかないのです。[16]

大脳皮質の発達によって乱れた呼吸は、再び大脳によって意識的にコントロールされねばならないというのは、何とも皮肉なことです。しかしその結果、例えば丹田呼吸法によって、セロトニンという脳内物質の分泌が促されて、心の安定や集中力が高められたり、自律神経系へ作用することでリラックス効果がもたらされたりといったことも可能になるのです。

呼吸法次第では、大脳新皮質の活動が停止されて、独特な覚醒状態がもたらされることもあるといいます。瞑想の方法としての呼吸の可能性について語った、宗教学者の中沢新一と心理療法家の河合隼雄との対談の一節を引用しておきます。

中沢　で、「瞑想」とは何か、一言でいうと、大脳新皮質の活動を停止させたときに見えてくるものがあると、そのことに尽きると思います。そのときに何か変化が起こってくる。これを井筒先生［井筒俊彦］は「あらゆる宗教が突き抜けていく先がある」と表現されましたけれども、それを脳のなかでどこに探していくかというと、大脳が新しい皮質の活動を停止させたときに、古い皮質が活動し始めていきますよね。そのへんでしょうか。

河合　その古い皮質が活動するときに覚醒度を持っていないといけない。覚醒の度合いが高くないといかんわけですよ。普通、新皮質を停止すると、全部寝てしまうんですよ。われわれが瞑想すると眠くなる（笑）。それをずうっと覚醒の度合いのレベルをちゃんと保持したままで新皮質の活動を停止する。この練習をしているのが瞑想やないでしょうかね。

中沢　その瞑想の練習には呼吸法がいちばん重要な働きをして、呼吸法がどうも間脳とか脳幹のあたりを活性化させます。古い皮質が煌々と目覚めてくる状態をつくり出す、一つのいちばん確実な道は呼吸法になってくる。大体どの神秘主義的な瞑想法でもそれは言っています。[17]

このような瞑想においては、もはや大脳が呼吸をコントロールするとは言えなくなります。もちろん自律神経系により自動的に営まれているとも言い切れません。呼吸の律動そのものに成り切ることによって目覚めること、そうした境涯があるらしいのです。それはいったい何を意味することになるのでしょうか。呼吸が独自の覚醒状態を生み出すことの意味、言い換えれば覚醒としての呼吸の可能性については、今後多面的な考察が求められるところです。

生と死の自覚の場

呼吸といえば、酸素を使用し、二酸化炭素を排出するものという常識があります。しかし、エネルギー産生のためには必ずしも酸素がもちいられねばならないわけではありません。例えば、深海の熱水噴出孔近くに生息するハオリムシは血液中にヘモグロビンをもっていますが、それが運搬しているのは酸素ではなく硫化水素です。硫化水素を使って呼吸を行う生物が存在するのです。改めて考えてみれば、そもそも酸素は生命体にとって害悪になる側面をもっているのですから、たいていの生命体が生きるために絶えず酸素呼吸という営みを繰り返しているという事実の方が不思議というべきかも知れません。

この点について池田清彦は、クマムシという生物の興味深い生態を紹介しながら、次のように論じています。

> クマムシは、土の中や屋根の雨どいの落ち葉溜まりに棲む多細胞生物で、肉眼でもやっと見えるかどうかという大きさしかない。乾燥に非常に強く、乾燥すると胞子のように縮こまってカチカチになることが昔から知られていた。そのような状態になったクマムシは、一年ほど経っても変わらずに死んだようなままなのだが、水を一滴垂らして温度を上

げてやると再び動き出す。〔中略〕
休眠中の実験槽に酸素を入れてやると酸素量が若干減るため、当初は他の生物と同様に、クマムシも最低限の代謝をしていると思われていた。ところが実際は、乾燥して休眠状態のクマムシは全く代謝をしていないらしいのだ。〔中略〕
酸素呼吸をする生物は代謝のために酸素を使うので、代謝がゼロならば、酸素は必要ない。むしろ真空状態に置かれていたクマムシの方が、酸素を与えたものより水をかけた場合の蘇生率が高いという実験結果がある。なぜ真空状態に置いたクマムシの蘇生率が高いのだろうか。実は、酸素は生物の細胞にとって有害なのである。[18]

生命活動には、呼吸と食事で得たエネルギー源でその他のエネルギー材料によって新陳代謝を繰り返し、古い細胞を新しい細胞に入れ換えながら体をつくり換えることで、老化を克服する活動のことだという側面があります。しかし実は、呼吸そのものが酸化に伴う老化の危険に自らをさらすことを意味しているわけですから、生きる営みそのものが、死にゆくプロセスでもあることになります。生きるための条件がそのまま老化と死の条件にもなっているのです。有機化学者の小城勝相は、次のように述べています。

老化の有力な説としてエラー説があり、体を構成する分子などの成分に劣化が起こり、その蓄積が個体の機能を破綻させるというものです。その代表がラジカル説で、ラジカル反応による障害が細胞内に蓄積することで、老化が起こるという説です。
活性酸素は、ミトコンドリアでの呼吸（内呼吸）の際に発生します。とすると、酸素消費量と寿命とは関係していると予想できます。実際そのとおりで、単位体重あたりの一日の酸素消費量が多い動物ほど、寿命は短くなっています。[19]

不対電子をもった分子ラジカル、特に活性酸素によるラジカル反応は、酸化ストレスを引き起こし、多くの病気や老化の原因になると考えられるのです。

近年の生命科学の進歩によって知られることになったこうした事実はしかし、自らの呼吸の営みを自覚するとき、既に多くの先人たちによって気づかれていたことだと言えるかもしれません。呼吸の律動は、生命の営みであると同時に、死の自覚の場としても受けとめられてきたからです。中井正一はこう述べています。

> 新しいとは、吐く息一つ一つが、命をつぐために、あるいは新しいいのちを生みいずるために、一つ一つの自分の中に死んだものを吐きだすことなのでありますが、その呼吸のいずれか一つで、断然過去の自分をぬけだす。[20]

呼吸とは、生きている限り、続けざるを得ない生の条件ですが、それは形式的に繰り返されるばかりではなく、一つひとつの呼吸を、過去に死に、現在を新たに生き直す技法として受け止めることができます。齋藤孝の言葉を借りるなら、呼吸には生命の再生の可能性が秘められているということになるでしょう。

> 一番の充実とは、死の直前まで自分の生命が新たに再生されていくことを感じることではないか。それはか細い息かもしれない。しかし、「吐く」ことでかすかにでも再生する。
>
> 人の生命が、死の瞬間まで止むことなく、呼吸の律動に貫かれていること。これこそ、人間に対する宇宙からの最大の贈り物ではないか。[21]

このように生命の再生のしくみが呼吸のうちに折りたたまれているのは、呼吸が死を自らのうちに折り込んでいるからなのです。再び齋藤の言葉を引用してみましょう。

> 死という最大の不安に対してどう処するかというのは、生きる上での大きな課題です。
>
> これに関して、伝統的な息の文化はどのような死生観を持ってきたかと言うと、息というものにすでに死が含まれて

いるという考えです。

吸って吐くと、吐き終わった瞬間に一度死が訪れる。だから息の変わり目を意識しろと言うわけです。息を数える「数息感」というのがあって、一つ二つと意識的に吐いていくところを見つめる。息をだんだん吐いていってそれを見つめているとだんだん生命力が落ちていって、最後に底をつく。一回生命の働きが止まったなという感じがするわけです。そこからまたふうっと吸い始めて生命力が満ちあふれてくる。そしてまた、だんだん底をつくように元気がなくなって、最後ぐーっと死んでいく感覚。仮死状態、仮の死の感覚です。

これを見つめていくことによって、死というものを感覚的に受容していく。生きていることの中に死が紛れ込んでいる、そういう死生観なのです[22]。

いのちは呼吸に支配されています。生まれるときに最初の息を吐き、死ぬときに最後の息を吸うのです。一つひとつの呼吸の中には、生と死の律動がそのつど固有の仕方で刻まれているといっても過言ではないでしょう。

私たちは空気なしでは生きられませんが、ふだん肺の中の空気が自身の一部かどうかなど気にとめることがないように、空気の存在は当然のものとして利用され、大気と私たちとは渾然一体になっています。しかしなんらかの理由により、空気の供給が滞ったり、供給される空気が汚染されたりした場合、私たちはたちまちのうちに健康を損ない、いのちの危険にさらされることになります。ナイティンゲールが、屋内の空気を屋外の空気と同じく清浄に保つことを看護ケアの原則の第一に掲げているのも、故なきことではないのです。

二　摂　食

「日常茶飯」という表現があります。「そんなこと日常茶飯のことさ」と言えば、よくあることだから別段気に留めるまでもないよ、といったニュアンスがこもります。なるほど、食べたり飲んだりという営みは、こうした言い回しを許すほど、毎日当然のように繰り返されます。とはいえ、「食事なんて日常茶飯事さ」と言い捨てることはできません。同語反復だからなんだか変だという以上に、食という日常的な営みには、哲学的思考を要求するような大きな謎が秘められているからです。本節のささやかな目論見は、食という営みの根本的な謎をいくつかの角度から浮き彫りすることによって、人間の本質への新たな問いを準備することにあります。

生と死の交換

「食べる」とは、動物が生きていくために不可欠の営みです。自己保存のために必要な栄養を光合成によって自らつくり出すことのできる植物とは異なり、動物は他の生物を食いつぶさずには生きていくことができません。昆虫の生態を見つめ続けたファーブルは、そのことを、ぞっとするような言葉で言い表しています。

> 腸《はらわた》が世界を支配している。我々の一番重大な問題の底から、茶碗と飯との問題が厳として突っ立っている。消化する腸が存在している限り——そしてこれは近い将来になくなるというのではない——それをみたすべきものが入用だ。そして強い者は弱い者の不幸で生きていくだろう。生とは死だけしか塞ぐことの出来ない深淵だ。[23]

生命そのものが、いのちを呑み込む深淵としてある。それが動物の存在様式だというのです。そして他ならぬ私たち人間の内部にも、深淵は口を開けています。人間もまた動物である限り、自らの存在のために、他の生命体に死をもたらすことを余儀なくされているからです。

このことを、「食う／食われる」という関係の総体として捉え直してみましょう。すると、その全体は大きな円環を描く「食物連鎖」として立ち現われてきます。「強い者は弱い者の不幸で生きていく」という法則において、強者もまた、より強い者に食われる運命にあり、いかなる生物もいずれは何らかの形で他の生物のエネルギー源と化すことになります。では、人間はどうでしょうか。人間は雑食性の動物であり、植物でも動物でも食べることができますが、ごく稀な例外を除けば、それ自身が他の動物によって食われることはありません。[24]死骸でさえ食べ物として他の動物に手渡されるようなことはなく、注意深く火葬に付されるのが通例です。人間は食物連鎖の頂点にありながら、自らはその連鎖の中に巻き込まれることのない例外的な動物なのであり、この理由で、人間を自然界で最も強い存在だと言うこともできましょう。しかしこの強さは、すぐさま弱さとして自身の身に跳ね返ってきます。というのも、この場合の強さとは、食べ物となる他の生命体に依存しなければ生きてはいけないという弱さと表裏一体のものだからです。このように「従属栄養生物」として生きてゆかざるを得ない人間はまた、雑食性という性質ゆえに、バランスよく食べなければ栄養に偏りを生ずるというもう一つの弱さをも身にまとうことになるのです。

それだけではありません。人間がその文明史を通して食物連鎖の宿命から自身を解放することができたという強さそのものが、弱さに反転するのです。食われうるもの（＝身体として自然に帰属し他の生命体のために死にゆくことのできるもの）としての自己理解が希薄になるにつれて、自然を制御し享受する主体としての人間理解が幅を利かせるようになり、その結果、人間は環界との交互作用の中でのみ存在しうるという真実が見失われがちになります。世界を享受し、自分のうちに包むばかりで、世界の方から巻き込まれることはないと観じられているところでは、人間の死は埋解し難い棘となって、わが身を刺すことになるはずです。

世界に動物が存在するということ、このことは裏を返せば、世界には食べ物があるということを意味しています。道具使用の分析を通して世界を目的論的な有意義連関として解釈したハイデガーに対して、レヴィナスは世界を何よりもまず「糧」として捉えました。確かにレヴィナスが言うようにこの世界は食べ物として存在しています。世界はいつも食べ物で満ちていると言えば、そんなことあるものかと反論する方がいらっしゃるかも知れませんが、動物が存在し続けてきたという事実を誰も否定することはできないのですから、このテーゼは真なのです。しかし、今なお飢餓で亡くなる大勢の人間がいるという事実も決して無視することはできません。飽食の世に生きる私たちには、ようやく食にありつけたときの、死の不安からの解放とくつろぎは実感しがたいものですが、食べ物が存在するという事実は決して当然のこととして自明視できるものではないのです。私にとって糧となるものを、私は自分自身の中から自分でつくり出すことはできません。食べ物とは、その意味で、常に贈与として私の外部から与えられる他ないものです。しかしそのようにして自然から食べ物として贈られた生命体は、食べるという行為によって享受されると、そのものとしての個体性や同一性を喪失します。しかも食は、一度済ませば、それで足りるというわけではなく、満腹は、いずれ空腹となり、贈与は繰り返されねばならないのです。こうして見ると、世界に食べ物があるということは、なんと矛盾に満ちた不可思議な事態なのかという感慨に打たれます。食べ物が存在するという、この世界の豊穣さは、飢え渇きという、動物の存在様式がもつ内的な危機や、他の生命体の食いつぶしという、残酷さと抱き合わせになっているのです。後に述べるように、私たちを生かす食べ物が、ときとして私たちに悪意を向け、私たちを裏切るもののように感じられることがあるのも、故なきことではないのです。

中沢新一は、こうした食べ物の存在がはらむ矛盾を、動物の存在そのものの矛盾として捉え返し、次のように述べています。

> 動物は食べることによって、ほかの生命を破壊して、生きる。動物の中には、たえず生命自身による、ほかの生命の食いつぶしが潜んでいる。動物は内側からも、外側からも、死におびやかされた生命体であり、生命の世界に死の担い手として、その姿をあらわしている。つまり動物は、みずからの内部に反＝自然の核を秘めることによって、はじめて自然に所属するのにほかならないのである。[25]

ここで動物の矛盾として語られたことは、さらに視点を変えて見るなら、自然的世界それ自身の矛盾として捉え直すことができます。なぜなら、動物が暮らす自然的世界とは、「食べる／食べられる」という生と死の交換によってのみ持続するのであり、このような「持続」こそがこの世界の現出様式だと言えるからです。世界に糧が存在するということは飢え乾きの感覚のうちでは恵みとして受け止められるでしょうが、この恵みは食べられることによって自らの命を失うものの犠牲と引換えのものです。こうした非対称の事実の総体を全体として捉え直してみるなら、世界の自己贈与はそれ自身において世界自身の死をはらんでいるとさえ言うことができるでしょう。

自己と非自己との境界

食とは、食べられるもののいのちを奪い、その存在様式を根本的に変形させる営みですが、食の営みは、食べられるものだけでなく、食べる主体自身の存在様式をも変化させずにはおきません。食べ物は、食べる主体によって咀嚼され、呑み込まれ、体内で栄養分が消化・吸収されると、やがて当の主体の血や肉となります。このとき食べる主体そのものが、多様な変化を被っていることは紛れもない事実です。ここでは、食べることに伴う主体の変化に目を向け、食における「自己」理解の問題を取り上げてみたいと思います。

円口類以上に高度な動物になると、免疫という働きが見られるようになります。そうした動物のうちでは、非自己が自己の体内に入り込んだ場合、それを自己ならざるものとして識別し、抗体をつくって抵抗するといった営みが繰り広げられます。ずいぶん乱暴な例になりますが、牛乳を一定量以上、人間の血管内に注射したとしましょう。すると、強烈な免疫反応が生じて、生命の危機は避けがたいものとなります。しかしよくよく考えて見れば、牛乳はきわめてポピュラーな飲み物であって、それが口から体内に摂取されるときには、アレルギー体質でなければ、何の問題も生じはしません。このような極端な違いが生じてくるのはどうしてでしょうか。

> 食品中のタンパク質などは完全に消化されてしまって、抗原の形では体の内部には入ってゆかないのだろうか。そんなことはない。たとえば牛乳を一リットル飲むと、抗体と反応できる程度の大きさのウシのアルブミン蛋白が、かなりの濃度で血液の中に入るのである。もし経口的ではなく、注射でもしたら、間違いなくアナフィラキシーショックを起こす量である。それでは経口的に入ってきた抗原は何をしているのだろうか。[26]

免疫学者の多田富雄はこのように問いを展開した上で、消化管を経由した抗原は免疫を抑制するＴ細胞を刺激してこの細胞を増やすのではないか、と回答しています。このことを消化管の働きの側から記述し直すならば、次のように言い換えることもできるでしょう。

消化管は、常に流れくる外界の異物を排除するための拒否反応を起こすのではなくて、それに「寛容（トレランス）」になるための積極的な働きかけもしているらしい。[27]

消化管というチューブは自己の身体の内奥へと貫き進むものでありながら、口と肛門という二つの開口部をもちます。ここからも明らかなように、消化管とは内部でありながら外部を取り込む管であり、その意味で、非自己に対して寛容な「内なる外」だ、と言うことができるでしょう。そしてこの「内なる外」へと送り込まれるものが、他ならぬ食べ物だとすれば、食べ物とはその反対の「外なる内」として、自己と非自己との境界線上にあるものだということが帰結するのです。

この帰結はまた、免疫学的にばかりでなく、文化論的な観点からも確認しうることです。社会学者のデボラ・ラプトンは、次のように述べています。

食べ物は、境界上にある物質である。それは自然と文化、人間と自然、外側と内側の橋渡しをする存在として位置している。〔中略〕体内に取り込む過程は主観性と密接に結びついているため、強い不安を引き起こし、危険をもたらす。食べ物を体内に取り込むことによって、食べ物は自己となるようにされる。それは妊婦のおなかにいる胎児のように境界相に入る。[28]

食べ物は境界線上にあるがゆえに、危険だというのです。危険といっても、毒キノコのように直接身体に害を及ぼすものだけを思い浮かべてはなりません。いかなるものを食べ物と見なすかという態度決定は、それを食する自分とは一体誰なのかという、自己への問いかけと不可分に結びついているのであり、食べ物が危険なのはそれゆえのことでもあるのです。ちょうど胎児が妊婦にとって自分であって自分でないという両義的な存在として感じられるのと同等に、食べ物もまたその両義性によって私たちの「自分」という領分に揺さぶりをかけてくるのです。例えば、台所に現われたゴキブリを食べ物として食卓にのせるなら「変人」扱いされても致し方ありませんし、自分が飼っている猫を食べてしまおうものなら「狂人」と見なされても文句は言えません。食べてはならないとされているものを食べるとき、私たちは食べた物に復讐されて、死の淵をさまようか、さもなければ人間にあるまじき者と見なされ、社会のうちに居場所を見いだすことが難しくなります。食べ物を選択することは、食べ物によって選択されることでもあるのです。

このように考えてくると、食べるという行為は、食えないものと食えるものとの識別を伴うばかりでなく、食えるのに食えないものと食うことができ食ってよいものとの識別をも必須の条件としていることが分かります。そしてこの識別の実情を振り返ってみて気がつくのは、食という営みが、食うものと食われるものとの二者関係を意味するだけではなく、同時に、食べられるのに食べてはならないというタブーを共有しあう者たち同士の相互関係でもあるということです。食べるとは、食うことができても食ってはならないものを避け、食うことができ食ってもよいものだけを、共に食卓を囲んで食することで、食えるのに食えない自分が他の食えるのに食えない者たちと仲間であることを確かめあう行為だと言うこともできるでしょう。食べるという営みは、「自分」を再確認したり、「自分」の変容に気づかされたりする場であるのと同等に、「仲間」との絆を確かめたり、「仲間」ではないことに息苦しい思いをしたりする場でもあるのです。

村瀬学はこの点について、独自の魅力的な考えを展開しています。

> 臭いや味や触覚を通じて生物は食物を見きわめるのであるが、そこでの判断は相手を判断するというだけではなく、自分自身を判断するということにもなっている。〔中略〕
> たとえばミツバチは蜜のありかを知ることと、それを仲間に知らせることとを別々の仕事としているわけではない。というのもミツバチが食物を感じることは自分たちを感じることであり、それが仲間への伝達行動になっているからである。

そういうふうにみてくれば「食べる」というのは、袋に食物をつめこむようなことではなく、基本的には仲間と交わるために食べるというふうになっていることが理解される。つまり「食べる」とは「仲間（自分）」を意識することにつながっているのである。

要するに「食べる」ということは、「交わることを満たす」構造になっているのである。[29]

食とは、食べ物を分かちあうことによって互いを仲間として受け入れ、そうすることで自分を確立する営みでもあるのです。

エロス的関係

食とは生と死の交換です。この厳粛な事実は、二つの生物間のドラマとして展開されるだけでなく、一つの生物の生活相を二分するという形で現われる場合があります。例えば、ヤツメウナギという原始的な魚類の場合、個体の歴史は食の相と性の相とにドラスティックに分割されます。細長い体を地中から覗かせて大きな口を開け、餌が入り込むのをじっと待ち続ける幼魚のときが過ぎ、やがて繁殖のときが訪れると産卵場めがけて運動を開始します。この段階では岩に吸い付きながら進むため、もはやモノを食べることができません。やがて目的地に着き、水底に小さなくぼみをつくってオスメス並んで卵と精子を放出すると、そのときにはもう体はボロボロになってしまい、他の動物の餌食となるばかりです。ここでは食欲と性欲という欲求の形が、あるときを境にして完全に入れ替わってしまうのです。

生物の二大本能として「個体維持」と「種族保存」があげられる。いうまでもなく、前者はせっせと食べてからだを養っていくことであり、後者は、骨身を削ってただひたすら次代をつくっていくことである。ヤツメウナギでは、この二つの営みが全生涯を真っ二つに分け、まったく対照的な「食」の生活相と「性」の生活相を際立たせているのである。それは、いってみれば、〝食い気〟も〝色気〟ももはやごちゃ混ぜのわたしたち人間にとって、何か目を見はらせるような生きざまではないかと思う。[30]

三木成夫がヤツメウナギの生態について語ったこの言葉は、ネガの部分を強調するなら、人間についての卓抜な洞察へと反転します。人間の場合、個体の自己保持の相と生殖に向けて死に行く相とは時期的に厳格に区分されるようなことはありません。確かに生殖が可能な期間は限定されるとしても、乳幼児期から老年期に至るまで、人は食べ続け、また性的存在として生き続けます。食の目的は単なる個体維持ではなく、性の目的も単なる種族保存ではありません。食と性とはいわば交差しあい、それぞれの意味を重層化させていくのです。

それでは人間の場合、食欲とはいったい何を意味するのでしょうか。田島正樹は、乳幼児と授乳者の関係に着目しながら、人間の欲望の特徴を次のように述べています。

> 人間的欲望は、どれも決して本能から自然に発展・流出してきたものではなく、ことごとく過剰な愛の欲望に浸潤されたものとして現われる。よるべなき身体として産み落とされる幼児にとっては、いわゆる「鏡像」として現われる授乳者（母親）の存在が、単に事実上の生存の条件であるばかりではなく、自己の感覚－運動系の統合、すなわち自己イメージの焦点としても不可欠である。
>
> つまり、授乳者が幼児の要求にそっくり相関的な動きをすること（幼児の鏡像として動くこと）が、幼児の万能観（専制君主としての幼児）の基礎をなしており、それが自我の最初の核を与えてくれるのである。そのため授乳者は幼児に対して、他の動物の場合には見られないような細かな関心（すなわち愛）を向けなければならない。そこでは授乳行為自体が、生物的必要を満たすという「本来の意味」から比喩的に転移して、愛の表現に転化するのである。
>
> それ以後、すべての生物学的に必要な行動は、愛とその欠如という過剰な意味を帯びることになる。フロイトの悪名高い汎性欲説には、十分な根拠があるのだ。[31]

生物学的に必要な行動が愛とその欠如という過剰な意味を帯びるということ、このことに関しては、精神療法家の霜山徳爾の次の証言を引き合いに出すこともできます。

発達初期の精神病理に関する多くの知見の教えることは、環境のごくわずかな昏い変動や、母親の態度の些細な冷たい変化が、すでに乳児に、彼を傷つける気分変調をおこさせ得るということであり、その最初の徴候は食物の拒絶ということである。乳児はもし彼が全く何もしたくない時には、あるいは愛情を失った時には、食べることへの関心もなくなることがある。[32]

以上のような見解が正しいとするなら、人間の場合、食欲とは半ばエロス的な欲求であり、フロイトが幼児にも認めたような広義の意味での性的欲求だ、ということになるでしょう。

食の営みと性の営みとが交差しあう身体部位といえば、口に注目しないわけにはいきません。鷲田清一は、口がもつ、さまざまな機能の融合ぶりに目を向け、食がエロス的感受という様相を色濃く帯びる様を以下のように記しています。

出生が排泄のための二つの穴のあいだで起こるように、話すことと食べることは同じ器官でなされる。愛を呟き、理想を語り、悲痛を歌い、おのれをシニカルに嗤うその器官で、ひとは餌を貪り、噛み、咀嚼する。口はさらに愛撫の器官でもある。ひとはいとしいものと口を合わせる。恋する人の孔を舐め、膚を吸い、肉を咬み、突起を哺む。

おなじ口が話し、食べ、愛撫する、そのことを認めることじたいに困難をおぼえるひともいる。ある妊婦はスーパーマーケットに入ったとたん、こうつぶやく。「ここにある物が全部、人間の食べるものだと思うと、恐ろしかった。食べ物を捜すためだけに、これだけの人数の人たちが集まっていることが、不気味に思えた」（小川洋子『妊娠カレンダー』）。以後、食べることじたいがこの妊婦にとっては困難となる。

口は過敏である。唇と舌と口蓋、それらが物質の表面のわずかな温度差、ちょっとしたテクスチュアの変化に濃やかに感応する。濃やかすぎて、すぐに変調をきたす。世界の拒絶は、多くの場合、まずは食物の拒絶のかたちをとる。乳児は、哺乳瓶のわずかな温度差に母親の心の浮つきを感じとって、吸うことを拒むことがある。乳首のかすかな感触の違いに口を閉ざすことがある。[33]

世界は過敏な口を介して変調をきたすことがあります。反対に世界そのものの拒絶は、多く場合食べ物の拒絶という形を取ります。この両方ともが真であるなら、味が悪いから食欲がわかず食べられないのか、それとも食べることにどうしようもなくエロス的な意味での困難を感じてしまうから呑み込めないのか、簡単に事を決することはできなくなります。味という感覚与件とそれについての価値評価という二元論は成り立たず、むしろ唇と舌と口蓋で感じとる味や臭いや温度や質感は、世界への態度を内側から形成するモメントとして、それ自身のうちに自らの転調の可能性を秘めていると言うべきなのではないでしょうか。食欲がなくなり、味がわからなくなるということは、世界そのものの変容なのです。[34]

改めて考えてみましょう。食欲とエロス的な欲求とが融合するというようなことが本当にありうるのでしょうか。というのも、食欲と性欲とはその対象関係において全く異なった性質をもつと考えられるからです。田崎英明は二つの欲求の違いを次のように論じています。

ある食べ物、つまり、食欲の対象が私によって食べられてしまうことによって失われることを、私はそれほど嘆きはしない。いいかえるならば、食欲において私たちが愛しているのは、その食べ物であるよりは、はるかにその食べ物を食べることという、私自身の行為のほうなのである。ケーキが好きだ、というのは、たいていの場合、ケーキを食べることが好きだということを意味している。食欲の対象ということがいえるとするなら、それは、実は、食べ物であるよりも、食べる行為、それも私の行為であり、私による食べ物の享受のほうこそが、対象であるといえる。この点で、食欲は基本的にナルシスティックなのである。食欲は、対象よりも自己に関心があるのだ。

それに対して、性欲においては、どこか、対象に対する破壊の禁止が伴っている。食べてはならない、私が対象を同化・吸収してはならない、という禁止がどこかに働いている。[35]

なるほど、そうに違いないと思います。しかし、もしこのように食欲と性欲とが対象に対して全く相反した関わり方をもつとするなら、そもそも二つの欲求が絡まりあうなどということがありうるのでしょうか。ありうる、と私は思います。それは、人間が誕生の後、長きにわたって一人では捕食活動を行うことができず、全面的に母親からの授乳に依存せざるを得ないという一事をもってしても明らかでしょう。乳幼児が自分の口から飲み込んでいるのは母乳であり、母乳とは母から出るものであって、乳幼児にとっては母そのものだと考えられます。ここでは、食欲の対象と（広義の）性欲の対象とは同じ一人の母親（ママ＝マンマ）であり、空腹を満たすことがそのままエロス的欲求の満足になっているのです。もっとも、大人のようにエロス的対象の選択を行うことのできない乳児といえども、彼女／彼の食欲とエロス的欲求は全く未分化に融合してしまっているわけではありません。それぞれの欲求は、初期の段階から、固有の対象関係をもったものとして分岐し、複雑に織り合わされ、成長を通して編み直されていくのです。

フロイトは、リビドー発達の最初期のことを口唇期と名づけた上で、乳児のエロス的欲求を自体愛的と見なし、乳児はいわば「対象のない状態」に生きていると考えました。しかし村瀬学によれば、口唇の体験とは、「赤ちゃんなりの相似体験のはじまり」なのです。母親は抱擁や授乳を通して、子を自分自身の延長のように感じはじめ、子が泣き出すと飛んでいかずにはいられなくなります。このとき母は子と自分とを相似なるものとして感じているのですが、口唇の体験とは、乳児の側からの相似体験のはじまりだというのです。

　相似体験とは、一種独特な世界体験である。それは自‐他、内‐外の入れかわる体験であり、異なるものが同じなるものとして包含、融和し合う世界である。〔中略〕
　ともあれ夫婦の相似体験は抱擁からはじまり、母子関係も抱擁からはじまる。そして当の赤ちゃん自身も、そこから自分なりの相似体験を形成してゆくのである。〔中略〕

抱擁とはもともと異なるもの（外なるもの）同士が交わることであるが、この交わりにおいても二者別々であった時には生まれなかったもの、つまり二者融和の状態が形成される。それをここでは「内なるもの」と呼んでおく。これは交わりによってのみつくられる状態で、容器の内側というように常に固定されて存在するような状態のものではない。抱擁とはこの「内なるもの」を体験することである。〔中略〕

口として現われるからだは、言うまでもなく何ものかを取り入れ、包みこみ、自らを通過させてゆくものである。何かしらすでにみた「抱擁」の構造に似たものが、この「からだ」の構造に起こっているみたいである。〔中略〕「からだ」がひとつの抱擁構造であると考えることからいろいろなことが視えてくる。たとえばうまく母親（家族）に抱擁されて育つ子は、自らのからだにたやすく「内なるもの＝融和」をつくり出せ、たくみにそこを「通り抜け＝消化」させることが体験できてゆけるだろう。まさにからだをうまく抱擁体と化すことができるのである。〔中略〕

ところがうまく母親（家族）に抱擁されずに育つ子は、自分のからだ＝抱擁体の中に、「内なるもの＝融和」や「通り抜け」をうまく形成できずに、食べることをやたら拒否したり、嘔吐したり、逆にやたらと食べ過ぎたりする（量として内なるものを満たそうとする）傾向が出てくることになる。[36]

このように捉えるなら、口唇期を自体愛的な時期とのみ見なすことはできなくなります。口唇そのものがエロス的なカップリングの器なのであり、食とは抱擁によって形成された「内なるもの」を「通り抜け」するというカップリングの形なのです。食はこのとき、対象の食い尽くしというより、関係の融和として経験されています。食と性とは分かちがたく結びついているのです。

ウィニコットは、乳児期にとっての母親の存在を「抱きかかえる環境」と呼びました。たしかに、乳児にとって、母親は対象というよりも環境といった方がふさわしいのでしょう。しかし、やがてこの「抱きかかえる環境」としての母と乳児との関係は複合的な対象関係へと分化していくことも疑い得ないことです。クラインによれば、乳児期において既に、幻想に満ちた内的対象との関係が認められるといいます。新宮一成による要を得た整理に沿って、彼女の所論をたどっておきましよう。

母によって授乳されている乳児は、その関係が幸福であればあるほど、かえって不安にならざるを得ない〔中略〕。乳児は、母親の乳房が乳児の望むものすべてを、すなわち無限の母乳と愛情を持っていると感じる。乳房は無限のものを持っており、無限である以上、乳児に有限を分け与えてもそれは減らない。この減ることのない無限性を、乳児は欲しがる。しかしその無限性こそ、乳房が乳児に与えてくれない当のものなのだ。

無限を独占している乳房は吝嗇で意地悪である。それを求める乳児は貪欲である。〔中略〕乳房の無限の力に向かうこのような貪欲が高まると、乳児の中には、ついに手に入らないものならばいっそそれを破壊してしまわなければならないという衝動が発生する。クラインはこの衝動を、嫉妬から区別して羨望と呼んだ。この羨望に突き動かされた乳児は、吸血鬼のように乳房を吸い出し、えぐり取りながら、幻想の中で乳房の中に侵入してゆく。彼はさらに尿による腐食と大便による爆破という攻撃を乳房の上に加え、乳房は無惨に崩壊してゆく。

このような侵入の途上で、乳児は破壊された乳房の残骸たる母乳を口から取り込むが、取り込まれた乳房は、今度は内側から乳児をおびやかす。〔中略〕自分の内側にこのような恐ろしい対象を抱え込んでしまった乳児にとっては、自分の内面に生ずる生理的な不快感、すなわち空腹や排泄欲求さえも、その対象から乳児に加えられつつある危害であると感じられるようになる。[37]

以上の記述は、授乳から離乳への移行過程において、母子関係がいかに変化していくかを乳児の幻想世界の方から捉えたものと見ることができます。人間とはこのように「ごく早期から、生命的均衡から逸脱した対象に関係を持ち、その対象により喚起された絶対的要求に苦しむもの[38]」なのです。乳児は、よい対象と悪い対象との間で揺れ動き、愛と憎しみとに引き裂かれた自分自身を感じざるを得なくなるのですが、ときに、悪い対象が行き来する中で、自分と母親との区別が打ち消されてしまうという危機に直面する場合もあるといいます。そのとき食に対する拒絶は、ほとんど自分自身の棄却に等しいものと化します。クリステヴァの喚起力ある文章を引用しておきたいと思います。

> 食物への嫌悪は、棄却作用《アブジェクシオン》の形態のうちでも一番基本になる、最も原初的《アルカイック》なものであろう。
> たばこの巻き紙のように薄く、爪の切り屑のようにろくでもない、ミルクの表面に張った無害な薄皮が眼にふれ、唇に触れたとたん、声門が、いやまだもっと下方の胃や腹が、ついには内臓がひとつ残らず痙攣し、そのために身体は引きつり、涙と胆汁がこみ上げてきて心臓は動悸を打ち、額と手に玉のような汗が滲み出る。めまいがして目の焦点が定まらず、このミルクの膜に逆らって嘔吐が身をよじらせ、私にそれを差し出した母や父から私を切り離す。彼らの願望のしるしとなっているミルクを《私》は欲しくないのだ。《私》は何も知りたくない。《私》はそれを受けつけず、吐き出す。けれども両親の願望のなかでこそ存在している《私》にとって、この飲み物が《他者》ではありえない以上、《私》は自分を定立したいと思うその動きと合わせて、自分を排出し、自分を吐き出し、自分を棄却するのである。[39]

ミルクという食べ物は、願いのこもった母からの／母という贈り物であると同時に、母から求められている／母の分身である自分自身でもあります。客観的な対象としては一つのものが、多層にエロス的意味を帯びるのです。その意味は言語的に理解されはしないものの、過敏な口でもって直接に感受されます。

エロス的関係の葛藤が食の困難となって現われるケースは、もちろん乳児期に限定されるものでありません。心の発達を遂げ、複合的な対象関係を習得した者にとっても、かつての食と性の融合ぶりはさまざまな仕方で影を落とします。食べ物がときとして人間それ自身の代理表象と化すことを、長年にわたり拒食症者の治療に取り組んできた下坂幸三は、次のように語っています。

> 無食欲者も過食症者も、ひとしくこだわり、それに正負両様の重要な意味づけをする食べ物は、さし当り重要な対象である。「すがれる」「頼れる」「唯一の友」「当ってグシャグシャにすることもできる」「食物は人間と違って裏切らな

い」――さまざまな患者たちが上記のようなことも述懐してくれた。ここでは、食べ物が擬人化されていることにどなたも気づかれるであろう。つまり食べ物は人間の代理表象であり、大胆にいうなら人間のにせものなのである。[40]

母に対して娘が大なり小なり陰性な感情を抱くようになれば、彼女が母との炊事や食事を忌避するようになることは納得できる。炊事と食事とには、母の醸し出すものの一切が含まれているといえる。発達史的観点に立つなら、アンナ・フロイトの説いたように食物イコール母親なのである。[41]

食べ物が母親の代理表象と化すことによって、娘は食べ物を受け入れることができなくなります。母への怨恨が食に対する拒否という形で現われたネガティヴな経験は、食欲とエロス的欲求との重なりあいが口唇期だけには限られないということを如実に物語っているのです。

食とは、単に個体の自己保持のための活動ではなく、はじめから母親を含む家族との関係を巻き込んだ営みなのであって、自分と家族との関係を内に取り込もうとする行為です。この関係が呑み込めないとき、食事は咽を通らなくなるのです。摂食障害のたいていのケースでは、ご飯は食べられないが、おやつやお菓子は食べられる、家では食べられないが、それ以外のところでは食べられるのだといいます。受け入れられないのは、食べ物そのものではなく、むしろ食事であり、食卓なのです。

滝川一廣は、この点について興味深い発言をしています。

食卓は家族の表象だ〔中略〕。家族がいちばん顔を合わせ、同じテーブルにつき、同じものを食べるという共同の場面を作りますね。家族間のサイコロジカルな関係性の綾は、その食卓の状況に端的に映し出されるわけです。家族間の微妙な葛藤も、そこに意識的・無意識的に現れ、しかも食事は日々の繰り返しですね。拒食にせよ過食にせよ、摂食障害とはたんに食べることの失調ではなく、食卓における「食事」に表象される家族、かの関係における失調なのだ。[42]

食の失調が家族関係の失調の症状として現われるのは、人間にとって食がエロス的交感の起源であり、同時に失われた起源の反復であるからに他なりません。

食とは、すべての動物が生命維持のために行う営みですが、人間の場合、それは複雑な意味を帯びます。人間は受胎後九ヶ月ほどの長きにわたる妊娠期間を経て子を出産しますが、生まれたその日のうちに自分の足で立ち上がり自ら乳を飲むことができる馬や牛など他の大型哺乳類とは異なり、人間の特徴と目される二足歩行が可能になり、また二足歩行によって地面から解放された手を自在に活用できるようになるまでには養育者からの長期にわたるケアを必要とします。それゆえポルトマンは、人間の誕生は例外なく「生理的早産」だと述べました。本来なら二一ヶ月の間は胎内で成長を続けるべきだったと言うのです。早く生まれてき過ぎた人間の赤ちゃんは、それゆえに養育者による全面的なケアの支えに身を委ねざるを得ません。生きるために不可欠な生命活動はことごとく、養育者との間の相互行為を条件とします。生きることは当初より共に生きることとしてのみ可能なのです。そのため、ケアしてくれる者と共に生きるそのあり方が生きることの内実へと跳ね返ってくるのが人間の特徴です。食は、人間らしい生の形への規範的な問いかけを内に秘めた営みなのです。食において私たちが味わうのは、単に食べ物の味だけではありません。私たちは、いのちあることの感触、仲間であることの心強さ、ケアしケアされる者たち相互の情愛に満ちた関係もしくはその欠如をも同時に味わっているのです。

三　排　泄

自らの生命を維持するための活動にはさまざまなものがあります。このうち心臓の拍動や呼吸は、多くの場合、意図的な行為とは見なされません。意識せずともたいていは自ずと行われるものだからです。これに対し排泄は、当人自身が時と場所とを選び、その様式にも気を遣わねばならない営みです。幾重もの文化的コードに縛られていることからも明らかなように、排泄は疑いなく「意図的な行為」だと言えます。

しかし個人の生活史を振り返ってみるなら、排泄はいつも意図的な行為として為されていたわけではありません。私たちには、排泄が常にお漏らしであった過去があります。排泄ははじめから行為であったのではなく、ある一定のときを境にして初めて行為として確立したのです。トイレットトレーニングが子育ての中で重要な意味をもつのも、それが動物一般に宿命づけられた生命現象である排泄を人間らしい自立的な行為として立ち上げるためのケアであるからに他なりません。子どもにとって大きな飛躍が要求されることだけに、そこにはさまざまなトラブルも生じうるのです。

ここから分かる大切なことが二つあります。第一に、排泄は通常プライヴァシーを侵してはならない最も個人的な営みの一つと見なされていますが、実は他者にケアされることによって初めて可能になる行為なのであり、排泄にはさまざまな意味で他者の身体との相互的な関わり、あるいはその記憶が組み込まれている、ということです[43]。また第二に、排泄は人間にとって生理現象であると同時に意図的行為でもあるわけですが、このことは決して自明な事実ではなく、その間にはある種の非連続的な飛躍が見られるのであって、この飛躍の実現が心身の発達の上で大切な一段階を画すということです[44]。

知らず知らずのうちに近代的な人間観に染まっている私たちにとって、多くの場合、人間の営みは相互に自立した個人の意志的行為として受け止められます。しかし、行為は生命現象のうちにその立脚の場をもち、また個としての自立は他者からのケアに支えられているというのが実情です。私たちは、排泄という現象をいくつかの角度から学際的に考察することにより、自立した主体としての人間理解をあらかじめ前提とするのではなく、自ずから自己を形成する生命を地盤とし他者との関わりの中から生成しつつあるものとして、人間の存在を問い直してみたいと思います。生成とは過去の事実を示すだけではなく、今この場で私自身の身に起こっていることでもある、という自覚を携えながら、排泄という、尾籠でありながら、その実たいへん奥行きのある現象のうちへと少しずつ入り込んでいくことにしましょう。

溜め込みの場としての身体

排泄は生命現象ですが、すべての生物に見られる現象ではありません。食の営みを行う消化管をもった生物、つまり動物だけが排泄を行うのです。三木成夫によれば、動物の体制は植物の体制とは異なり、ものを溜め込む形にできている、といいます。

この両者の関係は、例えば「動物のからだから腸管を一本引っこ抜いて、これをちょうど袖まくりするように、裏側に引っくり返し、ついで露出した腸の粘膜に開口する無数のくぼみを一つ残らず外に引っぱり出し、そうして出来た形が、すなわち植物である」という、この譬えのなかに、それはいみじくも示される。ここで引っぱり出された粘膜のくぼみが、葉っぱと根っこになることは申すまでもない。こうして出来た植物の根や葉は「太陽を心臓に、一方は天空から大地に向けて、もう一方は大地から天空に向けて、果てしなく廻る巨大な循環路の、それはあたかも毛細管の部位に相当する」という譬えでもって説明される。葉っぱの周りにも同じように、天空の一部が離れずにいるだろう。植物のからだは、こうして、その大自然と間断なく交流する、ひとつの開放系に擬せられることとなるが、ここから寸刻の渋滞も許されない、いいかえれば本来の姿としては、溜め込みを行なわない、そうした植物体制のもつ意味が明らかとなり、さらに、これとは対称的な、動物体制の形が、自然と浮彫りにされてくるのではなかろうか。

この模様は、両者の発生の比較でいっそう明らかとなろう。植物では、胚細胞が天地に向かってただひたすら増殖を続けるのに対し、動物のそれは互いに腕を組み、前後の二度にわたって、その大宇宙を内にとり込む。はじめの胞胚形成と、それに続く腸胚形成の、それぞれ図柄である。この細胞集団の描き出す人文字の語りかけるもの――それは、こうしてからだの奥深くへいわば小宇宙を内蔵してゆく、みずからの出生譚を叙述したものということができるが、それはまた、一方では〝溜め込み〟という悲しい習性の刻まれた十字架を生涯背負い続けてゆかねばならぬ、そうした運命を象ったものとしても受け取ることができる。みずからを養うために動くことを余儀なくされた動物たちが、止むに止まれず身につけた、まさに宿命の機能というものであろう。[45]

三木によれば、動物は進化の過程で溜め込みの場（＝溜まり場）を次第に拡張させてきました。原始的な腸しかない内臓にやがて腸管ができ、肝臓がつくられ、胃袋も形成され、やがては頬袋をもった口腔までつくられるようになっていきました。

人間の場合には、それは体外にさえ拡張され、食べ物の貯蔵、つまり必要以上の溜め込みが行われるに至っているわけです。

しかし、溜まり場の形成・拡張が生命維持の安心をもたらすものだとしたら、どうしてそれが「悲しい習性の刻まれた十字架」ということになるのでしょうか。その理由は、溜まり場に溜められるものが多くの場合生き物であり、溜めること、つまり食の営みが他の生命体の食いつぶしを意味するからに他ならないからでしょう。しかも理由はそれだけにとどまるものではありません。溜まり場の形成は、当の生命体にとって排泄が、生きている限りそのつど成し遂げねばならない宿命として課せられることを意味します。そのこと自身が「十字架」なのです。

この「十字架」について、作家の山田風太郎は生前、次のように語ったことがありました。

> 金の心配もさることながら、死んでいく人間を意外に悩ませるのは、糞の心配みたいだ。多くの人が排泄物の世話をかけることに最後まで抵抗しようとする。それ以上に、自分の最後のプライドにかかわることだからだろう。〔中略〕朔太郎はもう起きる気力もなくて、母や看護婦がシーツの上に布をしいて、そこにするようにといくらいってもきかなかった。口の動きだけで手洗いに行かせてくれ、最後のお願いだ、といいつづけた。〔中略〕結局、人間、出すほうが難儀らしい。入るものが入らないことより、出るべきものが出ないことのほうがはるかに苦しい。[46]

これは、溜め込みが「十字架」であることを告げ知らせて余りある言葉であると思います。私たちの行動はこのように内臓の声に突き動かされているのです。

赤ん坊が大声あげて泣き叫ぶのは、おっぱいが足りない、おしめが汚れた、眠りが不十分という三つの場合がほとんどですが、こうした問題は赤ん坊の時代に限られるというわけではないと、三木成夫は言います。大人になっても、お腹がすくと不機嫌になるものですし、消化呼吸系の同じ出来事として、息を詰めて何かをしていると、実際に行き詰まってくるものです。女性の生理の場合でも、内臓の声が差し迫り出すと、ときにはヒステリー状態になることさえあります。

空腹・酸欠・膀胱、子宮の充満など、これらはすべて、〝内臓系の切迫〟として一括される。しかもここでは、こうした生理過程がそのまま感受されることなく、つねに漠然たる〝不快〟といった形でその顔を覗かせてくる。空腹を覚える代わりに機嫌を損ね、無呼吸に気付く代わりに妄想に苛まれ、トイレの代わりに部屋中を駆け回り、ついに子宮の〝身代り〟となって錯乱に陥る〔中略〕といった具合に。[47]

それでは、内臓系の切迫はなぜそのままの形では感受されにくく、漠然とした不快といった始末の悪い形をとってしまうのでしょうか。この点について、三木はさらに次のように述べています。

内臓は、一見奇異な表現かも知れないが、本来、天体の運行に乗っかって、その機能を営む。秋深く故郷の川へ産卵に帰る鮭と夏のはじめ遠い外洋の餌場へ向かう鮭の、それぞれはらわたを比較すれば明らかであろう。前者の腹腔が子だねではち切れんばかりなのに後者のそこは大半が消化管で満たされる。〔中略〕

こうして、食の内臓も性の内臓も、ともに時いたれば活動を開始することになるが、その司令は、もとはといえば、生理学でいう「内分泌系」によって発せられる。ここでは食と性に関わるホルモン群がその時々に立ち上がり、心臓をポンプとする血液循環の波に乗って目標の器官にいたり、それを刺激する、この時「神経系」は、大きくいえば、これらの内臓の入口と出口の両端では発達するが、それより内側は、〝喉もと過ぎれば熱さ忘れる〟の譬え通り、しだいにはらわたの暗黒の闇にまぎれながら、本来の主役である内分泌系にその座を譲り渡していく。「内臓神経」と呼ばれるものの消長である。

〔中略〕内臓の神経とはいま述べたように、入口と出口の両端を除いて脳との連携は一般にぼやけ、したがって、そこに起こるすべての出来事は肉体の奥底に蠢く無明の情感として、ただそこはかとなく意識の表に姿を現わすにとどまる。内臓の不快が思考の不快に〝化ける〟ゆえんは、ここにあるのではなかろうか。[48]

内臓においては神経系の発達はほとんど見られません。そのために、内臓の声の切迫は漠然とした不快として意識され、それが思考の不快に姿を変えるのだというのです。二歳の女の子が、お母さんから「ぎりぎりまで我慢しないで、もっと早く教えてね。そんなふうになっちゃって」と言われて、「だって　あしぶみしないと　むれちゃうんだよ」と応えた、という報告があります。[49]大人から見ると頓珍漢に思える言葉は、子どもにしては正直な実感なのでしょう。内臓感覚を内臓感覚として感受することはそれほど困難だという証拠です。三木によれば、暗闇の内臓の世界に光を当てるには、内臓神経と脳との統合が体壁なみに強固であり、内臓の中で唯一自由に操作することのできる「口腔」の感覚を鍛える他にない、といいます。そのため、子どもの心の発達にとって何より大切になるのは、「母乳の吸引」と「舐め回し」です。それが、ものの姿形、ひいては心を理解する基盤になるというのです。

それでは、神経系の発達したもう一つの場所、つまり消化管の出口に当たる肛門には、どのような可能性と課題が立ちはだかっているのでしょうか。養老孟司は、口と肛門との親縁性について、次のように述べています。

からだ全体から考えるなら、肛門は口とよく似た部分である。社会生活では、肛門と口を一緒に考える人は少ない。しかし、消化管の開口部という意味では、両者は共通の性質を持っている。どちらも要するに、消化管が体壁を貫く部分である。そこでは、消化管の壁という性質と、体壁という性質が、同じ場所に重なり合って存在することになる。
動物のからだを、細長いボールのように考えよう。消化管は、ボールの前端に口として開き、後端に肛門として開く。だから、どっちがどっちでもよかったはずで、実際に進化の過程では、どちらが口になり、どちらが肛門になるかで、前口動物、後口動物という区分がある。[50]

このような解剖学的な近縁性を、心の発達における隣接性として新たに捉え直したのは、フロイトでした。リビドー発達論において、フロイトが口唇期に続く時期を肛門期と名づけたのは、よく知られています。排泄の人間学的意味をさらに掘り下げて考察するために、フロイトが肛門期と命名した時期における子どもの発達課題の問題を取り上げてみましょう。次節では、そのための予備作業として、排泄物をめぐる一つの謎に目を向けてみたいと思います。

排泄物をめぐる象徴関係の形成

動物は生きるために食わねばならず、溜め込みと排泄の反復を余儀なくされています。しかしそれは個体の生活史すべての時期に当てはまることではありません。母胎の中で生きる胎児の場合、栄養も老廃物も血液を通して母子間でやりとりされるため、消化すべきものをもたない胎児は消化管からの排泄を行う必要がないからです。

受胎の瞬間から誕生までの胎児の成長の様子を、医療用撮影技術を駆使しＣＧで再現するという驚くべき本が出版されました。この本の中で、サイエンス・ライターのバリー・ワースは胎生四四日目の胎児について次のように述べています。「腎臓は子宮内で完全に形成されますが、活動を開始するのは胎盤を通して老廃物を母体に渡すことができなくなる出産後です」[51]。母胎内にいるとき胎児の消化系器官は既に形成されているにもかかわらず、まだ機能してはいません。機能しはじめるのは、出産後のことなのです。

赤ちゃんがこの世界に生まれ出ることによって、新生児の体と母親の体には大きな変化が起きます。肺、胃腸、腎臓などの主要器官はこれまで試運転されたことはありませんでした。子宮内には呼吸するための酸素も、消化する食物も、除去しなければならない老廃物もなかったからです。すべてが一斉に機能し始めます[52]。

誕生とは一つの生命のはじまりを意味するものではなく、むしろ既に生き始めていたものが生存様式の劇的な変化を不可逆的な仕方で被ることを意味します。肺呼吸がそうであったように、排泄も母胎からの分離によって始まるのです。にもかかわらず、生まれたばかりの子どもはまだ一人では適切な仕方で排泄を行うことができません。そのために排泄は、養育者と子どもの避けて通ることのできない共通の関心事になっていくのです。

排泄は消化活動というプロセスの最後に位置する現象ですが、食べ物のすべてが消化されてしまうなら排泄はありえないことになります。排泄とは消化し切れなかったものを体外へと排出することであり、排出されるものをもたない排泄はありえません。排出されるものは消化管の中を潜り抜けてこなければ存在しえなかったものなのですから、言ってみれば新たなものの創造であり、ある種の出産だと言えないこともないでしょう。[53]ところが、産み落とされたもの、つまり排泄物は、私たちにとって「汚い」ものの代表と見なされています。それはすぐに処理されねばならず、おもちゃにして遊んだり、ましてや食べたりしてはならないものです。子どもが文字通りクソまみれにならないように、親が日に何度もおむつを取り替えるのも、そのためです。

排泄物がタブーの対象となることに関しては、一見説明の必要がないように思われます。排泄物は臭いし、汚い、衛生的にも問題があるからです。誰もがそれを排除したがるのは自明の理だと考えられます。しかし実際には、何ものにも増して排泄物に愛着を感じる人々がいるのもまた事実です。そのような事実を、単に性的倒錯や狂気のせいにして済ますことはできません。というのも、倒錯や狂気の存在は、汚い物は汚いというトートロジーそのものが成り立たなくなっている場所があるということを意味するからです。問われねばならないのは、汚いものをなぜ私たちは汚いと感じるのかという、トートロジーの成立そのものに関わる謎なのです。

ここで、谷川俊太郎の「不可避な汚物との邂逅」という一篇の詩に耳を傾けてみることにしましょう。その韜晦に満ちた表現の連なりは、排泄物を汚いと見なすまなざしがどれほど執拗なものであったとしても、このようなまなざしそのものの成立を謎として感受する場所が存在することを繊細な手つきで示してくれます。

> 路上に放置されている一塊の物の由来は正確に知り得ぬが、それを我々は躊躇する事なく汚物と呼ぶだろう。透明な液を伴った粘土の高い果粒状の物質が白昼の光線に輝き、それが巧妙に模造された蠟細工でない事は、表面に現れては消える微小だが多数の気孔によっても知れる。その臭気は殆ど有害と感じさせる程に鋭く、咄嗟に目をそむけ鼻を覆う事はたしかにどんな人間にも許されているし、それを取り除く義務は、公共体によって任命された清掃員にすら絶対的とは言い得ぬだろう。けれどそれを存在せぬ物のように偽り、自己の内部にその等価物が、常に生成している事実を無

視する事は、衛生無害どころかむしろ忌むべき偽善に他ならぬのであり、ひいては我々の生きる世界の構造の重要な一環を見失わせるに至るだろう。

その物は微視的に見れば、分子の次元にまで解体し、他の有機物と大差ない一物質として科学の用意する目録の中に過不足ない位置を占めるだろうし、巨視的に見れば生物の新陳代謝の、また食物連鎖の一過程として、既に成立している秩序の内部に或る謙虚な機能を有しているとも言い得るだろう、事実そこには何匹かの蛆が生存を始めているし、如何なる先入観もなく判断し得ると仮定すれば、その臭気すら我々の口にする或る種の嗜好物のそれと必ずしも距ってはいないのだ。

だが言うまでもなく、それらの見方によって欺かれる程、我々の感覚は流動的ではない。その一塊の物が光にさらされ、風化し、分解し、塵埃となって大気に浮遊し、我々が知らずにそれを呼吸するに至るまでの間は、その存在に我々が一種の畏怖を覚えることは否定できぬ事実であって、そのような形でその物と向かい合う人間精神は、その畏怖のうちにこそ、最も解明し難い自らの深部を露わにしていると言えよう。[54]

汚いものを汚いと思うことのうちに、精神の謎が潜んでいる。この洞察を改めて問いにしてみましょう。汚いものをなぜ私たちは汚いと思い、それを忌み嫌うのでしょうか。この問いは既に、いくつかの角度から学問的考察の主題とされてきました。一つは、文化人類学による考察であり、リーチやダグラスの構造主義的タブー理論をその代表と見なすことができます。

人体から染み出るものは、一般に厳しいタブーの対象となる――特に、糞便、尿、精液、月経血、切った髪や爪、垢、吐いたつば、母乳などが。これは理論通りである。これらは根本的に紛らわしいものである。幼児にとって、最初にして永続的な問題は、まず境界線を決めることである。「世界に向かい合っている私とは何か?」「どこまでが私か?」このような根本的意味では、糞便、尿、精液などは私であって私でない。その結果、非常に厳しいタブーとなっている。[55]

傷つきやすく不安定な身体の開口部から漏れ出る物質は身体の内と外のどちらともつかないもので、二分法的な秩序に混乱をもたらします。それゆえにタブーの対象になるというのです。人間が相互に共同体をなして生きていくためには、何らかの秩序の維持が必要ですが、身体の開口部から排出されたものはそうした秩序を侵犯するのです。

> 汚れとは、絶対に唯一かつ弧絶した事象ではありえない。つまり汚れのあるところには必ず体系が存在するのだ。秩序が不適当な要素の拒否を意味するかぎりにおいて、汚れとは事物の体系的秩序づけと分類との副産物なのである。汚れをこのように考えることによって、我々は直ちに象徴体系の領域に導かれる。[56]

つまり、汚いものが汚いと感じられるのは、それが、秩序立った象徴体系を維持するためにそこに包含されてはならないものであるがゆえなのであり、そのためにそれは汚物としてタブー視されるというのです。

ところが、禁忌の対象であったはずの排泄物は、呪術的な力を帯びたものとして受け止められることがあります。日本の習俗では、便所の神である厠神に対する儀礼を顕著な例として挙げることができるでしょう。

> 厠神の習俗で何といっても特徴的なのは、出産に関するものであろう。妊婦が朝夕便所掃除をすれば安産に恵まれると言われ、子どもが生まれると、お七夜に便所に連れて行って麻殻の箸でウンコをつかみ赤ん坊に食べさせる真似を三度行なうとか、自分の家や近所七ヵ所の便所を回るという「雪隠参り」の風習が全国に残っている。[57]

日本人が人糞を肥料として使うことを思いついたのも、その方がよく育つという実証的な裏づけに基づくものではなく、糞尿の呪力を信じる観念の方が先にあったという説さえあります。こうした点について、どう考えたらよいでしょうか。

排泄物が禁忌の対象であると同時に強い呪術的な力をもつようになるという点についても、構造主義的人類学は一定の説明を与えてくれています。

我々は、無秩序が現存する秩序を破壊することは認めながら、それが潜在的創造能力をもっていることをも認識しているのだ。無秩序は危険と能力との両者を象徴しているのである。[58]

秩序をはみでるために禁忌の対象となる汚物は、同時に秩序のうちには回収できない固有の力をもちます。そのため、汚物はまた畏怖の対象ともなりうるというのです。

しかし中沢新一によれば、文化人類学的思考においては、象徴体系の成立が自明の前提とされており、象徴機能そのものがどのように形成されてくるかという問題が問われていない、と批判しています。中沢は、こうした問題に手かがりを与えてくれるのはむしろフロイトの精神分析だとして、次のように述べるのです。

フロイトにとって肛門括約筋の活動は、表象し伝達する象徴機能をもった言語活動に無縁であるどころか、括約筋のおこなう排せつそのものが、象徴機能の母体あるいは生得的な前＝条件と考えられた。〔中略〕精神分析学が肛門（サディズム）期と呼んでいる幼児段階では、幼児のエロチックな関心は尿道と肛門の括約筋の活動に集中される。この肛門活動にともなう快楽の源泉というものは、もともと自分の身体に属していたのに、この時体外に放出される内容物＝排せつ物が身体から離れる一瞬間のうちにある。この快楽にみちた分離＝放出は、幼児にとって自分（想像的な自我）から行われる対象をつくり出し、分離がもたらす欠如は象徴機能にとって不可欠な「否定」の契機を体験させることになる（象徴の体系は差異にもとづいているが、差異は「否定」が産出するものである）。そのため肛門期にみられる幼児の排せつ物への偏愛のうちには、先取りの喜びすら示されている。

さて「正常な」エディプス化の道は、幼児が両親のうちのどちらかの像と同一化する過程によってもたらされるが、それと同時にこの肛門による「否定」が生み出した対象を決定的に分離させる過程が進行する。こうして肛門が生み出した「対象」は幼児の体から分離され放出されるばかりでなく、客観的な対象にすぎないものとなり、それ以後は対象的な世界と記号を媒介とする関係しかとりむすべなくなってしまうのである（意味するもの／意味されるものの分離。ラカンはこの分離を、社会が行なう最初の検閲と呼んでいる）。幼児の象徴化能力形成の過程は、したがってまず肛門的なものに結びつく活動をその両義性のうえに抑圧し、放出された対象を主体から決定的に分離しようとする。[59]

このように、中沢によれば、象徴体系が前提となって両義的なものを生み出すのではなく、その反対に、排泄プロセスの身体的感受と、排泄をめぐる親子の葛藤を通して、象徴化能力が形成されていくのです。つまり、排泄物の肛門からの分離が、その身体的感受に際し否定の経験を内蔵することによって、象徴機能の萌芽が準備され、さらに母子の密着を打ち破る第三者（多く場合父親を意味する）への複合観念の形成とともに、排泄された対象に対する離別が完遂されます。このとき初めて言語的な象徴能力が整う、というのです。

しかも、肛門活動に代表される前言語的心身プロセスが生み出す「部分対象」（クライン）は、母親の身体との想像的な充足関係に閉ざされていた前言語＝前エディプス期の体験に結びついているため、幼児が言語を習得し、さまざまな分離を身につけ、社会化された関係の中に入るようになってからも、象徴化の残余として魅惑の輝きを保つのだ、といいます。分離されるべき対象としての排泄物は同時に、他者の中に見て取られる自己像として、言語による切断以前の取り戻しようのない世界への通路であるかのように感じられるのです。ラカン派の精神分析家である新宮一成は、この間の事情を次のように説明しています。

フロイトによれば、外部に存在する現実の対象が現実原則に従って構成されるためには、「かつて現実の満足をもたらした対象が無くなってしまっていること」、つまり対象の不在という条件がまず整えられていなければならない。その上で再発見された対象が、「現実」の質を付与されることになる。〔中略〕ラカンは、不在の対象は、主体の最も内奥のしかも疎遠な部分に結びつき、欲動にとっての対象となり、欲望の原因を形成するという経路を辿ることを見出した。このような対象は「対象ａ」と呼ばれ、声、乳房、糞塊、眼差などとして具体化される。対象ａの無意味性と到達不能性の中に、元の対象の不在性が受け継がれ、維持されているといえる。[60]

生理的な内側としての糞塊が精神的な外側へと投射されて、アンビヴァレントな対象（「部分対象」ないしは「対象ａ」）と化し、不在の対象を告げ知らせるのです。トイレに付き添った母親が「あらあ。元気なウンチだ、きれいきれい」と言うと、ある二歳の男児はそれに応えて、「ウンチさん　バイバーイ　げんきでねー　またねー」[61]と言ったという報告がありま す。便がたまって苦しいという経験が自分の背後に悪意をもつ者がいるという経験として感受される場合があることを思えば、こんな微笑ましいやり取りのうちにも、複雑な象徴形成の跡が透かし見えてくるはずです。

これまで、汚物としてタブー視されながら、欲動の対象と化すこともある排泄物の謎について考え進めてきました。次に、排泄物の象徴的な意味が発生する場所である母子関係そのものに目を向けながら、さらに謎を追求してみることにしましょう。

未消化物をめぐるコミュニケーション

田島正樹によれば、生まれて最初の教育は排便の訓練であり、それゆえに教育と排便の比喩はしばしば結びつく、といいます。

肛門の筋肉をコントロールする訓練は、幼児がはじめて文明社会に受け入れられるための最初の試練である。それが人間の精神にとっていかに基本的なものであるかは、いわゆる「下の世話」を他人に依存せねばならなくなった要介護老人が、そのことでどれだけ精神的打撃を受けるかを見ても分かる。

排便の訓練は、それを我慢し、ためこむことでほめられるから、幼児にとって糞尿が価値のメトノミー（提喩）としての意味を帯びる。幼児にとって、糞尿をためこむことが、社会からは掟を習得したとして承認されるのである。教育の成果が糞尿であること。

かくて糞尿は、教育の価値を物象化したものと考えられる。とかく教育は、そのような物象化を帯びやすい（学歴や書物など）。知とは獲得したことを他者に認知され、賞賛されるものの、自分では糞尿をためこんだとしか感じられないものなのである。[62]

排泄はあるときを境にして、教育と結びつきます。糞便とは、このとき以降、漏らさずにうまく溜め込むことで褒められるようなものと化すのです。それは裏返して言えば、誰はばかることなく垂れ流しすることがもはや許されなくなったということを意味します。

北山修によれば、肛門期以降、身体におさまらない未消化物は、母子関係の中でかつてとは異なった意味作用を発揮するようになると述べています。母子ともどもにとって、おさまりの悪い汚物と見なされるようになるのです。

乳児は当初はほとんど〈無神経〉で、ところ構わず、心の底から思いっきり吐けたのである。そして、〈たれ流し〉であることが許され、異化された排泄物は健康のしるしとして受け取られる。包容力のある母親は、「まあ、いいウンチねぇ」と賞賛し、ちょっと驚いて「大きなやつをやってくれたわねぇ」と言いながらこれを受け取る。たとえ、鼻をつまんでいても、それは裏の顔であり、ちらちらすることはあっても表面化しない。つまり、赤ん坊にとっての〈おさまらないもの〉は、外の世界へと次々と収容されて、〈おさまりの悪いもの〉としては扱われないのである。

しかし、母親の腕のなかに幼児が抱えきれなくなるように、環境の包容力にも限界がある。この限界をこえてまで、母親が未消化物を受け取るならば、彼女は次第に汚れていくことになる。彼女の自浄力と包容力の限界に直面する前に、乳児が成長するに従い、自分で少しずつ消化しながら、未消化物はその神経・筋肉系を働かせることにより保持できるようになる移行の時期として、肛門期は重視されてきたと言える。この時期に幼児は括約筋などの身体開口部周辺の筋肉を随意に拡大・縮小させて、口のなかに内容物を保持したり、外に吐き出したりできるようになるのである。こうして、程良く自力で保持されたり放出されたりしながら、母子の間でやりとりされていた〈未消化物〉は、できる限り〈こなせる〉媒体として象徴的な価値を担うようになる。この「こなす（熟す）」には消化する、自在に使えるなどの、両義性がある。

やがて、思い通りに受け取られていた未消化物は、外界に受け取ってもらえなくなり、「汚いもの」という意味を担い始める。[63]

もともとは血のつながりで一体となっていた母子は、出産によって分離されても乳のつながりで結びついています。「おっぱい」と言わなくても乳房が差し出され、排出された未消化物も当然のごとく受け取ってもらえました。ところがやがて、「おっぱいちょうだい」と言ってももらえなくなり、未消化物も受け取りが拒否されるようになります。離乳やトイレットトレーニングは、子どもにとっては母親の急激な変貌や裏切りのように感じられることがあるのです。

したがって母親が献身的態度を翻らせ、子どもに急な自立を求めることは、子どもに過度な負担をかけることになります。


神経の過剰使用を避けるために、母親の脱献身は、神経の発達と自浄機能発揮に応じた徐々のものであることが望まれる。あまりに早期に急激に浄化的環境を剥奪されると、幼児は「おまかせ」にしておいた吐け口を失って、未消化物を抱えるために無理に自分の神経をつかい出さねばならない。抱えこんでしまう未消化物の起源が、環境の二面性、押しつけられて吐けないこと、急激な幻滅、自浄失敗などである〔中略〕。これを保持しようとして神経をつかいすぎる神経質、保持失敗としての恥、自己不浄感としての罪意識、自浄強迫として発生する儀礼などは、未消化物のやりとりから生まれやすいわけである。[64]

肛門期の子どもと母親にとって、排泄物は生々しいコミュニケーションの媒体と化すのです。

私たちは排泄物のことを「便」と呼びます。それはどうしてでしょうか。排泄物を調べると身体症状が伝わるという意味で、身体からの便りであるから、というのも一つの考えでしょう。また、「生態学的循環も社会的循環も表象することのできなかった古代人は、生と死の循環を、毎日の食料とウンコの循環と捉え、またそれを神々と人間たちの交感交流として理解し、便を何者かからの『便り』だと受け止めたのである」、といった穿った見方もできるかもしれません[65]。ただそれ以上に大切だと思われるのは、未消化物の排出と受け取りをめぐり、排泄物は母子間において切実なメッセージとしての意味を帯びざるを得ないという事実です。

私たちははじめから自立した人間だったわけではありません。ケアしてくれるものに抱えられながら、そこから分離するという困難な課題を通り抜けることによって、自立は初めて可能となるのです。自立の一歩は、排泄を意図的行為に変換することですが、その一歩からして他者からの支えなしにはありえません。しかもその場合の支えが「手を引く」という脱献身をはらんでいるがゆえに、必ずや葛藤を生むようにできています。排泄と排泄物はコミュニケーションの媒体とならざるを得ないのです。裏返して言えば、大人になるとは、そのような段階を通りぬけて、排泄物についてもはや語る必要がなくなること、語るべきではないという暗黙のルールに従いうることだ、と言ってもよいでしょう。

そのルールが自明のものと化してしまった今となっては、排泄物はたちまちのうちに処理され、あっという間に目の前から消え去ってしまうため、あたかも存在していないかのように思うことさえ可能でしょう。しかし、それはやはり偽善です[66]。いや、偽善だという以上に、根本的な誤解です。ただ、この誤解はある種必然的なものでもあると思います。排泄のもつ分離の働きが象徴機能の条件と化すことについては先に述べましたが、このことは排泄行為が言事未分の世界と言事分化の世界とを橋渡しする機能をもつことを意味しています。だが、まさにこのことによって、言事未分の世界は失われ、しかも橋渡し機能そのものは言事分化の世界には姿を現さないため、排泄物は言語によって指し示されるだけのくだらない対象と化すことになるのです。

もっともそれは完全に見失われるわけではありません。「便」という言葉自身がそのことを雄弁に伝えているわけですし、また精神的失調をきたした人には、自分を人間と規定するためにしがみつかざるを得ない特別な対象として現われることもあります。そして何よりも育児においては、排泄が意図的行為となるというプロセスそのものが実際に観察可能なものになります。しかしこうした事実は、患者や幼児が経験する世界の変貌ぶりをその内側から経験しうるということを意味するわけではありません。私たちには排泄物を見ることはできても、それが何であるかを言い当てることはきわめて困難なのです。

食べるものだけが排泄を行います。食とは、他の生命体を自分の体内に取り込むことで、自分の生命を維持する活動です。したがって排泄とは体内に取り込めなかった未消化物の排出を意味します。とすれば、排泄物とは、自分の体を通りぬけた他の生命体の残骸だということもできれば、また自分のいのちに成り損ねたものだと言うこともできるでしょう。しかも自分の中から出たものでありながら自分のものとして保持することができないという性質があります。それに、排泄物が母親との間でコミュニケーションの媒体となりえたのは、母親に尻拭いしてもらわなくてもよくなるためであって、排泄物が母親へのプレゼントたりえたのも、ほんのひと時のエピソードに過ぎず、やがて排泄は一人で行わねばならないものになります。このように考えてみると、私たちが日々行っている排泄行為は、大げさに言えば、先取りされた死のトレーニングであり、喪の作業であると言えないこともないでしょう。

河本英夫は、新宮一成との対談の中で、以下のように語っています。

河本：オートポイエーシスの場合、自分の作ったものを通して次の動きが作り出せると「内側」に入って、作り出したものが次の動きを作り出せない時それは「糞」になるのです。生命が動きを作りながら、自己の構造的な内外の境界を作った時に、次の動きをもたらせないかたちになって作り出されたものが体内に溜まってしまう。例えば、細胞だと老廃物が溜まってきて、その動きを妨げるのと同じです。糞が自分の動きを妨げてしまう。そういう時、動きは様々な試行錯誤をしながら自身を変化させようとしますが、ひどい場合には自分の作ってきた構造をドーンと壊して純粋な動きだけに戻ろうとします。純粋な動きだけに戻ろうとすることによって、一挙に溜め込んだ糞も何もかも、内臓を外に曝すようにしてドーンと解消する。そのかたちを「純粋作動」と言います。何一つ纏うものはなくとも動きだけはあるという状態です。動きというのは必ず空間的に判別されますが、「純粋作動」は空間的に判別されるのではないような動きです。

新宮：それは自殺ですね。
河本：でも動き続けているんですよ。
新宮：自殺は動き続けることを目的になされると思うのです。
河本：例えば、おたまじゃくしが、糞が溜まり過ぎたことによってその身体を全部壊していって蛙になっていく時、あれは動いているのです。
新宮：それは自分から出た老廃物がメタモルフォーゼの刺激になるということですか？　糞は取り入れられることはないけれど何かの媒体、酵素のようなものとして作用することはあると考えていいわけですね。
河本：そうです。[67]

生きるとは生成変化することであり、生成変化するとは、それまで生きてきた世界に別れを告げ、新たな世界に足を踏み入れることを意味します。排泄とは、そのような生成変化のささいな部分的現象であると同時に、ときとして主体の確立や解体といったドラスティックなメタモルフォーゼそのものと化すこともあるものなのです。

四　睡　眠

かつて受験生たちの間で「四当五落」という言葉がまことしやかに囁かれたことがありました。志望校に合格するには睡眠は四時間までに削って勉強に打ち込まねばいけない、五時間以上寝てしまえば落ちるのは必定、眠気との戦いに打ち勝ったものだけが成功を手に入れるといった意味合いの言葉です。バブル華やかなりし頃人口に膾炙した「二四時間戦えますか」という栄養ドリンクのコピーを例に挙げてもよいかもしれません。これらの言葉が広く流布したという事実から明らかなのは、寝る時間を惜しんで仕事や勉強に励む姿勢に私たちが何か格別の価値を見出してきたことです。ここに見え隠れしているのは、睡眠を、働いていない非生産的な状態と見なし、せいぜいのところ必要悪だと見なす態度でしょう。もとよりこのような見方は、現代にのみ見られる姿勢ではありません。かのレオナルド・ダ・ヴィンチも、次のような言葉を『手記』に記しています。

おお寝坊ものよ、眠りとは何であるか？　眠りは死に似たものである。おお、それではなぜおまえは、生きながらいやな死人に似た眠りをむさぼるのをやめて、死後に完全な生き姿をのこす作品をこしらえないのか？[68]

それでは睡眠とは本当に、全くの無為のときであり、できれば無しで済ますべきものなのでしょうか。確かに、多忙な毎日をせわしく送っている私たちには、眠らなければならないことが疎ましい宿命のように感じられることもあることでしょう。しかし二〇世紀の後半に目覚しい発展を遂げた睡眠科学の教えるところによれば、睡眠は人間の生の条件としてきわめて重要な役割を果たしているのです。日本における睡眠学の権威の一人井上昌次郎は、次のように述べています。

現代の脳科学があきらかにしたところによれば、睡眠とは能動的な、そしてたいへん重要な生理機能が脳によって営まれる時間域なのです。睡眠は、生物界に広くみられる活動と休息のリズム現象をもとに、発達してきました。そして、脳の進化とともに、大きく発達した大脳をうまく休ませる機能が拡張されてきたのです。〔中略〕ですから、睡眠は単なる活動停止の時間ではなくて、高度の生理機能に支えられた積極的な適応行動であり、生体防御技術です。[69]

睡眠とはたいていの人間の場合、人生の三分の一程度の時間を費やす生活の一大領域を意味しますが、それだけでなく、残りの三分の二の生活をも支えている生の条件でもあり、睡眠の量や質が生そのものの量や質に大きく左右していることは、まぎれもない事実であるようなのです。それでは、人間の生の条件である睡眠には、実際にどのような人間論的意味が含まれているのでしょうか。そのことを、いくつかの角度から考察してみたいと思います。

睡眠の機能と仕組み

「草木も眠る丑三つ時」という表現があります。これを真に受けるならば、植物も眠るということになります。実際に、植物の睡眠を生物学的に考察しようとする試みもなされているようで、江刺洋司は、次のように述べています。

オナモミであろうと、インゲンやダイズであろうと、葉は24時間周期で上げたり下げたり、閉じたり開いたりの就眠運動をしている。〔中略〕重要なことは、この24時間を周期とする就眠運動は、傾性運動とは違って、明暗の交代条件が与えられず、ある時からは暗闇の世界に放置されたとしても、ほぼ24時間の周期で運動し続けることにある。[70]

そうすると、睡眠は植物を含む生物全般に認められる現象なのか、それとも動物、それも特に脳をもった動物に限られる現象なのか、そうした問いが自ずと浮かんできます。本節では、この問いを問いとして開いたままにしておき、むしろ人間のもつ睡眠の多層性の方に着目してみたいと思います。

まず睡眠科学が活況を呈しはじめた頃のことを思い出してみましょう。時実利彦は、次のように整理しています。

クライトマンとデメントは奇妙な現象を見つけた。ぐっすり眠っているのに、閉じた瞼の下で眼球がピクピク動くのである。深い眠りであるのに、そのときの脳波は、入眠時のパタンを示している。そこで、このときに夢を見ているのであろうと考え、この特異な睡眠を賦活睡眠 activated sleep とか急速眼球運動睡眠 rapid eye movement sleep（REM）と名づけた。その後、フランスの脳生理学者ジュヴェが、動物でも同じ現象がおこることをみつけ、逆説相（逆説睡眠）paradoxical phase of sleep と名づけた。これがきっかけとなって、ヒトや動物について、この特異な睡眠の本格的な研究がはじまった。[71]

この言葉からも明らかなように、睡眠にはいくつかの異なった相があることが明らかにされ、それが現代における睡眠研究の出発点となりました。そして、睡眠相の違いに相応じて脳波の種類に違いのあることが発見され、睡眠科学の中心は次第に脳生理学が占めるようになるのです。睡眠の定義が脳の休息という観点から為されるようになったのも、このような研究状況を反映してのことと考えられます。

さて、そうして得られた知見の中でもとりわけ重要な発見は、レム睡眠とノンレム睡眠の違いです。レム睡眠は、体を休ませることを目的とした、いわば「ぐったり眠る睡眠」(井上昌次郎)であり、系統発生的に古い型の眠りであって、個体発生的にも古いものだといいます。それに対し、深いノンレム睡眠は、大脳を休ませ回復させる睡眠であり、いわば「ぐっすり眠る睡眠」(井上昌次郎)であって、系統発生的には大脳の発達とともに必要になった新しい型の睡眠であり、個体発生的にも新生児には見られず、成長とともに次第に整えられていく新しいものだといいます。

現代の睡眠科学では、さらに眠る脳と眠らせる脳との関係や、睡眠を誘発する神経伝達物質と睡眠物質などについてもさまざまな知見が蓄積されています。また、脳を休ませるという生物の戦略についても、さまざまな様式が認められるようになりました。例えば眠ってしまうと溺れてしまうイルカなどには、レム睡眠は見られず、ノンレム睡眠も左右の大脳半球を交互に眠らせるという形を取るのだそうです。眠っているように見えなくても、実はうとうと眠っているのです。また、これとは反対に、冬眠している動物は実は寝てはいないのだとする説も登場しています。冬眠は、従来一冬の長い眠りと考えられてきましたが、一説によると、実は覚醒の一状態であり、変温動物の場合、冬眠を続けていると睡眠不足になるから、眠るために起き出して体温を上げねばならないのだというのです。

このように生物にはその生物固有のリズムがあり、睡眠戦略も多様をきわめます。では、人間の場合はどうなのでしょうか。井上昌次郎は、こう述べています。

健康な成人では、二種類の眠り(ノンレム睡眠とレム睡眠)が約一時間半の単位をつくり、いくつかの単位がまとまって一夜の睡眠を構成しています。最初の二単位つまり寝入りばなの約三時間のあいだに、たいへん質のよい大切な眠り

（深いノンレム睡眠＝熟睡）が、まとめて出現します。以後は、浅いノンレム睡眠とレム睡眠の組み合わせとなります。そして、各単位の終了時ごとに目覚めやすくなります。[72]

私たち人間の睡眠は、ノンレム睡眠とレム睡眠からなる九〇分ほどの睡眠を一単位とし、一晩の睡眠はその単位の組み合わせから構成されます。通常大人の望ましい睡眠時間は八時間程度といわれていますが、これにはさしたる根拠はないようです。八時間という数字は睡眠時間のおおよその平均値であるに過ぎず、適切な睡眠時間にはずいぶんと個人差があるのです。睡眠については量だけでなく、その質も問題となります。短眠でも長眠でも、深いノンレム睡眠の量は同じという検査結果も出ています。

いずれにしてもはっきりしているのは、睡眠を全く取らずに生きていくことはできないという厳然たる事実です。いつの時代にも無眠者の存在がうわさされたことはありますが、いずれの場合でも当人の知らぬ間に寝ていることが予想でき、どうやら完全な無眠だったというわけではないようです。実際に、他の動物の場合には、はっきりとした結果が出ています。マウスに長期間、断眠を余儀なくさせたところ、いずれも例外なく死に至ったというのです。[73]

睡眠は生を支える掛替えのない条件であることはここからも明らかです。このことを別の側面から裏付けている事実があります。それは、心身の失調が多くの場合、睡眠障害を伴うという証言です。中井久夫は、こう述べています。

　多くの疾患で睡眠が障害される。分裂病、うつ病では睡眠障害は必ずおこる。それも、本格的な発病の前触れとしておこる。多くの神経症でもおこる。[74]

睡眠は、無為のときと見なされてきましたが、ある意味では命がけの行為でもあります。睡眠時には筋肉は弛緩し、意識レヴェルも低下するため、敵に捕われやすいのです。眠るとは、そうした危険と引換えに初めて手に入れられるものだと言うことができます。一説によれば、動物が睡眠に心地よさを感じるのも、危険な行為の報酬として快感が手に入れられるような進化プロセスをたどったからだといいます。しかし、睡眠にゆったりとした充足感を感じる一方で、私たち人間には、多くの睡眠障害が見られるのもまた事実です。睡眠時無呼吸症候群、概日リズム睡眠障害、高齢者の睡眠行動異常、ナルコレプシーなど、さまざまな事例を挙げることができます。

　これらの障害の原因は多岐にわたると考えられますが、そもそも障害を引き起こす要因は私たちの身体そのものに秘められていると言えます。海外旅行をして時差ボケに苦しむのは、体内に生物時計が組み込まれているからです。この時計はほぼ一日周期のリズムを作り出していますが、正確には二四時間周期ではなく、およそ二五時間周期であって、一日当たり一時間ほどのズレが生じています。そのため、海外旅行のような特別なケースだけでなく、ごく日常的にも日々微調整が求められているのだといいます。なぜ一時間のズレが生じてるのかという疑問についても、いくつかの仮説が提示されています。ここでは三木成夫の仮説に耳を傾けてみましょう。

> 筆者はかねてから、この問題の「24時間＋α」のリズムは、外でもない、太陰暦すなわちお月様を基準にした地球自転のリズムと深い関わりがあるのではないか、と説明してきた。潮汐リズムの仲間といってもいい。古生代の昔、脊椎動物の遠い祖先が当時の古代海水の中でいつしか身につけた、それはおそろしく根の深い生命記憶の一つと思われる。
>
> 　この太古の〝地金のリズム〟はやがて中生代の陸の時代に獲得する新しい太陽日すなわちお日様を基準にした地球自転のリズムに、しだいに覆い隠されてゆくのであるが、しかしやはり、この遠い故郷の海のリズムはいまもなおからだの奥深く生き続け、あちこちにその顔を覗かせるのであろう。[75]

　この仮説が正しいとするなら、私たちの身体は、生命誕生以来の生命進化のプロセスで太陽や月や海のリズムを自らのうちに刻み込んできたことになります。それは、ある意味では、睡眠の失調をきたす条件になって現れますが、しかし多くの場合、睡眠のフレキシビリティーを支える条件にもなっているのです。

　睡眠は、取り方の面から、単眠と複眠とに二分できます。しかし通常、都市生活者は社会生活を営むため、単眠を余儀なくされています。連続的覚醒と連続的睡眠の交代が人間という生き物の特徴だと言うことさえできそうです。眠気が生じたときに好きなように眠ることはもはや許されなくなっているからです。こうしたことも睡眠障害の背景になっていると考えられますが、幸いなことに身体には睡眠調節のしくみが組み込まれています。一つは既に述べたサーカディアン（概日）機構ですが、それ以外にホメオスタシス（恒常性維持）機構も具わっているのです。井上昌次郎は、睡眠の多様性とフレキシビリティーについて、次のように指摘しています。

> もともと、睡眠は適応のための技術です。さまざまな身体内部および外部の環境条件に合わせて、脳をうまく休息させ、よりよく活動させるための柔軟な生存戦略です。多少の無理や融通がきかないはずはありません。しかも、眠ることは筋肉を緩ませる、意識レベルを下げる、栄養補給を絶つなどの危険を伴う〝命がけ〟の行為です。それだけに、睡眠中の安全が確保できる条件を整えてからでないと、眠るわけにいかないというのが生き物の鉄則です。また、優先してなすべきことがほかにあるなら、睡眠はすなおに順位をそちらに譲るのが通例です。
>
> そうなると、安心して睡眠に割り当てられる時間は、かなり限られたものになってしまいます。さらに、いつも同じ条件がつづくとは限りません。一日のうちの限られた条件と時間のもとでうまく眠り、うまく目覚めるために、高等動物は進化の過程でさまざまな方式を開発してきました。だから、睡眠は本来多様性に富むものです。[76]

眠気を感じるという事実一つをとっても、そうネガティヴにのみ考えるべきことではないのかもしれません。中井久夫は、ときとして自滅的な過剰に陥りがちな人間という動物のうちにも、そうした感受性が働くことに注目し、その臨床的意義を特に強調しています。

> 人間とは何かといえば、それこそいろいろな定義の山だろうが、無理をする唯一の動物、限界をこえようとする唯一の動物ともいえるだろう。それは人間を人間らしくしたが、いろいろ代価を支払ってもきた。疲れ病んだ時はただちに体

を横たえる動物のような感受性は、しかし人間も失っていない、と私は思う。サリヴァンが、「患者に協力を期待できること」の第一として、「患者の身体に起こる縁辺的な感覚を意識にのぼせてもらうこと」を挙げているが、これは実に臨床的意義があり、彼が第一に挙げただけのことはある。[77]

中井が実際的な方法として推奨しているのは、「二日で収支を合わせる」ことです。仮にやむを得ぬ事情があって不眠になっても、それを二日は続けないこと。一日目の不足分を二日目で補うこと。そうすれば、身体の健康は維持されます。身体には、概日周期だけでなく、四八時間を一単位とするリズムも刻まれているらしいのです。

睡眠のパラドクス

かつては、眠ってはならないのに、眠気が襲うということが人々の抱えた主な問題でした。しかし睡眠学の発展にともなうようにして明らかになってきたのは、眠れないことがオブセッションになっている人が少なくないことです。病理学的に見れば、そこにはさまざまな原因や背景が指摘可能なはずですが、ここでは身体に刻まれたリズムの問題とは別に、睡眠現象がそもそものはじめからはらんでいるある種のパラドクスに目を向けてみたいと思います。

現象学者のヴァルデンフェルスは、睡眠と覚醒とのある種の非対称性に注意を払っています。

目覚めと眠りにおいて私は、中立的な立場から、私の物（的身）体はあるときは目覚めており、またあるときは眠っているというように様々な状態のうちにある、と語ることはできません。というのも、いったいこのことを私はどこから話すのか［と問われることになります］。私は、常に目覚めた状態から、目覚めつつ眠りについて話しており、その逆ではありません。ここにはある種の非対称性があります。[78]

目覚めと眠りについて語る場は目覚めのうちにあり、眠りの中ではどちらについても語ることはできません。[79] 確かにその通りです。しかし、この事実は、眠りに対する目覚めの優越性や、無意識に対する意識の支配力を意味するものではありません。根本美作子は、『眠りと文学』の中で次のように指摘しています。

考えてみれば、眠りと私たちの関係は、奇妙なものだ。ちょっとでも不眠で苦しんだことのある人ならばすぐ理解してくれるかも知れないが、言ってみれば、封筒に貼ってある切手のように、私たち一人一人が辛うじて眠りに張り付いているかのようなのだ。[80]

睡眠と覚醒との関係は、視点の取り方次第で、双方が他方の根拠になるように翻るのです。睡眠は覚醒においてしか主題化できませんが、他方で、覚醒は睡眠に頼りなく張り付いているようなものだと言うこともまた可能なのです。睡眠は覚醒時に好きなように意図的に主題化でき、そのため意志によっていくらでもコントロールできるように思われるかもしれません。しかしながら、実際に睡眠が訪れるのは、覚醒が自らの支配力を手放すときです。眠ってはならないときに眠気が襲い、眠らなければと焦れば焦るほど眠れなくなるのは、誰もが経験する事実でしょう。いったいなぜこうしたことが生じるのでしょうか。

メルロ＝ポンティは眠りに入り込むときの記述困難な瞬間を次のように記しています。

感じるものと感性的に感じられたものとの関係は、眠るものと眠りとの関係と比較できる。眠りが訪れるのは、ある特定の意志的な眠ろうとする態度が、突然外部から、期待していたような確証を経験することによる。私は眠りをもたらすために、長く、深い呼吸をする。と、突然私の口は、私の呼吸を引き寄せ、押し戻す、外部の巨大な肺と通じ合い、たった今まで期待されていた、私の呼吸のリズムが、私の存在それ自身になる。予め意味として思念されていた眠りが不意に現実の状況となる。[81]

この言葉について、ヴァルデンフェルスは下記のように注釈を加えています。

眠り込もうと意志するとき、私たちは眠り込むことはありません。意志は私たちを目覚めさせておくからです。これは興味深いプロセスであり、私たちは眠ろうとし、睡眠薬を飲むことさえして、眠りを呼び寄せようと試みますが、眠り自身は、この意志的な活動性が止んだとき、初めて生じるのです。眠るのは当の私であり、私が眠りに入るのであって、その他の誰でもありません。しかし寝入ることはそれ自身、もはや、私の手中にある何かとして、私に帰属するどんな作用でもありません[82]。

眠るのは他ならぬこの私であって、そうでなければ眠っても私の脳が活性化することはありません。しかし私が眠るとき、私は眠ることの主人ではありえません。主人であることを手放したときに、私は初めて眠りに入ることができるのです。ここに睡眠というもののパラドクスがあります。

眠らなければと焦れば焦るほど眠れなくなるのは、自分の意志が働かなくなることを意志しようとしているからに他なりません。眠っているのは私だったとは、後になって初めて分かることであって、私は眠ることを主催することはできないのです。できるのはせいぜいのところ、眠りに入りやすくするために準備を整えることに過ぎません。

睡眠のもつパラドクスをラディカルに考え抜こうとした哲学者にレヴィナスがいます。村上靖彦の卓抜なレヴィナス論によれば、前期のレヴィナスは、主体の生成を、世界の有意味な分節を不可能にするまんじりともしない不眠からの脱出、つまり睡眠のうちに見出しました。「子どもの睡眠は保護者の存在を感じて安心するところでのみ可能になる。そして健康な夢には他の人が登場する。独りで行う睡眠であっても、対人関係の安定を前提とするのである」[83]。眠ることができるということが、他者からのケアの成就を証明する出来事であり、ケアされる者における自由な主体の成立を意味するとレヴィナスは考えたのです。眠ることができるということが主体の形成を意味するという主張は、その見かけとは裏腹に、決して荒唐無稽なものではないと思います。眠りたくても眠れないとき、私が主体となって目覚めているというより、むしろ私のうちで夜が煌々と目覚めているというべきだからです。不眠のときに剥奪されてしまった主体性が取り戻されるのは、眠ることができるようになったときなのです。この事実は、私という主体を主体として支えているのが決して意識主観としてのこの私ではないということを示唆しています。

中平卓馬という写真家がいました。かつて森山大道とともに、何が写っているのか判然としないような「アレ・ブレ・ボケ」を特徴とするモノクロ写真を撮っていました。それらは、ただ私的経験の強度にのみ賭けた写真だったとも言えましょう。しかし中平は一九七七年に急性アルコール中毒で昏睡状態に陥り、意識は回復したものの、記憶に大きな障害を残してしまいます。一時期活動停止を余儀なくされましたが、翌年復活を遂げ、それから撮りだした写真は、以前のものとはずいぶん趣の異なったものになりました。そうした写真の中に、寝入っているホームレスの男たちを至近距離で撮った一群のものがあります。先にも触れましたように、眠りに陥ることは動物にとって危険なことです。そのため人間の場合、眠るのは外部から守られた家の中と相場が決まっています。レヴィナスが「眠ること、それはいわば〈場所〉のもつ庇護の功徳に触れることであり、眠りを求めることは、ある種の手探りによってこの接触を求めることである」[84]と言っている通りです。しかしホームレスには家がありません。眠るのも野外です。しかし、中平が撮るホームレスは微塵も不安をしのばせているようには見えません。白昼堂々と太陽の下に寝入っているのです。不思議なのは、それなのに、ふてぶてしい感じがしないことです。恐らくそれは、中平が写そうとしているものが、生きている人物というよりも、むしろその人を生かしている生命力の方に向けられているからではないかと想像します。寝入っている人を見るとき、能動的な行為主体は陰をひそめます。生かされていることに身を任せている姿を通して、生かす力が透視されるのです。[85]

生かす力という意味での人生に対する基本的な信頼がないところでは、人は容易に眠ることができません。眠ることは、自分自身から手を放すことだからです。

夢見ることの意味

目覚めたときには忘れてしまっていることが多いものの、睡眠時には夢を見ます。しかし、ミッシェル・ジュヴェによれば、睡眠をとる動物すべてが夢を見るわけではありません。夢は、「恒温脊椎動物にしか認められない神経生物学的な現象」[86]なのです。

ところで睡眠時と覚醒時とでは、呼吸も体温調節も筋肉反射も異なります。寝ているときには、自律神経による身体調整の仕方が覚醒時とは別の仕方で機能するためです。特に、夢を見るレム睡眠中には、身体の中心部での体温調節はほとんどできなくなり、一時的に変温動物のようになるといいます。

してみると、恒温動物にしか夢見は起こらないのに、夢見のときに恒温動物は変温動物のようになるという、奇妙なことが起こることになります。なぜそんな無茶な危険を冒してまで、人は夢見ようとするのでしょうか。

フロイトによる回答は、夢は現実で満たされぬ欲望を充足するための心理機制であるというものでした。明日までに仕上げねばならない宿題に取り掛かっているうちに、ふと寝入ってしまったところ、夢の中で首尾よく宿題を片付け、あーよかったと思ったのも束の間、夢から覚めて青ざめたというような経験が分かりやすい例でしょう。また、これとは逆に、もう合格しているはずの大学をなぜかまた受験していて、受かるかどうか不安になって目が覚めた、といった夢の場合にも、フロイトの説明は有効です。現在さしかかっている難題に対し、かつて困難な受験を乗り越えたのだから、今回もなんとかやれるさ、というメッセージを夢から得ることができるからです。

しかし、フロイトの仮説はもう少し別の角度から捉え直してみることができそうです。内田樹によれば、寝ている間、人間は一時的に別の生物になり、覚醒時とは別の仕方で世界を経験するようになるのだといいます。夢の中では、因果関係は転倒し、時間順序さえ入れ替わって、「きれいときたない」「大きいと小さい」「幸運と不運」が同じ一つのもののうちに輻輳するのです。

　だが、どうしてそのような文法が存在し、わたしたちは夜ごとその文法で叙された世界を生きるのか？〔中略〕
　わたしはこの問いに対して、ひとつしか答えを思いつくことができない。
　それは、「夢の文法」で叙された世界から、それとは違う文法で叙された世界へのシフトを日ごと繰り返すことによって、人間はそのつど人間として再生するという仮説である。人間性とは、そのつど新たに人間として構築することができる能力のことであるという仮説である。[87]

人間が夢見るのは、異なった世界を生きる夢から覚めることによって、現実に対して新たに目覚めるためだというのです。眠りが死の喩えとして用いられることがあります。「永遠の眠りについた」と言えば、それはその人が亡くなったことを意味します。ギリシア神話でも、眠りの神ヒュプノスと死の神タナトスとは、夜の神ニュクスから生まれた恐るべき双子の兄弟であるとされています。生の事実が死の可能性によって自明性を剥脱され、無いのでは無いという二重否定の仕方で新たなリアリティを伴って再認されるように、現実は経験可能となった死、つまり擬似的な死としての眠りによって重層化されるのだということもできるでしょう。

フロイトは、眠りを「精神の脱衣」と呼んだことがあります。

人は毎晩、肌の上にかけている衣服を脱ぎ、また身体の補充品、すなわち身体の欠陥を代用品としてうまく補うことのできる眼鏡やかつら、義歯などを取り外すものだが、そうすることの意味をあまり深くは考えない。人は床に就くときそれとまったく類似した精神の脱衣を行う。つまり彼が精神的に取得したもののほとんどすべてを放棄してしまい、そうすることによって彼の生命発展の出発点だった状況に心身の両面からきわめて接近してくるといってよいだろう。睡眠は休息位、温かさ、刺激遮断といった条件が満たされることによって身体的に母体内滞在の復活ということができる。[88]

睡眠はこのように死になぞらえられるだけでなく、誕生以前にもなぞらえられます。いずれにせよ、覚醒時の現実は、眠りと夢の存在によって、それとは別の世界として重層化されるのです。

しかし夢と覚醒とは、常に予定調和的に、相互を否定しあうことによって、現実をくっきりとくまどるわけではありません。新宮一成は、河本英夫との対談の中で、夢の知的しくみについて、以下のような興味深い分析を提示し、夢が現実を浸食してしまう可能性に言及しています。少し長くなりますが、引用してみましょう。

夢で大事なのは、あれこれの表象が動いているということ以上に、自分が夢を見ていることを意識しているかどうかということです。夢を見ている間は自分が夢を見ているのではなくて現実に生きているのと同じ感覚で経験をしている。これが通常の考え方です。一方、夢の中で、夢を見ていることを意識することもよくある。これも正しいですね。両方とも正しいということは、夢はそういうダブル・スタンダードでできていて、夢で何かを経験している経験の主体である自分と起きてからのことを経験している主体である自分と、その両方を見渡せる視点を、夢が確保しているということです。それが夢を見る主体の特徴なのです。さらに、確保しながら、その両方の立場を知っているということを自分に隠している。夢を見ている時にすでに、この夢が終わって自分が起きるということを知っているのですが、そのことを自分には隠す。

ある人の例をあげます。自分が京都大学に合格していることを「意識」では知っているが、夢の中では予備校時代に戻っていて一生懸命勉強をしている。そして京大に合格することは確実だと思っています。でも、どうしてそんな余裕をもっているのか、と夢の中で自問するのです。模擬試験の結果がよかったからと自分で解釈するのですが、模擬試験の結果がよくても100パーセント確実なんてことはありえないじゃないかと自分に言い聞かせます。そしてどんどん不安になっていって、その不安で目が覚める。そういう夢を何度も繰り返して見た。

〔中略〕デカルトが、夢の中で、これは現実であるとしか思えないことがある以上、現実の中でも、これは夢じゃないかと問うことは必然になるという議論をしていますが、これと同じことを夢の中の主体が現実の主体に対して適用しているのです。そして起きているはずの意識の主体は難問を突き付けられて困ってしまうわけです。さらに、この難問は、起きている主体だけが突き付けられたというのではなく、起きている世界全体に対して夢の中から突き付けられているものだとも言えます。

先ほどの柔らかい部屋［＝身体運動性の感覚が組み替わるように考案された治療施設］ですが、患者の病的経験の中ではそれも「夢」で、「現実」にはなり得ないのです。夢の中の意識の方が強くて、その現実を不確実なものだと取り崩してしまうことができるのです。そういう状態が病的な精神状態でも生じていますから、いくら周りから身体的に働きかけても、その現実は崩されてしまうのです。では、どうしてそのようなことが起こるのでしょうか？　自分に対して、「知っている」ということを否定するということ、そして、起きた時には自分が夢を見ていたと改めて「知る」ことができるということ。この二つの奇妙な知の分断形態を前提として、現実を夢が取り込んでしまうということが起こり得ます。「醒めない夢を見ているようだった」という患者さんの言葉があります。幻覚からやっと抜け出したときの言葉です。幻覚している人は、他人から見れば起きていても、眠り続けているのです。幻覚している人は、本当は眠りたいのです。だから患者さんにとっては、夢見るように運動させてもらうことよりも、実際の睡眠を与えられることの方が重要なのです。[89]

夢はどこかで自分が夢見ていることを知っていながら、そのことを自分に隠しているのだと新宮は言います。夢がもともとこうした「知」と「不知」との両義性をはらんでいるがゆえに、両義性そのものがねじれてしまう可能性が生じてきます。夢から覚めることによって、現実は現実として重層化されることがある、それと構造的に同じ理由に基づき、夢が現実を侵食して現実が「知っている」とは言えない夢のように感じられることも起こりうるのです。夢のような現実の中では、その夢を打ち破るものはありません。実際に眠り込み、その眠りから覚めることだけが、現実を現実として取り戻す唯一の手立てなのです。

中井久夫が以下に述べる睡眠の重要性は、上記のような文脈のもとで捉え直すとき、大切な示唆を与えてくれるように思われます。

睡眠は、看護にも治療にも必要な「有能で老練な助手」である。精神だけでなく、免疫力をはじめ、病いへの抵抗力が向上する。〔中略〕

医療者も健康な睡眠を十分とることが必要である。医療者のいらだちもゆとりも、患者に伝わる。眠りが足りないと医療者も患者も先ゆきを悲観しやすい。

いずれにしてもわれわれ医療者は、睡眠をはじめとする身体の自然治癒力に助けられ、その上にうまく乗っかることで医療を遂行できるのである。[90]

睡眠には病いへの抵抗力を増す力が備わっています。その理由の一つに、睡眠が、不眠のうちで余儀なくされていた醒めない夢からの解放を可能にし、現実を改めて現実として更新させる力をもっているということが挙げられるように思います。「私は眠っている」という一人称現在の言明は不可能であり、仮にそのような言明を行う者がいたとしてもその言明は無意味である、そのため、睡眠中に何らかの心的現象が起こっているということさえ、厳密に言えば絶対に検証することができない。このように主張する厳格な立場があります。[91] この立場から見るなら、起きてからの証言こそが夢の唯一の記述であって、思い出せない夢などナンセンスだということになるでしょう。

しかし夢とは本来、取り戻すことのできない余韻のようなものとしてしか存在し得ないものではないでしょうか。大竹伸朗は、夢の「表現性」について以下のように語ったことがありました。

夢はすぐ忘れてしまうと言われるが、自分にとっては忘れるというより、スッと逃げてしまうといった感覚に近い。夢を書きとめる時、今だに思うのは、一文字記すやいなや、急速に、体感した夢からズレていってしまう感覚である。僕にとっては、たとえ夢日記といわれるものでも、夢をモチーフに何らかの形で表現されたものは結局、実際の〝夢〟とは全く異なった所にあるモノのように感じる。

〝夢〟とはそれ自体が瞬間、立ち現れては消えていく、本質的な表現そのものであり、それを体験した本人ですら、いかなる方法をもってしても、夢そのものをこの世で捕えることは、永遠に不可能なのだ。[92]

現実は、眠りと夢を介して、現実として重層化されます。私たちは、ここまでの議論でこのように考えてきました。ところが、現実を現実として経験可能にする夢そのものもまた再び知と不知のはざまで捉えがたく身をかわすということがここに指摘されているのです。とすると、夢の情動に固有なリアリティーの質は、現実そのものが「表現」であることを暗に示しているということになるのかもしれません。

覚醒と睡眠は、生の二つの領域、つまり活動の領域と安息の領域として、また知の領域と不知の領域として截然と区別できるようなもりではありません。むしろ、眠れるから目覚められる、また目覚められるから眠れるというように、互いに条件づけあっているのです。覚醒と睡眠との相互浸透の仕方は、主体によって制御可能であるかのように見えながら、実は逆に、主体の条件を知らず知らずのうちに変えてしまうものなのであり、ここに睡眠という現象の奥行きを垣間見ることができます。

私たちはこれまで、呼吸、摂食、排泄、睡眠といった人間の生命活動に目を向けてきました。これらは一部随意的な活動として営まれるものですが、意志によってコントロールされるというよりも、私たちの生命それ自身を維持する働きであり、私たちが自由な行為を行おうとするときにその支えとなるものです。近代的な人間観においては、自由意志による行為遂行に重きが置かれ、それを支える生命の次元は軽視されがちであったと言えるかもしれません。生命の次元は、行為によって全面的に制御可能な領域ではなく、その反対に行為の基盤となるものなのです。

これらの生命活動に共通しているのは、生きているからこそ成り立つ活動であると同時に、その活動が反復されることによって生命が維持され、更新されていくということです。生きているということは一つの静止した状態の持続などではなく、むしろ身体の組み替えを通して同一性を再構築し続ける絶えざる再生の反復なのです。

呼気と吸気の反復、食と排泄の反復、睡眠と覚醒の反復はそれぞれの仕方で一定のリズムを形づくり、私たちの生活に幾重もの時間の区切りを刻むことになります。反復するリズムは、不断に連続する人生の流れをまとまりのある単位へと幾重にも分節し、生活に固有の重層性を与えるものでもあるのです。

生命活動はたいていの場合、それ自身の感受を伴います。そのため、生命活動は、快と苦の座ともなるのです。呼吸ができないとき、空腹でしようがないとき、排泄が許されないとき、眠れないとき、私たちは耐え難い苦しみを被ります。反対に、そうした苦しみから解放された場合には、快感とともに安心が一挙にもたらされるのを感じます。生き返ったかのように感じられるその喜びには、いのちが当然の事実ではないことへの気づきも含まれているはずです。生命活動は反復のリズムを伴う快苦の座であることによって、生死の自覚の場所ともなりうるものなのです。

生命活動は繰り返し営まれるものでありながら、いつも同じように反復するとは限りません。生命活動は、変容可能性から自由であることはできないのです。変容の最たるものが、病気です。病気になると、生命活動に狂いが生じるとともに、生命活動そのものが苦しみを伴うものに変質します。他者からの特別なケアがなければ、困難が切り抜けられないことも生じてきます。

そこで、章を改め、人間にとって病むとはいかなる経験を意味するのか、また病いになったときにその回復が望まれる健康とは何なのか、を考え進めてみたいと思います。

注

1　Hans Jonas (1987) : "Warum die Technik ein Gegenstand für die Ethik ist: Fünf Gründe", in Technik und Ethik, Hg. von H. Lenk und G. Ropohl, Stuttgart, S.83.
2　西原克成（一九九八）：健康は「呼吸」で決まる、実業之日本社、五四―五五頁
3　長野敬（一九九八）：細胞のしくみ、日本実業之出版社、八四頁
4　養老孟司（一九八六）：形を読む、培風館、六九―七二頁
5　池田清彦（二〇〇三）：初歩から学ぶ生物学、角川書店、二一頁
6　打越暁（二〇〇五）：呼吸を変えれば元気で長生き、洋泉社、一〇七頁
7　小松美彦（二〇〇四）：脳死・臓器移植の本当の話、ＰＨＰ新書、一二〇頁
8　打越暁（二〇〇五）：呼吸を変えれば元気で長生き、洋泉社、八二―八四頁
9　三木成夫（一九九二）：海・呼吸・古代形象、うぶすな書院、一九―二〇頁。西原克成は、三木の洞察を免疫学的にさらに展開し、以

下のような見解を表明しています。「発生学的に見ると、ヒトの呼吸器官は原始脊椎動物（たとえばヤツメウナギやサメ）のエラ（鰓）が進化したものであり、肺は原始脊椎動物の腸（鰓腸）がもっていた呼吸機能が特殊化したものなのです。筆者が免疫力と呼吸法の関係を強調するのは、免疫力の実体が細胞レベルの消化・呼吸・代謝であり、この組織呼吸を直接支えているのがエラや肺の酸素と腸からの栄養だからです。〔中略〕外呼吸のための器官、すなわち呼吸器は、鼻孔から、鼻腔、副鼻腔、鼻咽喉、さらに耳管と内耳を含み、喉頭、気管、肺までが含まれます。〔中略〕鼻腔から肺に至る空気の通り道は、人類の進化をさかのぼると原始脊椎動物の時代のエラ呼吸器に由来しています。〔中略〕鼻は気道、つまり呼吸器の一部で、口は食べ物の入り口です。したがって、口呼吸をしているか鼻呼吸をしているかによって、喉頭や肺やリンパ系の疾患の多くが決まるのです」（西原克成（一九九八）：健康は「呼吸」で決まる、実業之日本社、四二―五六頁）。

10　前掲書、八〇頁

11　ロバート・フルフォード（一九九七）：いのちの輝き、上野圭一訳、翔泳社、五〇―五一頁

12　白川静（二〇〇三）：常用字解、平凡社、四〇五―四〇六頁

13　齋藤孝（二〇〇三）：呼吸入門、角川書店、九頁

14　前掲書、六四―六六頁

15　打越暁（二〇〇五）：呼吸を変えれば元気で長生き、洋泉社、二〇〇―二〇一頁

16　西原克成（一九九八）：健康は「呼吸」で決まる、実業之日本社、五五―五六頁

17　河合隼雄／中沢新一（二〇〇三）：仏教が好き！、朝日新聞社、六四頁

18　池田清彦（二〇〇三）：初歩から学ぶ生物学、角川書店、二四―二五頁

19　小城勝相（二〇〇二）：生命にとって酸素とは何か、講談社、一七九頁

20　齋藤孝（二〇〇三）：呼吸入門、角川書店、二〇二―二〇三頁より引用。

21　前掲書、二〇三頁

22　前掲書、七四―七五頁

23　ファーブル（一九九三）：ファーブル昆虫記（10）、山田吉彦・林達夫訳、岩波文庫、二三三頁

24　反対に言い換えれば、人間以外の動物は亡くなると、その遺体は多くの場合、他の生き物たちの栄養源になります。このことを圧倒的な説得力をもって伝えてくれる写真集に、宮崎学（一九九四）：死―宮崎学写真集、平凡社があります。

25　中沢新一（一九九二）：森のバロック、せりか書房、二三六頁

26 多田富雄（一九九三）：免疫の意味論、青土社、一七六頁
27 同上、一七七頁
28 デボラ・ラプトン（一九九九）：食べることの社会学、無藤隆・佐藤恵里子訳、新曜社、二二頁
29 村瀬学（一九九一）：「いのち」論のはじまり、JICC、一三六—一三七頁
30 三木成夫（一九八三）：胎児の世界、中公新書、一六〇頁
31 田島正樹（一九九八）：魂の美と幸い、春秋社、一〇頁
32 霜山徳爾（一九七五）：人間の限界、岩波新書、一六頁
33 鷲田清一（一九九一）：皮膚へ、思潮社、六一—六二頁
34 味と匂いという口腔感覚に固有の意味については、以下を参照。テレンバッハ（一九八〇）：味と雰囲気（宮本忠雄・上田宣子訳）、みすず書房
35 田崎英明（二〇〇二）：欲望、永井均他編、事典哲学の木、講談社、九七一頁
36 村瀬学（一九八四）：子ども体験、大和書房、四四—四八頁
37 新宮一成（一九九五）：ラカンの精神分析、講談社現代新書、四〇—四一頁
38 同上、四五頁
39 ジュリア・クリステヴァ（一九八四）：恐怖の権力、枝川昌雄訳、法政大学出版局、五頁
40 下坂幸三（一九九一）：拒食と過食の心理、岩波書店、一〇八頁
41 同上、二四八頁
42 滝川一廣・佐藤幹夫（二〇〇一）：「こころ」はどこで壊れるか、洋泉社、一九一—一九二頁
43 排泄に関するケアはトイレットトレーニングに限られるわけではありません。少なくとも哺乳類の場合、生命現象としての排泄そのものが他者からのケアを要求するのです。鷲田清一は、次のような興味深い逸話を紹介しています。「かつて大阪大学で医学概論を講じていた中川米造さんが、あるときこんな話をしていらっしゃった。細菌学のある研究者が無菌動物を作ろうとして、妊娠した動物を無菌状態で帝王切開して子どもを取り出し、それを無菌室に入れ無菌ミルクを与えて育てた。ところがいくら慎重にやってもみな一週間ほどで死んでしまう。みな排泄をしなかったのだ。中川さんはそれをこう解説する。『哺乳類の母親というものは生まれたときから、絶えず子どもを舐めている。とくに授乳した後は、排泄穴の周囲を丁寧に舐める。その刺激が排便反応の成熟をたすけるのであって、かってに排便反応が生まれるものではないというのです。そこで、その研究者は自分で動物のこどもを舐めるわけにはい

きませんので、清潔な綿棒でできるだけ頻繁に、とくにミルクを与えたときはお尻のまわりを丁寧に拭いてやることにしました。そうすると生き残る数は急に増えるようになり、実験ができるようになりました』」（鷲田清一（二〇〇一）：哲学クリニック、朝日新聞社、一〇七頁）。この例は、排便反応そのものが母親からの身体的触れ合いによって生まれてくることを示しています。排泄を意図的行為として立ち上げるときばかりでなく、そもそも生命現象としての排泄反応さえもが他者によるタッチングを必要とする、というのです。もっとも人間の場合は、排泄は生まれた状態でもできるようです。しかしこのように生まれてすぐ排泄が可能なのは、「人間の場合、母親は新生児を舌でなめる代わりに、出産のときに子宮でマッサージしている」（山口創（二〇〇三）：愛撫・人の心に触れる力、日本放送出版会、二三頁）からだといいます。タッチングが不要というわけではないのです。

44 激しい下痢に見舞われた場合のことなどを考えてみれば分かるように、大人になっても再びこの飛躍が切迫した課題として立ち現われてくることがあります。失禁してしまう中年男性の心の動きを繊細に描いた希有な短編小説として、尾辻克彦（一九九一）：出口、講談社を参照。また排泄後の糞便の処理が抜き差しならない問題として浮上してくる状況を描いた作品として、大江健三郎（一九八五）：河馬に噛まれる、文藝春秋を参照。

45 三木成夫（一九九二）：海・呼吸・古代形象、うぶすな書院、七二―七三頁。なお「原腸形成」という過程のうちにカタストロフィー的ともいうべき跳躍を見て取り、その仕組みを神話的思考の原理と対比してみせた興味深い論考に、中沢新一の「サルタヒコ書簡」があります。中沢新一（一九九九）：女は存在しない、せりか書房、二六三―二八八頁

46 関川夏央（一九九八）：戦中派天才老人・山田風太郎、ちくま文庫、五〇―五二頁

47 三木成夫（一九九二）：海・呼吸・古代形象、うぶすな書院、一二八頁

48 同上、一二八―一三〇頁

49 ぐるーぷ・エルソル編（一九八七）：2歳から9歳まで　こどものことば、晶文社、二五九頁

50 養老孟司（二〇〇二）：からだを読む、ちくま新書、一九六―一九八頁

51 A・シアラス／B・ワース（二〇〇二）：こうして生まれる、古川奈々子訳、中林正雄監修、ソニーマガジンズ、一五九頁

52 同上、二七九頁

53 事実ある年齢までの幼児は、排泄を出産と類似の現象として把握しているようです。フロイトは、次のように述べています。「小児が便を、身体に属するものとして取り扱っているのは明らかであり、便は周囲の人々に与える最初の『贈り物』としての意味をもつ。小児がこれを周囲の人々に与える場合には、小児の従順さを示し、これを与えない場合には、反抗を示すことになる。便はこの『贈り物』としての性格から、次第に『子供』の意味をもつようになる。子供の性理論によると、人は食事をすると子供を孕み、排便によって産出するのである」（ジークムント・フロイト（一九九七）：エロス論集、中山元訳、ちくま学芸文庫、一一二頁）。

54 谷川俊太郎（一九八一）：定義、思潮社、二八―二九頁

55 エドマンド・リーチ（一九七六）：言語の人類学的側面、諏訪部仁訳、現代思想4—3、七六頁
56 メアリ・ダグラス（一九八五）：汚穢と禁忌、塚本敏昭訳、思潮社、七九頁
57 有田正光／石村多門（二〇〇一）：ウンコに学べ！、ちくま新書、七六頁
58 メアリ・ダグラス（一九八五）：汚穢と禁忌、塚本敏昭訳、思潮社、一八四頁
59 中沢新一（一九七八）：子供はどこからやってくるのか？　伝統と現代51、八一—八二頁
60 新宮一成（二〇〇一）：対象、加藤正明他編、縮刷版精神医学事典、弘文堂、五一二—五一三頁
61 ぐるーぷ・エルソル編（一九八七）：2歳から9歳まで　こどものことば、晶文社、二五九頁
62 田島正樹（一九九八）：魂の美と幸い、秋春社、九頁
63 北山修（一九八八）：心の消化と排出、創元社、一一五—一一六頁
64 同上、一三〇頁
65 有田正光・石村多門（二〇〇一）：ウンコに学べ！、ちくま新書、七八頁
66 金塚貞文によれば、近代以降糞便に対する嫌悪が過剰なものとなり、人間は自然からも、他者からも、また（糞溜めとしての）身体からも自立しようとしているという。金塚貞文（一九九〇）：人工身体論、青弓社を参照。
67 河本英夫（二〇〇二）：システムの思想、東京書籍、二〇九—二一〇頁
68 レオナルド・ダ・ヴィンチ（一九五四）：レオナルド・ダ・ヴィンチの手記　上（杉浦明平訳）、岩波文庫、五六頁
69 井上昌次郎（一九九四）：ヒトはなぜ眠るのか、筑摩書房、一二頁
70 江刺洋司（一九九七）：植物の生と死、平凡社、二一六—二一八頁
71 時実利彦（一九七二）：目で見る脳　その構造と機能、東京大学出版会、五九頁
72 井上昌次郎（一九九四）：ヒトはなぜ眠るのか、筑摩書房、二七頁
73 もっとも、睡眠の役割が何であるかは、断眠実験の結果から直接に明らかだとは言えません。「失われたシステムの生理機能が他のシステムによって代償されるというのが、生物生理にかなり普遍的な現象であれば、断眠によって知られることは、睡眠の役割ではなく、むしろその代償システムの過使用による、言わばオーバーヒートのような障害の方に違いない」（金塚貞文（一九九〇）：眠ることと夢みること、青土社、一七五頁）という言葉にも耳を傾けたいと思います。
74 中井久夫・山口直彦（二〇〇一）：看護のための精神医学、医学書院、一八頁
75 三木成夫（一九九六）：人間生命の誕生、築地書館、一二八—一二九頁

76 井上昌次郎（一九九四）：ヒトはなぜ眠るのか、筑摩書房、六六頁
77 中井久夫（一九八二）：精神科治療の覚書、日本評論社、三八頁
78 ベルンハルト・ヴァルデルフェルス（二〇〇四）：講義・身体の現象学、知泉書館、三八三頁
79 ノーマン・マルコムは、「私は眠っている」という一人称現在形の言明が無意味であることを指摘し、そこから、睡眠中に何らかの心的現象が起こっていることはいかにしても検証できないと結論づけています。Cf. Malcolm, Norman (1962)：Dreaming, Routledge & Kegan Paul, London. なお、本書では、厳格な意味基準に基づいて一人称の睡眠を語り得ないものとして切り捨てるのではなく、語り得ないというその「もどかしさ」のうちに踏みとどまって考察を進めます。
80 根本美作子（二〇〇四）：眠りと文学、中公新書、二一八頁
81 メルロ＝ポンティ（一九七四）：知覚の現象学2（竹内芳郎・木田元・宮本忠雄訳）、みすず書房、一五頁。金塚貞文によれば、精妙に見えるメルロ＝ポンティの描写にも、実は許されざる規則違反が認められます。「第一人称の視点からの描写と第三人称の視点からのそれとが入り混じってしまっているからである」（金塚貞文（一九九〇）：眠ること夢みること、青土社、一〇四頁）。
82 ベルンハルト・ヴァルデルフェルス（二〇〇四）：講義・身体の現象学、知泉書館、八六頁
83 村上靖彦（二〇一二）：レヴィナス―壊れものとしての人間、河出書房新社、一四〇頁
84 エマニュエル・レヴィナス（一九八七）：実存から実存者へ（西谷修訳）、朝日出版社、一一五頁
85 復帰後の中平卓馬の写真集には、『新たなる凝視』（晶文社、一九八三）、『アデュウ ア エックス』（河出書房新社、一九八九）、『中平卓馬 Docummentary』（Akio Nagasawa Publishing, 2011）などがあります。
86 ミッシェル・ジュヴェ（一九九七）：睡眠と夢、紀伊國屋書店、四八頁
87 内田樹（二〇〇四）：死と身体 コミュニケーションの磁場、医学書院、三二頁
88 ジークムント・フロイト（一九八三）：夢理論のメタ心理学的補遺（木村政資訳）、フロイト著作集10、人文書院、三一五頁
89 河本英夫（二〇〇二）：システムの思想、東京書籍、二一四―二一六頁
90 中井久夫・山口直彦（二〇〇一）：看護のための精神医学、医学書院、四三頁
91 注79で紹介したノーマン・マルコムの立場です。
92 大竹伸朗（一九九八）：ネガな夜、作品社、一八二頁

参考文献

第一節

池田清彦（二〇〇一）：新しい生物学の教科書、新潮社
板橋興宗・帯津良一（二〇〇三）：〈呼吸〉という生きかた、春秋社
打越暁（二〇〇三）：よい呼吸悪い呼吸、文芸社
河本英夫（二〇〇〇）：オートポイエーシス2001、新曜社
河本英夫（二〇〇二）：システムの思想―オートポイエーシス・プラス、東京書籍
北一郎（二〇〇五）：図解雑学 呼吸のしくみ、ナツメ社
齋藤孝（二〇〇三）：息の人間学、世織書房
佐藤二郎［監修］（二〇〇四）：呼吸のバイオロジー、メディカル・サイエンス・インターナショナル
西野皓三（二〇〇三）：生命エネルギーを高める西野流呼吸法、三笠書店
西原克成（二〇〇三）：免疫、生命の渦、哲学書房
野口三千三（二〇〇三）：原初生命体としての人間、岩波書店
松山康國（二〇〇三）：風についての省察、春風社
リン・マーグリス／ドリオン・セーガン（一九九五）：性の起源、青土社
勇﨑賀雄（二〇〇六）：「阿修羅」の呼吸と身体―身体論の彼方へ、現代書林

第二節

内田美智子・佐藤剛史（二〇〇七）：ここ―食卓から始まる生教育、西日本新聞社
大平健（二〇〇三）：食の精神病理、光文社新書
香山リカ（二〇〇三）：「心とおなか」の相談室、ＮＨＫ出版
滝川一廣（一九九四）：家庭のなかの子ども 学校のなかの子ども、岩波書店
滝川一廣（二〇〇四）：新しい思春期像と精神療法、金剛出版
辰巳芳子（二〇〇八）：食の位置づけ―そのはじまり、東京書籍
戸井田道三（一九八八）：食べることの思想、筑摩書房
野間俊一（二〇〇三）：ふつうに食べたい―拒食・過食のこころとからだ、昭和堂

福岡伸一（二〇〇七）：生物と無生物のあいだ、講談社現代新書
福岡伸一（二〇〇八）：生命と食、岩波ブックレット
松浦寿輝（一九九七）：口唇論―記号と官能のトポス、青土社
松木邦裕（二〇〇八）：摂食障害というこころ―創られた閉塞、新曜社
松田哲夫編（二〇一一）：食べる話―中学生になるまでに読んでおきたい日本文学9、あすなろ書房
松永澄夫（二〇〇三）：「食を料理する」―哲学的考察、東信堂
三木成夫（二〇一三）：内臓とこころ、河出文庫
村瀬学（二〇一〇）：「食べる」思想―人が食うもの・神が喰うもの、洋泉社
ミシェル・セール（一九九一）：五感―混合体の哲学（米山親能訳）、法政大学出版局
山内昶（一九九四）：「食」の歴史人類学―比較文化論の地平、人文書院

第三節

金塚貞文（一九九〇）：人工身体論―あるいは糞をひらない身体の考察、青弓社
礫川全次（一九九六）：糞尿の民俗学、批評社
椎名誠（二〇一五）：奇食珍食 糞便録、集英社新書
ヘンリ・スチュアート（一九九三）：「トイレと文化」考―はばかりながら、文春文庫
排泄を考える会（二〇〇三）：「排泄学」ことはじめ、医学書院
ジョン・G・ボーク（一九九五）：スカトロジー大全（岩田真紀訳）、青弓社
三木成夫（一九九七）：ヒトのからだ―生物史的考察、うぶすな書院
三好春樹（二〇〇五）：ウンコ・シッコの介護学、雲母書房
マルタン・モネスティエ（一九九九）：図説 排泄全書（吉田春美・花輪照子訳）、原書房

第四節

井上昌次郎（一九八八）：睡眠の不思議、講談社
井上昌次郎（二〇〇〇）：睡眠障害、講談社
井上昌次郎・山本郁男編（一九九七）：睡眠のメカニズム、朝倉書店
大熊輝雄・宮本忠雄編（一九九八）：睡眠の正常と異常、日本評論社

粂和彦（二〇〇三）：時間の分子生物学、講談社現代新書
椎名誠（二〇一四）：ぼくは眠れない、新潮新書
新宮一成（二〇〇〇）：夢分析、岩波書店
高橋久一郎（二〇〇二）：睡眠、永井均他編、事典哲学の木、講談社
千葉喜彦（一九九六）：からだの中の夜と昼、中公新書
ウィリアム・デメント（一九九四）：スリープ・ウォッチャー、みすず書房
ウィリアム・デメント（一九七五）：夜明かしする人、眠る人、みすず書房
ウィリアム・デメント（二〇〇二）：ヒトはなぜ人生の3分の1も眠るのか、講談社
時実利彦（一九七二）：目で見る脳、その構造と機能、東京大学出版会
鳥居鎮夫編（一九八四）：睡眠の科学、朝倉書店
鳥居鎮夫（一九九六）：行動としての睡眠、青土社
中井久夫（二〇一四）：新版・精神科治療の覚書、日本評論社
ガストン・バシュラール（一九七〇）：大地と休息の夢想、思潮社
アラン・ホブソン（一九九一）：眠りと夢、東京化学同人
本多裕（二〇〇二）：ナルコレプシーの研究、悠飛社
レイ・メディス（一九八四）：睡眠革命（井上昌次郎訳）、どうぶつ社
矢崎葉子（二〇〇二）：不眠な人々、新潮社
吉岡郁夫（一九八六）：人体の不思議、講談社現代新書

第二章　病いと健康の意味論

どんなに健康な人であっても、病気にならない人はいません。また病気になっても、健康であれば、回復が見込まれます。病気になりながら人間としての健康を保ち続ける人がいることを認めることだってできます。これらの事実は、健康と病気が必ずしも対立概念ではないこと、またそれぞれの概念が多義性をもつことを意味しています。このことは、人間の一生が健康と病気の連続体であることを思えば、当然のことです。しかし一度、病気と健康の概念を整理してみようとすると、さまざまな視点相互の葛藤に出くわし、それが簡単な課題ではないことに気づかされます。人間にとって病むとはいかなる経験なのでしょうか、また健康とは人間にとって何を意味するのでしょうのか。紆余曲折する歩みになることが予想されますが、その探求の道に踏み入ってみましょう。

一　病　い

病原体の性質を調べる研究に細菌学、ウィルス学、寄生虫学があります。病気であることによって体内にどのような変化が起こるかを研究する学問だったら病理学があり、病気の発生・伝播・消滅に関する研究には疫学があります。それに対し、病気という現象がそれを生きる人間にとって何を意味するかを包括的に研究する学問には正式な名称がまだ与えられてはいません。

しかし名前がないからといって、考察すべき課題そのものが存在しないわけではありませんし、そうした考察が学問として成り立たないというわけでもありません。事実、病いの人間論的意味に関する研究として近年、医学史、神経生理学、精神病理学、医療社会学、医療人類学、現象学的人間論など、多岐にわたる分野から、それぞれ注目すべき成果が示されはじめています。

本節では、そうした研究成果の一端を紹介しながら、病いの意味について問わねばならないことは何であるかを探し求めていきたいと思います。

病いの経験のさまざまな位相

医療の発展に伴い、病気は種々の検査技術によって実証される「機能異常の総体」にまで還元されたかに見えます。しかし患者にとって、病気とは機能異常というより、何よりも生活に支障を来たす苦痛や不快の感覚として受け止められます。一口に病気といっても、どのような立場から見るかによって、その姿は異なってきます。木村敏の言葉に耳を傾けてみましょう。

昔から今日にいたるまで、「治療」という言葉は二つの必ずしも共属的ではない意味を含んでいる。つまり、治療とは第一には患者の苦痛の軽減ないし除去であり、第二には正常機能からの逸脱の修復である。
古来、医術というものは苦痛に悩む患者からの求めに応じて医師によってほどこされる救いの手という形をとってきた。その場合に患者が直接に求めるものは、いうまでもなく第一の意味の治療である。すなわち、患者はさしあたってまず苦痛から逃れることを希望する。しかし、医師の立場はここで必ずしも患者の立場と一致しない。医師は患者の苦痛そのものよりも、その基礎にあるにちがいない病変の発見により重点を置くからである。[1]

病いは、関わる人の利害関心によって異なる姿を呈します。病者によって生きられた病いの実像を医師が身をもって実感することには、原理的とも言うべき困難があります。患者にとって検査や治療などの医療行為そのものが、自身の身体への侵襲を伴い、患者を不自由な生活環境に縛り付ける行為として意識されることを思えば、病者によって生きられている病いと医師が治癒しようと取り組む対象としての病いとの位相の違いは歴然としています。治療が成功して患者の願いと医師の意図とが最終的に一致したとしても、そこに至る過程には、病いの経験の仕方における人称的差異がくっきりと刻印されているのです。

病気という現象が経験される位相の違いは、その時間的プロセスという面から捉え直してみることができます。多発性硬化症を患う現象学者カイ・トゥームズは、ジャン・ポール・サルトルによる痛みと病気に関する分析を踏まえながら、医師と患者、各々の「世界」を現象学的に分析し、病気を生身の身体現象として被らざるを得ない立場と、病気を病状として概念的に捉える立場という二つの基本的な違いを明らかにしました。サルトルによれば、病気には「反省前感覚経験（pre-reflective sensory experiencing）」「病苦（suffered illness）」「疾患（disease）」「病状（disease state）」という四つの経験の位相があるのですが、病者と医師とで、経験のプロセスは全く正反対のものになるというのです。

患者は反省前レベルと反省レベルでそれぞれ病気の意味を概念化している点を認識することが重要である。基本的意味のレベルは、反省前の感覚的体験レベルである。このレベルでは、直接体験が自己の身体的「実存」の変調に気づくように導く。つまり、異常な感覚的体験が、患者がそれまで世界の様々な計画に関わり続けた身体に何か変調をきたしたことに気づき、それに集中するようにしむける。直接体験の変調が、反省レベルで主題化されると、その変調は「病苦」として捉えられるようになる。「病苦」は、様々なうずきと痛みという身体的直接体験を、より包括的に取り込んだ全体性である。病苦の異常感覚は、さらにより複雑な実体、すなわち、病気を示唆する症状として解釈されていく。反省レベルで、混乱はさらに自覚され、たとえば、それは「足に」あるいは「私の足に」といった混乱の部位の自覚が生まれる。注目すべき重要なことは、反省前の感覚経験と「病苦」はいずれも生活体験を示している点である。患者はうずきと痛みの集合体としての「病苦」を生き抜くが、うずきや痛みは反省前レベルでの直接的感覚の混乱を特徴づける。

さらなる解釈レベルで、患者は「病苦」を「疾患」として理解する。生の身体は、神経生理学的器官として客体化されることとなり、感覚の直接的混乱は特定の病気として理解される。病気を、たとえば「心臓発作だ」と捉える患者は、自分が直接痛みを感じたことを思い起こし、というより、「胸に」痛みを感じたことを思い起こし、その経験にある特別な意味づけを行っているのである。心臓発作がどのようなものであるかの理解は、患者がその病状に対して医師と話し合ってきたかどうかによるが、程度の差はあれ、詳細な知識を反映している。いずれの場合も、サルトルが指摘するように、患者が「病気」を概念化するということは、他者から得た断片的な知識が組み込まれていることであり、その状況は、反省前の感覚的体験や「病苦」の状況とはかなり違う。「疾患」レベルでは、病気は対象、すなわち、「対他的存在」であり、その理解は主観性を越えたものとなり、もはや生の体験としての病いを表していない。[2]

患者にとって、病気とはまず身体の変調を告げる直接的な感覚経験として始まります。その経験は、次第に反省的な局在化の様相を深め、やがて他者による知識を媒介にしてようやく疾患としての自覚へと至ります。患者の経験するこうしたプロセスは、医師が患者の病気を把握する際のプロセスとは全く異なっています。医師にとって、病気ははじめから対象化されているからです。それは疾患でさえありません。病気はまずもって病状として発見されるのです。

ここで医師にとって患者の病気はどのような意味をもつのかを考えてみよう。サルトルは、このレベルで意味が構成される状況を「病状」として位置づけ、彼は「病状」としての病気は「細菌の問題」や「組織の病変の問題」として完全に捉えられていると主張する。病を「病状」として概念化するサルトルの考えは、反省前の感覚体験、「病苦」、「疾患」といった状況で把握されるものとはかなり違う。「病状」として把握された病気は、理論的、科学的構成概念によって主題化されている。つまり、患者の直接体験は、全面的に自然科学的説明による因果関係的なカテゴリーに包括されている。[3]

経験のプロセスは、患者と医師とでは逆さまになります。患者がいくら痛みを訴えても、その原因が発見できないとき、医師はときとして詐病の嫌疑をかけたり、病気を心因性のものと断定したりする過ちを犯すことがあります。[4] ここで病いは倒立してしまいます。病いは何よりも病者の身体現象であるにもかかわらず、病いを病いとして認める権限はひとえに医師の手に引き渡されるからです。

もとより医師が最初に発見するのは病状として対象化された病いであると述べたからといって、病状は何の観念も介在することなく、医師の目に透明に姿を現わすというわけではありません。出来合いの疾病分類学の図表を通して患者を診るという慣わしによって、個人の病状は素通りされ、実際に見られているのは類型化された病像だけということも十分に考えられるからです。臨床医学的まなざしをあらかじめ構成している諸条件についての系譜学的考察を企てたミシェル・フーコーによれば、自然誌的記述を超えて、患者個人の生の経過を分析可能にする臨床医学の誕生は、フランスの医師ビシャが病理解剖学によって臨床医学を基礎づけた一九世紀初頭まで待たねばならなかったのです。

病理解剖学が決定的な価値をもったのは、単に器官や組織の局在する地理を正確に言い当てるがゆえではなく、病理過程の秩序を明らかにする新たな分析方法を提供してくれるがゆえでした。それでは、そのような方法を可能にするものは一体何だったのでしょうか。フーコーによれば、それは病気それ自身でした。

> 疾患とは、それ自体、すでに能動的な主体なのであって、生体の上に容赦なく分析を行う。〔中略〕病理的なものが自発的に解剖を行う限りにおいてのみ、解剖学は病理解剖学になりえたのである。病気とは肉体の闇の中での剖検であり、生体解剖なのである。[5]

例えば、くも膜と軟脳膜とは混同されやすいが、病変が起こるとはっきり区別できるようになります。炎症のもとで、軟膜は発赤し、血管によって組織されていたことを示すのに対し、くも膜は濃い灰色になり、浮腫にかかるのはこちらだけです。このように病気そのものが、身体を分析する手だてとなるのです。

ところが解剖学は屍体しか提供してくれません。解剖学は死体内部の特定の時点における空間的現象のみを対象とするため、可視的な損傷が疾患の本質を示すものなのかどうか、複数の病変が認められるときその時間秩序は識別できるのか、大きな器質的変化といった症候は実際に病理的過程を表すものなのかどうか、といった難問に見舞われることになります。それに、死は、諸現象を中断させもし、また引き起こしもします。そのため、死による血液循環の中断の結果なのか、病的な充血なのかが判別しがたかったり、死による分解なのか、壊疽の臨床像なのかが見定めきれない、といったことも起こるのです。

それゆえ、病気が人体に生ぜしめる可視的な変化を知るだけでは到底間に合いません。医師は、損傷から症状へと遡っていかねばならないのです。組織と症状という二つの次元を調整するために、医師には、「病理的なものを容積として構成する」ことが求められます。

ある患者が厚い、しっかりした、大きい、広くて重い身体をもっているとしても、彼をしてかくあらしめるものは、そこに一人の患者がいるから、というわけではない。そこに一人の医師がいるからである。病理的なものが、身体そのものと合体するのは、ひとえにこの深いまなざしの、空間化の能力によるのである。[6]

フーコーは、医師と患者との固有な関係をここに見ています。患者は自らの病いを通して身体を可視的なものとして提示し、医師はそこに病理的なものという奥行きを構成するのです。[7]そのことによって、生体の豊かさが証しされます。こうしたことが死を媒介としてのみ可能であるということの意味するところについては、後に論じたいと思います。

病者になるという行為

いずれにせよ、医者に病気だと認定されて初めて人は患者となりえます。その意味で、患者であることは社会的現実としてのみ成り立つものだと言わねばなりません。このことを明確にしたのは、アメリカの社会学者タルコット・パーソンズでした。彼は「病人役割（Sick Roll）」という概念を導入し、患者になるということが社会的行為であることを明らかにしたのです。ひとたび患者と認められれば、通常の社会活動から免除され、社会的責任を免れることができます。患者には、このような特権的な社会的ポジションが与えられることになるのです。[8]

患者にこうした権利が与えられるという事実を裏書きする印象的な事実として、治りたがろうとしない患者の存在を指摘することができます。精神科医の春日武彦の言葉に耳を傾けてみましょう。

> 普段は親が自分に対して無関心だが、病気になったときだけ優しく看護してくれるとか、自分が病気になるといがみ合っていた両親が一時的に停戦して束の間の平和が家庭に訪れる、といった環境に育つと、「健康であってはいけない」という禁止令がもたらされ、心気症となったりやたらと病気がちの人間になるという。[9]

もっともパーソンズによれば、患者は特権を与えられるだけではありません。患者には固有の義務が課せられもするのです。病気を望ましくないものと見なし、病気を治すために医師を訪ね、きちんとした治療を受けること、こうしたことが患者には要求されるのです。

小泉義之によれば、パーソンズがこうした分析を進める際に暗々裏に念頭に置いていた問いは次のようなものだといいます。

> 病人にしてみれば、社会から排除されたままでも構わないはずなのに、どうして病人は社会的な包摂を受忍するのかという問いである。〔中略〕パーソンズの分析視角からすると、社会の外部に排除された病人が、患者という社会的役割を引き受けるということが謎なのである。[10]

例えば不治と宣言されて、なお病人役割を引き受けねばならない謂れはどこにあるのでしょうか。病人役割を与えて病者をも取り込もうとする社会がいかなる死生観を懐胎しようとしているのか、その点の判断に応じて、答えは肯定的にも否定的にもなりうるでしょう。家族を含む社会が病者の末期の生を無意義なものと見なし、暗に安楽死を強要するようなものであったとしたら、どうか。小泉は、そんな問いを投げかけているのです。

患者は医師から病気だと告げられたからといって、その社会的役割をすぐに納得して受け入れることができるとは限りません。例えば、癌の告知の後、病者がそれを受容するまでにどのような心的葛藤を抱えることになるかについては、キューブラー・ロスによる詳細な研究があります。[11] たいていの病者は、告知された直後すぐにそれを受け入れることができず、何かの間違いだと、告知内容を否認することが知られています。病気を認め、治療に協力できるようになるには、否認する自分の存在が認められたり、怒りの表出が受け止められたりすることが必要なのです。自分が生きることが肯定されている、と本人に実感できないうちは、告知内容の受容は不可能であり、それどころか受容の必要性さえ理解できないのです。

病気は、固有の痛みや不具合によって、病者を苦しめ、それがもたらすかも知れない死の予期によって、病者を苛みます。だが、それだけではありません。加えて、病者に向けられた他者のまなざしもまた、病者を苦しめます。病人に社会的役割があるだけでなく、病気自身が社会的かつ道徳的な意味を帯びるためです。特に原因がはっきりせず治療法も確立していない流行中の不治の病いは、不吉でおぞましいものとして表象され、忌み嫌われる傾向にあります。

病気が謎めいて見えるのは、もとを糺せばそこに未知の何かがあるように思えるからだが、病気自体（昔なら結核、今なら癌）がまことに古めかしい恐怖心を掻立てるということもある。ひとつの謎として強く恐れられている病気は、現実にはともかく、道徳的な意味で伝染するとされることがある。たとえば、癌にかかってみたら、癌は結核に似た伝染病だと言わんばかりに、親戚や友人からはのけ者にされ、家族からは消毒の必要な人間として扱われたという人々は驚くほど多い。[12]

伝染する、といういわれなき風評が立つだけではすみません。スーザン・ソンタグによれば、そうしたおぞましいとされる病名は、やがて「パリの心臓部に巣食う癌」などと特定の社会的関係を表す隠喩として用いられるようになり、そうした隠喩としての意味が病気の実像を超えて一人歩きするようになります。病名にはこのように、往々にして病気に対する他者のまなざしが貼り付いてしまうのです。

そればかりでありません。病者に対する差別のまなざしは他人のうちにだけでなく、病者自身のうちにも巣食い始めます。

悪いことをしたら、通常私たちは罪の意識を抱き、仕出かしたことを恥じ、それが発覚した場合には何らかの社会的制裁が加えられることを恐れます。ところが人類学者ロバート・マーフィーによれば、病者の場合、意識のプロセスが逆転するのだというのです。マーフィーは、脊椎に腫瘍を患い全身の筋力が次第に奪われていくという自らの障害の経験において、奇妙な心的事実に気づくようになりました。

まず何か不正が行なわれ、行為者の罪の意識を感じる。罪が公に知られるようになると恥が働き始め、それにやがて罰が続く。不正行為から罪、恥、さらに罰へという因果の連鎖がここに考えられる。身体障害のもつ実に興味深い一面は、この連鎖の順序を完全にさかさまにしてしまうことである。つまり身障者がたどる道は、まず罰（障害）に始まり、それから恥へ、そして罪の意識へ、しまいに不正行為へと至る。この最後の不正行為というのは本当の意味での犯罪ではなく、幻のそれである。我々身障者の恐怖の中に、夢想の中に、そして我々にとりついて離れない〝一体何の報いなのか〟という答えのない疑問の中にこそ、その幻の犯罪は潜んでいるのだ。[13]

人は意味の不在には耐えられません。重い障害が自由を奪ったその理由が分からないとき、人は意味を問い求めるあまり、障害を罰として意味づけ、自身の過去に実際には存在しない悪事を仮構することさえあるのです。

以上のような諸事情を概観するとき、社会において病者が単に病者であることは、決して自明の前提ではなく、むしろ獲得されねばならない目的なのだと言わねばなりません。スザンヌ・ゴードンは、病者をただ病者として受け止める看護師の姿勢が患者にとってどれほど大きな支えになるかについて証言しています。以下に引用するのは、ゴードンが聞き取りを行った患者自身の言葉です。

ここの看護婦たちは、多くの場合、患者がエイズであることを最初に確認する人だ。〔中略〕僕の家族はこのことについて話をしない。僕もこのことを持ち出さない。僕が入院するまで、誰もこの問題を認めていなかったんだ。そしてそれをやってくれたのは看護婦だった。彼女たちはただ「エイズに伴うカリニ性肺炎（ＰＣＰ）です」って言ったんだ。彼女たちはすごく実際的に話すんだよ。力を入れて言ったわけではないし、冷たく言ったわけでもないんだ。そしてそれにとても慰められたんだ。〔中略〕あなたは病気でここにいる、だからそのために何かできることをしようって感じなんだよ。[14]

社会のまなざしは、ときとして患者に病気以外の苦しみをも課してしまうことがあります。私たちは、病者が社会において単に病者でいることができるように、自らのまなざしに潜む隠れた恐怖と差別意識を見過ごすことがないようにしなければならないのです。

病いの理解と生活世界

経験主体の立ち位置によって、病気という現象に関する経験内実は異なります。経験が異なれば、それを知にもたらす方法にも自ずと違いが生じてきます。病変の原因をつきとめ、そのメカニズムを説明するという課題とは別に、病気を経験主体にとっての現象様式の方から理解するという課題が生まれるのは、それゆえのことです。一つの現象のうちに普遍的な法則を読み取り、その法則を通して現象を説明するために固有の方法が求められるように、一つの現象がそれを生きる個人自身にとって何を意味するかを理解しようとすることにも固有の方法が必要とされるのです。

病いは、病者にとっては単に身体の一部位の機能障害を意味するのではなく、生活の質全体に多大な影響を及ぼす出来事です。そのため、患者にとって病いとは何を意味するかを理解するためには、患者の生活環境を全体として理解することが求められます。現象学の創始者エドムント・フッサールは、そのつどの対象意識の基底として常に隠れた仕方で働いていて、あらゆる意味形成と存在妥当の地盤として機能する全体的地平を「生活世界（Lebenswelt）」と呼びました。患者にとっての病いの意味を理解するには、患者固有の生活世界を理解することが求められるのです。そのための有力な方法の一つに、解釈学的アプローチというものがあります。[15]研究者はインタビュアーとして患者にライフヒストリーを語ってもらい、語りの表現をテクストとして整理してゆく過程で、研究者自身の先入見が次第に明らかになり、それによってテクストはそれが語られている背景的意味への窓口として解釈可能になっていきます。こうした一連の作業のうち、ここではまず、その端緒となる患者の語りそのものが患者自身の生活世界によって構造化されたものとならざるを得ないという点に注意を払っておきたいと思います。それは、病者自身の病気理解そのものが病者の生きる生活世界のありさまに左右されるということを意味するのです。

カイ・トゥームズはこの点に目を向け、患者にとって病気がどのように捉えられるかについて、以下のように述べています。

病気を「疾患」とする理解（「私の腹痛は胆嚢疾患かも知れない」、「私は熱があるのでウィルスに罹患したに違いない」など）は、患者がおかれている特定の生活世界を直接、反映する。このことは、病気の経験が患者の生活世界で培われた思索的知識に影響を受けているだけでなく、症状が社会階級、エスニシティー、年齢、性別などによって形成されたある特定の生活世界に見られる特別な意味づけによって解釈されていることをも意味する。〔中略〕反省前感覚経験を「病苦」として捉えるかどうか、さらに「疾患」として捉えるかどうかは、患者の生活世界に固有の意味にかかっている。[16]

病者による病気の理解の仕方は、病者がそこに生きる生活世界の文化的コンテクストに依存しているのです。

もちろん病気の理解と病者の生活世界との結びつきは、その点に尽きるわけではありません。病気を理解する概念枠組みが生活世界に由来するというだけでなく、病気そのものが生活世界に対する実存的態度としてのみ理解可能になるようなケースがあります。現象学者メルロ＝ポンティが『知覚の現象学』の中で言及している失声症の少女の事例はそうしたケースの一つです。

母親から恋する青年との再会を禁じられた或る少女が、不眠におちいり、食欲もなくし、ついには話すこともできなくなってしまった。この少女にあっては、すでに幼年期に、或る地震にひきつづいて最初の失声症の表示が認められ、その後、或る激しい恐怖にひきつづいてまたもや同じ失声症のぶりかえしがみとめられた。[17]

失声症は、単に肉体の病気のせいではないのです。メルロ＝ポンティによれば、すべての身体的機能のうちでも、話すという能力は最も強く他人との関係に結びついています。声が出なくなることは、この関係を無意識裏に絶つこと、他者との関係から引き下がることの表現として解釈できます。食欲不振も自分自身を生活から切り離したということを意味するものだと解釈することができるでしょう。しかしながら、彼女は内面的状態を意識的に表出したのでも演出したのでもありません。語ることのできない彼女には、意図的に沈黙することもできないからです。「あの失声症患者は、あたかも或る種の昆虫がみずから自分の肢をもぎ離すように自分の声を自分から切り離す。彼女は文字通り声なきものとなってしまう[18]」。

メルロ＝ポンティは、状況としての失声症を、睡眠になぞらえています。それは意識や意志の様態ではなく、「実存的歩み」なのです。心理学的な治療を受け入れ、ボーイフレンドに会うのを再び許されると、やがて彼女は自らの声と食欲とを取り戻したといいます。病理現象がいかなる意味をもつかを決定することができるのは、病いを通してそのコンテクストとしての生活世界を発見し、病いをそのコンテクストとの関係において理解することによってのみなのです。

病いによる生活世界の変容

病いの実存的意味は、病者が生きる生活世界に照らして初めて理解可能となります。とはいえ、だからといって生活世界は、病気を理解するための不動の座標軸のようなものではありえません。それ自身が歴史的な変容の可能性をはらんだものだからです。そしてさらに重要なことには、病気そのものが、生活世界のうちで生じる一つの出来事であるにもかかわらず、同時に生活世界全体に歴史的変容を引き起こす力を秘めたものだからです。

そうした世界の変容の一例として、中井久夫は「兆候あるいは予感の自己体験の場としての身体」の消滅のケースを指摘しています。

ある特定の違和感が風邪の到来の近いことを告げる。病気の予感ばかりではない。ヴァレリーの「テスト氏」は眠りに入る時、身体のあちこちが燐光のようなきらめきを明滅させることを経験する。離人症において消滅するのは、この兆候的身体ではないだろうか。離人症においては、身体内外の境界も、苦痛や快感を感じる身体世界も侵されはしていないことは確かである。[19]

離人症においては、身体の境界意識や感覚機能は保たれているのに、兆候や予感として機能する身体の働きが奪われてしまいます。そのときに欠落するものは、生活世界を織りなすさまざまな意味の一部分ではありません。身体の実在感に欠かせぬある種の時間感覚が奪われることによって、世界全体が変貌するのです。

病いが患者の世界全体を変容させる可能性については、ハイデガーが幻覚について述べた次の言葉も示唆的です。

幻覚を理解するにあたって、「現実」と「非現実」の区別から出発してはなりません。むしろ、患者がその時々に世界との間にかわしている関係の性格を調べることから出発すべきでしょう。感覚的に知覚できるという性格を幻覚に与え、幻覚をそのようなものとして出現させているのは、世界との関係の「強さ」、この「内包性」の呪縛、世界との関係におけるこの不自由さなのでしょうか。[20]

知覚と幻覚の区別を現実と非現実の区別と考えるのは、真理を主観的観念と客観的実在との対応と見なす特定の真理観を前提にしています。幻覚において問題となっているのは、世界の一部分において主観と客観の対応が成立しなくなっているということではありません。そうではなくて、世界が立ち現れる強度そのものが変貌を遂げたため、幻覚が幻覚として自覚できなくなっているのです。

このような事例は、精神的な病いに特有のことであって、病気一般に普遍化して語ることはできないのではないか、といった反論もありうることでしょう。しかし、病気というものは、それが身体的なものであれ精神的なものであれ、それまでの世界を一変させてしまう力をはらんでいることには疑いをいれません。ロバート・マーフィーは身体に障害をもつことによって、これまで慣れ親しんできた環境が障害物と化して行為を阻み、不自由さや不快さをもたらすばかりでなく、深まる疲労感によって世界が試練として立ち現われるようになると述べています。

私の疲労感は休息によっては癒しがたい一面があるのだ。それはほとんど何事に対しても、そして誰に対しても感じる倦怠であり、世の中から身を引いて、どっかの穴の中にもぐりこんで蓋をしてしまいたいという願望である。[21]

その結果、精神生活の面でも重要な変化が生じるのは避けられなくなります。その変化について、マーフィーは具体的に四つの論点を指摘しています。

第一に、自尊心が損なわれ自己の評価が低下すること。第二に、障害が思考の中へと侵入して思考の全幅を占領しようとすること。第三に、激しい怒りが底流となって存在すること。第四に、欲せざる新しいアイデンティティの獲得。[22]

特に注目すべきは、最後に述べられた論点です。障害をもった途端、環境は、第三者の目にはそれまでとなんら異なったところのないものに見えようとも、病者にとっては激変してしまいます。病者は多かれ少なかれ自分自身の身体のうちに閉じ込められて、文字通り変身を遂げるのであり、そのため、生きていくために新しいアイデンティティを獲得せねばならなくなるのです。

ここで改めて考えてみたいのは、病気とはそうした望まざるアイデンティティの原因であるに過ぎないのか、それとも病気それ自身がそうしたアイデンティティの獲得そのもののことであると言いうる可能性があるのか、という問いです。もし病気が後者をも意味しうるとするなら、病気とともに変貌した患者の生活世界を理解するだけでは病気理解としては不十分であり、変貌を遂げた生活世界のうちで患者が生きる技法として改めて病気を捉え直さねばならないという課題が生じてくるはずです。

神経生理学者で、ゲシュタルトクライスと称する独自の生命論を唱えたヴィクトーア・フォン・ヴァイツゼッカーは、病いが生活の歴史のうちに有する意味に鋭敏なまなざしを向けた人でした。彼によれば、知覚は外的刺激の受容、運動は刺激に対する生体の反応、というように従来別々に考えられていた生体機能は、実は互いに一方の原因となり結果となって円環（クライス）を形づくり、これが生命活動の形態（ゲシュタルト）となっているというのです。人間を含むすべての生物は、このしくみによって環境との相即関係を保持し、それによって主体として生きることができるようになります。ヴァイツゼッカーはこのように考え、病気を人生のドラマとして見る病理学を構想し、主体を病理学の中へと導入するのです。「なぜ他ならぬ今、患者は病気にかかるのか。」ヴァイツゼッカーはこうした固有の問いかけを行います。それに対し、彼は自らこう答えています。病いとは、人間という有機体が生命的環境の中で自らの主体性を絶えず新たに更新しつづけようとする転機の一つなのだ、と。

われわれは、転機の本質が一つの秩序から他の秩序への移行というだけにはとどまらず、主体の連続性と同一性の放棄でもあるということを知った。主体とは、「不可能」を成就すべしという強制がひとたび立てられるや、変転が生じない限り断裂や飛躍の中で破滅してしまうようなものなのである。[23]

病気は、危機＝転機に直面した主体が、変転によってかつての同一性を放棄することでその危機を脱し、それによって主体性を維持し続けようとする生命固有の現象として理解されます。ヴァイツゼッカーによれば、病気は患者の生活史において危機＝転機＝新たなアイデンティティの獲得を意味するのです。彼が例に挙げた扁桃炎のケースを見てみましょう。

30歳の男性がひとりの女性を愛した。彼女には、長く生活を共にするのにふさわしい条件が全部揃っているように思われた。ところが彼の気持ちが高まってくると、外面的な条件にやはり問題があって、一緒になるのは困難ではないかと考えるようになった。彼が結婚したい理由やしたくない理由をあれこれ詮索しているうちに、彼女は彼の気持ちへの報復のように病気になって熱を出し（流感？）、彼を病床に呼んだ。彼は医者だったのである。彼女を診察しながら、彼は突然、彼女の身体に対して嫌悪感を感じた。この嫌悪感から、これで決まった、すべては終わりだ、という考えが出てきた。そして今度は彼がジフテリア性の扁桃炎に罹患し、その回復期にはじめて風呂に入ったところ、数分間、全身に蕁麻疹が出現し、さらに不整脈が数ヶ月続いたうえに精神的な抑鬱症状も現れた。そのとき彼は、間違いをしなくてよかった、と思った。[24]

ここで挙げた事例を含むさまざまな症例の研究を通してヴァイツゼッカーが示そうとしたことは、扁桃炎の罹患には愛の葛藤というテーマが秘められており、病気は患者の生活史においては独自のドラマチックな特徴をはらんでいるということでした。

ある状況が与えられる。ある気持ちが生じてくる。緊張が高まる。転機が先鋭化する。病気がその結果として入り込み、それとともに、その後で、決着がついている。新しい状況が作り出されて安定が訪れる。得たものと失ったものとが見わたせるようになる。この全体はまるでひとつの歴史のまとまりのように、事態の急転回と転機的な中断と根本的な変換を含んでいる。[25]

病気とは、患者がその実存において選び取った生きる技法であり、罹患と治癒のプロセスを通して、主体そのものが更新されていくというメタモルフォーゼを意味するのです。

病気を患者の生きる技法として解釈すべきだとすれば、単に症状を取り除くことを医療の目的に据えることはできなくなります。木村敏は、妄想のような症状を安易に取り去ろうとすることが患者にとってむしろ致命的となる場合があることを指摘しています。

> 妄想というのは頭ででっちあげた誤った考えではない。患者の受け取っている現実がすでに多くの人と別の現実になっているのである。患者の個別感覚自体に格別の変化があるわけではない。構想力に根本的な変化が生じているために、個別感覚の背後ではたらいてそれを綜合している共通感覚が普通と違った周囲の動きを捉えているのだと言っていいだろう。その場合に患者を説得してその判断の間違いを訂正しようとする周囲の人たちは、患者の列挙する個々の「事件」について、それがいかに患者の間違いであるかを客観的に、つまりクリティカ的に論証しようとする。ところが患者が妄想的な判断を下しているのはクリティカの間違いによってではない。妄想患者のクリティカは原則として正常にはたらいている。異常を来たしているのはトピカのほうなのである。トピカの異常をクリティカによって訂正しようとしても成功するはずがない。
>
> それならばなぜこのようなトピカの異常、インゲニウムの異常が起こったのだろう。〔中略〕ドパミン・レセプターの変化は、トピカの異常と同時に起こるものではあっても、その原因ではない。トピカの異常がどうして起こったのかという問いはそのまま、ドパミン・レセプターの変化はどうして起こったのかという問いでもある。そしてその応えは、そうしなければ患者は生きて行きにくいのだ、ということに尽きる。〔中略〕
>
> だから、患者が十分な現実適応力を回復しないうちに薬を使って妄想だけをむりやりに取ってしまうというのは、場合によっては非常に暴力的な治療だということになる。[26]

妄想を抱く患者に欠落しているのは、個別の対象について真偽を判断するクリティカの能力ではありません。多くの所与の間の意味連関を読み取り、問題の所在を発見するトピカや、感覚的所与の背後に生命的意味を見いだすインゲニウムに異常が生じているのです。そして、その危機を乗り越えるための主体の更新の営みの一環として妄想が症状として生じているのだと考えられます。

もう一つ、木村敏が挙げる説明に耳を傾けてみましょう。

鬱病というような病気でも、単純に受動的に被った災難ではなく、持ち前の、それなりに主体的に選びとった律儀さという病前性格のために身体の休息機能が破綻し、それに対して神経系統が身体と意識の両面で緊急休息反応を起こした状態と見ることができる。その意味で鬱病は病気一般がそうであるように、応急的に主体を立て直そうとするすぐれて主体的な行動だと言わなくてはならない。[27]

病気とは第三者から見れば、患者にとって生きるのを困難にさせる状況として観察されますが、実はそれ自身が患者の生きる術であり、危機に面して主体を立て直そうとする命がけの営みとして理解すべきものであるという一面をもっています。それでは、このように積極的な生命現象としても理解しうるとすれば、病いとは一体、生命そのもののプロセスに対していかなる関係にあるのでしょうか。最後にその問いに取り組んでみたいと思います。

生命現象としての病い

病いは、往々にして健康を損なった生命の状態として受け止められます。しかし病いとは何かという問いは決して解決済みの問題ではありません。病気観に歴史的な変遷が見て取れるのも、その表れと言えます。

ジョルジュ・カンギレムは、医学の歴史において、二つの相対立する病気観が拮抗してきた様子を印象深い仕方で記述しています。どちらの病気観が採用されるかに応じて、治療についての理解も大きく変わってくるため、個々の病気がどちらのモデルによって理解されるべきかを吟味することはとても大切なことです。一方の極を形づくっているのは、エジプト医学に由来する局在論的な考え方で、病気を、人間に害悪をもたらすものの侵入や本来あるべき要素の欠如として捉える「存在論的学説」です。

行動するためには、少なくとも場所を含めなくてはならない。地震や暴風に対してどのように行動したらよいのか？病気についてのあらゆる存在論的学説の首唱は、恐らく、治療への要求に帰されなくてはならない。すべての病人の中に、存在物の増加した人間や存在物の減少した人間を見ることは、すでに、一部には安心するということである。人間が失ってしまったものをとりもどすかもしれないし、人間の中に入りこんだものが、人間から出ていくかもしれない。たとえ病気が妖術や呪いや悪魔つきだとしても、それを克服することが期待できる。すべての希望が失われてしまわないためには、病気が人間を襲うのだと考えさえすれば十分である。薬物や呪術的儀式に刻して治癒への希望の強さを伝えるための無数の策を、魔術は提供する。恐らくエジプト医学が、寄生虫疾患の東洋的な体験を神霊憑依病の考えに結びつけながら一般に広めたことに、シゲリストは注目した。腸虫を棄てることが健康をとりもどすことである。病気は戸口からのように人間に出入りする。[28]

この立場が強い支持を集めたのは、特定の存在物を病気の原因として分離できれば、治療のために何をすればよいかが明白になると期待されたためだとも考えられます。

存在を見ることとは、すでに行為を予見することである。伝染病理論を治療に延長することに関して、伝染病理論の楽観的な性格をだれも否定しないだろう。毒素が発見され、また個人の特有な素質での病原の役割が認められることにより、学説のみごとな単純さ――それの科学的な装いは、病気に対する反作用の固執性を包みかくしていた。その反作用は人間自身と同じくらい古いものなのだが――は、打ちこわされた。[29]

一九世紀後半に、コッホらによってさまざまな伝染病が特定の微生物を原因とするものであることが確かめられ、医学は華々しい成功を収めました。しかし、カンギレムは存在論的学説を楽観的だと言っています。どうしてでしょうか。それは、病気という現象が病原菌の存在だけによって成立するものではなく、生体の素因や反応をも条件として含みもつ複雑な構造をなしていることを、存在論的学説が十分に省みていないからです。ナイティンゲールは、「すべての病気は、その経過のいずれかの時点においては概して回復過程であり、必ずしも苦しみを伴わない」[30]と述べました。病気は、そのつど自然治癒力が働いたその結果として現われるという一面をもつわけですが、このような視点が存在論的学説には欠落しているのです。それは、治療を人間の技術としてのみ捉え、自然治癒力には何も期待しない態度へと行き着くことになります。

こうした存在論的学説に相対するもう一方の極は、ギリシア医学に由来する全体論的な見方で、病気を、自然における均衡と調和の撹乱として捉える「ダイナミックな学説」です。

逆にギリシア医学は、ヒポクラテスの著作や実践の中で、病気についてのもはや存在論的ではなくダイナミックな考え方——もはや局在論的ではなく全体論的な考え方——を考慮するよう提案している。自然は人間の内部においてもまた人間の外部においても調和しており、均衡がとれている。この均衡と調和の撹乱が病気である。このばあい病気は人間におけるどこかの部分ではない。病気は人間全体の中にあり、また病気は人間の全体である。外的な状況はきっかけであって原因ではない。人間の内部で均衡状態にあるもの、そしてその撹乱により病気を生み出すものは、四つの体液である。それらは、まさにその流動性のために変化や動揺に耐えることができ、またその性質はそれらの対比（熱、冷、湿、乾）に応じて対に組み合わさる。[31]

ギリシアの体液説をそのままの形で信じる人は今日では一人もいないでしょうが、存在論的学説に対抗するモデルとしての重要性は決して軽視すべきではありません。カンギレムは、続けてこう述べています。

病気は単に不均衡や不調和であるだけでなく、また新しい均衡を獲得するために人間内部で自然がおこなう努力である。病気は回復のために全身に広がる反応である。有機体は回復するために病気になる。治療は何よりもまず耐えることであり、必要であれば、快楽的・治療的なこの自発的反応を強めることでなくてはならない。医療技術は自然の医療作用を模倣する。模倣するというのは単に外見を模写するだけではなく、傾向をまねることであり、内的運動を延長することである。たしかにこのような考え方もまた楽観論であるが、ここでの楽観論は人間の技術の効果に関係しているのではなく、自然のもつ意味に関係している。[32]

ダイナミックな学説は、病気を生体の反応を含むものとして捉え、自然治癒力が発現するプロセスとみなします。上に言及したナイティンゲールの病気観が、この学説に与するものであることは言うまでもないことです。カンギレムは、この全体論的で機能的な病気観もまた、楽観的だと言っています。しかしそれは、存在論的学説が人間の技術を過信するという意味で楽観的であるのとは全く別の意味においてなのです。ダイナミックな学説は、自然治癒力に信頼を寄せるものなのです。

　カンギレムによれば、医学の歴史はこうした二つのモデルの間で揺れ動いてきました。

医学者たちの考えは、病気についてのこうした二つの表象の一方から他方へ、二つのかたちの楽観論の一方から他方へ揺れ動き続けた。そして揺れ動くたびごとに、必ずどちらかの側にとっての何かしらもっともな理由を、新しく明らかにされた病因の中に見つけたのだった。欠乏症の病気およびいっさいの伝染病や寄生病は、存在論的理論に軍配を挙げ、内分泌障害および不十分、困難、異常、障害などを示す接頭辞dysのついたあらゆる病気は、ダイナミズムの理論つまり機能的理論に軍配を挙げる。[33]

　この二つのモデルには、病気をいわば戦いとして捉えるという共通点が見られますが、何と何の戦いと考えるかはモデルによって全く異なります。また、正常状態と病気の状態との関係をどう捉えるのかも、全く異なります。存在論的学説は、その関係を量的な差異に過ぎないと考えますが、ダイナミックな学説は、それを質的な差異として捉えるのです。

にもかかわらず、これら二つの考え方には一つの共通点がある。すなわち、いずれも病気の中に——病気であるという経験の中に、といった方がいい――戦いの場面をみている。一方は有機体と外部のものとの戦いであり、もう一方は内部のせめぎ合う力同士の戦いである。一方は一定の本源的要素の存在や欠如によって、もう一方は有機体全体の配置替えによって病気は健康状態から区別される。一つの性質が他の性質とは異なるように、病理的なものは正常なものと異なるのである。正常さをとりもどすために人間が介入することをほとんど期待しない自然崇拝の考え方では、このように正常状態と病理的状態との異質性がなお通用している。自然は治癒への道を見出すだろう。しかし、人間が自然を強めたり、人間の望む規範に自然を従わせたりすることができることを認めかつそれを期待している考え方では、正常なものと病理的なものとをへだてる質的な変化を支持することはむずかしかった[34]。

市野川容孝によれば、一九世紀にもこの二つの病気観の間で抗争が見て取れます。最初は、健康と病いとを二元論的に捉える見方が支配的でしたが、やがてそうした実体論的な見方を批判する見方が登場してくることに注意を喚起しています。

各々の病には実体があり、それが種から芽を出し、葉を出し、開花する植物のように、生命個体において展開すると考える実体論は、まず第一に、健康と病を両立不可能なものとしてとらえ、第二に、病はあくまで部分現象であって、病という概念を生命個体の全体に適用することはできないという前提に立っていた。たとえば、19世紀前半に活躍したシヨーンラインは次のように述べている。「健康と病という二つの対立する概念は、互いに相容れないものであり、それゆえ、われわれが肯定的と見なす一方の現存は、われわれが否定的と見なす他方の不在を必然的に意味する。〔中略〕また、個々の器官もしくは組織だけが病むのであって、有機体の全体が病むということは決してない。つまり、存在するのは局所的な疾患だけなのである[35]」。

ところがショーンラインのような健康と病いの二元論や病気の実体論を徹底的に批判する人物が現われてきます。その代表が、ヴィルヒョウです。

ヴィルヒョウは、健康と病を対立させるショーンラインのこうした「実体論」を徹底的に批判した。「疾患とは、それ自体で生成するもの、それ自体で閉じたもの、自律自存の有機体、外から身体に侵入してくる実体などでは決してないし、その実体から生まれてくる寄生物でもない。疾患というのは、変化した諸条件下での生命現象の過程を表現しているのにすぎないのである」。つまり、健康も病も、ともに等しく生命現象であって、違いは、それらが各々どのような条件下にあるか、あるいは異なる条件の下で、どのように機能しているかだけである。[36]

このように病いは、健康とともに等しく生命過程を表すという考えが新たに展開されてくるようになります。先に見たように、症状を取り去ることが患者にとって暴力となりうるという事実からも明らかなように、病気は危機に面して主体を更新するという固有の生命現象としても受け止めうるものです。病気になることそれ自身は、ある意味で正常な生体の機能であるとも見なしうるのです。カンギレムは、ゴールドシュタインらの神経学的知見をもとに、病気とは単に健康な生理的次元の消失を意味するだけではなく、新しい生命的次元の出現でもある、と主張し、病理的状態を無条件に異常と見なすことはできないと述べています。

もし病気がやはり一種の生物学的規範だということが認められるなら、病理的状態はけっして異常といわれることはできず、一定の場面との関係の中で異常だといえることになる。逆に病理的なものは一種の正常なものなのだから、健康であることと正常であることとはまったく同じではない。健康であることは、一定の場面で正常であるということだけでなく、その場面でも、また偶然出会う別の場面でも、規範的であるということでもある。健康を特徴づけるものは、一時的に正常と定義されている規範をはみ出る可能性であり、通常の規範に対する侵害を許容する可能性、または新しい場面で新しい規範を設ける可能性である。[37]

健康と病気の違いは、一方が正常で他方が異常だという違いではありません。病理的なものもある意味では正常と言えます。健康を病気から区別するのは、それが正常であるということではなく、通常の規範をはみでてもなお主体を立て直し生き続けていく力があるということなのです。生きることそのものが質変化として経験される変化、つまりメタモルフォーゼをはらむと見なす河本英夫もまた、変化から新たな変化をつくり出せないのが病気だと語っています。

朝目覚めるとまったく別の自分になっていたというのは、例外ではなくいつでもありうることである。その変化を活用し、その変化からさらに新たな変化を作り出していく回路に入れなかった場合、それを「疾病」と呼ぶ。転機と疾病とは紙一重である。[38]

新たな変化をつくり出す回路に入れない局面において、なお生きていかねばならないためにつくり出す奇妙な変化、それが世界の病的な変貌なのです。

先に私たちは、病気を病者が生き延びるための生の技法として捉えうると指摘しました。しかし、カンギレムや河本によれば、病気とは生きるというメタモルフォーゼそのものが不可能になりつつある状態だといいます。いったいどちらが正しいのでしょうか。哲学者の小泉義之は、私たちは病んだ肉体についての明確な理論モデルさえまだ手にしていないと糾弾し、次のような問いを立てています。

「病気にもかかわらず生きている」のか、「病気だからこそ生きていける」のか、「病気になりながら生きている」のか、どう語ればよいのか何も分かっていない。[39]

この問いに対して答えるなら、すべての語り方が可能なのだと言うべきでしょう。病気は、メタモルフォーゼの可能性が縮減されることに向かってのメタモルフォーゼとして固有の多義性をはらんでいます。規範のフレキシビリティを失いつつある新たな規範として、病気は、それをどこから見るかに応じて多様に語りうるものなのです。そのためそのうち一つの視点を絶対視することは間違いを犯すことになりかねません。複数の視点に立ちうること、いやそうした複数の視点を発生させる現象として病いを捉え直すことが重要なのです。

精神科医の神田橋條治もまた、病いという概念の複相性に光をあて、以下の点に注意を促しています。

それは「病」という概念言語で切り出された事象は、そこに生体恒常性の動きも含んでいることです。すなわち歪ませるもの・歪み自体・生体恒常性の三つを含め、一体としたものが「病」概念なのです。[40]

現象学者ヴァルデルフェルスもまた、健康と病気との連続性について述べており、人間は健康と病気との間でその移行として生きるものであり、移行とともに自身が変化すると論じています。

人は単純に健康であるということはなく、病気から免れていて、病気になることから身を守っているから、健康でいられるのであるが、ある意味で、病気と共に生きてもいるのです。健康と病気の境界は変化します。それは重点、あるいは比率の問題であって、明確な分離ではないのです。快復する経過と病気になる経過とは、移行なのであって、そこで自己が変化するのであり、状態の領域を、人が別の部屋に足を踏み入れるように、変えるのではないのです。[41]

病変のプロセスにおいては、主体そのものが変化し、ひいては生の規範そのものが移り行くのだということになるのだと思います。そうしたメタモルフォーゼをどのように理論化すべきかは、今後に残された課題でしょう。

病気とは生き物にのみ見られる現象という意味で、生命現象であることは疑いを容れません。しかし、それは通常、死に抵抗しようとする運動としてではなく、最終的に死をもたらす現象と見なされています。近代臨床医学を基礎づけたのは屍体の病理解剖だと見なしたフーコーは、この点についてどのように考えているのでしょうか。フーコーによれば、瞬間としての死は存在しません。あるのは死化のプロセスです。截然とした境界としての死は否定され、生と死の連続性と相互浸透が見て取られます。死化は疾病形態だけに沿っていくものではなく、生体に固有な、抵抗の少ない線に沿って進行するため、病的過程と死化とは結びついていないながら区分されるのです。このように死を捉え直すことによって、病いについての常識的な見方は一八〇度反転します。

何千年もの昔から、人間は生の中に病の脅威をおき、病の中に間近な死の存在をおいて、つねにその思いにつきまとわれて来たのだが、その古くからの連続性は断ち切られた。〔中略〕長い間、死は生命が消え行く闇であり、病そのものもそこで混乱してしまうところであったが、これからは、死は偉大な照明能力を賦与され、この力によって生体の空間と病の時間とが、同時に支配され、明るみに持ち来たらされるのである。〔中略〕死とは大いなる分析者であって、もろもろのむすびつきをほどいてみせ、解体のきびしさの中で、発生というものの驚異をあざやかに照らし出す。[42]

病いは死への傾斜ではなく、解体のさなかの発生として捉え直されるのです。

病はもはや一つの出来事ではなく、また外から移入された自然でもない。それは、ある屈折した機能において変化して行く生命なのである。〔中略〕したがって、生命を攻撃する病という観念を廃止して、その代わりに病理的生命という、ずっと密度の高い概念を採用すべきである。病的現象は生命のテキストそのものから理解すべきであって、一つの疾病分類学的単位から理解すべきではない。[43]

フーコーはここで、いわば病理的生命の豊かさを肯定しようとしているのです。今日、生と死の対照は、生と病気の対照へと転位され、病気は死への傾斜と見なされているようにも感じられます。そんな時代の趨勢に抵抗すべく、フーコーは、生を「死に抵抗する諸機能の総体」と定義したビシャに従い、病的生命の創造性に目を向けるのです。

死が医学的経験の、具体的なア・プリオリとなった時にこそ、病は反自然から離れることができ、個人の生きた体の中で、具体化することができたのである。[44]

病いのときには、それ固有の自立性が認められます。病いは、死や何らかの欠損状態への傾斜であるとは限りません。個々人の生の過酷さのうちに、生そのものの秘められた豊かさが姿を表したものが病いだという見方も成り立ちうるのです。もちろん、このことは、病者には治療やケアの必要がないということを意味するものではありません。むしろ、治療やケアがどうあるべきなのか、それを再考するよう私たちを促しているのです。

かつては、病気についての研究と言えば、医師が行うものと相場が決まっていました。ところが、近年、患者自らが自身の病気について研究的に取り組み、その成果を報告するという新しい運動が大きな広がりを見せています。いわゆる「当事者研究」の流れです。これらは、他人からは理解しがたい病者の苦しみの実相を生々しく伝えてくれるだけでなく、病気そのものが生の多様性を織り成すものであることや、病気に対する対処にもこれまで気づかれなかった新たな可能性があることなどを次々に明らかにしてくれます。病いとは何かということは、それが病者によってどのように生きられているかということを抜きにしては十全に理解することはできません。当事者研究は、その貴重な証言となる、私たちにとって重要な資源なのです。

二　健　康

通常、健康とは、病気や障害がなく、心身が健やかな状態のことと考えられています。しかし障害や疾病を抱えながら健康な生活を営むことが不可能というわけでは決してありません。反対に、病気がないだけでは健康とは言えないという考えも広く認められています。「身体的・精神的・社会的に完全に良好な状態であり、たんに病気あるいは虚弱でないことではない（a state of complete physical, mental, and social well-being and not merely the absence of disease or infirmity.）」という世界保健機関（ＷＨＯ）による健康の定義は、そうした考えの代表と言えましょう。このように、状況に応じて健康と病気の境界が変動するものだということを反省してみますと、健康概念には多義性があることに改めて気づかされます。本節では、健康に関するいくつかの現代的理論を概観することで健康概念が多義的にならざるを得ない理由を明らかにし、あわせて健康概念のうちに潜む規範的な意義を洗い出すことによって、健康概念の価値論的な位置づけに光をあててみたいと思います。

「健康ブーム」は止むことを知りません。消費資本主義の高度な発展の結果、豊かな社会を実現した現代日本において、劣悪な衛生状態ははるか昔の話であり、衣食住の基本的欲求は十分に満たされるようになって、男女ともに最長寿を誇るようになりました。それにもかかわらずと言うか、だからこそと言うべきか、健康でありたいという欲望はむしろ肥大の一途をたどっています。健康でなくてはいけないと、市場に新たに出回る健康食品やサプリメントを次から次へと追い求め、人間ドックや健康診断の結果に一喜一憂しているのが私たちの実像なのかもしれません。健康を求めて気に病む姿は、それ自身どこか不健康にも感じられます。

こうした実情は、健康をめぐって私たちが陥るパラドクスの一例に過ぎません。健康とは何か、という問いかけは、医療や看護に携わる者にとって避けて通ることのできない問いであり続けており、実際に新たな健康概念の提案もしばしば行われてきました。しかしそれにもかかわらず、社会的に一定の評価を得ている健康概念も含めて、いずれもそれ自身のうちに固有のパラドクスを抱え込んでいるように思われます。健康に対する態度ばかりでなく、健康概念そのものが矛盾や葛藤を内在させがちであるという事実を見据え、本節では、健康概念をめぐるパラドクスの内実を明らかにすることによって、使用に耐えうる新たな健康概念への接近を試みたいと思います。

幸福論モデル

ジュディス・スミスによれば、健康概念の探求の結果、これまでに提案されてきた健康モデルは四つに分類できます。[45] 四つのモデルは、それぞれ「臨床モデル」「役割遂行モデル」「適応モデル」「幸福論モデル」と名指されています。これらの特徴を一つひとつ数え挙げるところから健康概念の考察を始めてみましょう。

「臨床モデル」と呼ばれるのは、病いの徴候や症状の有無という観点から健康を捉える生理学的なモデルのことです。このモデルは、健康を疾患がないこととして規定し、疾患を統計学的基準で正常と認められる状態からの逸脱として捉えます。

これに対し、「役割遂行モデル」は、期待された役割遂行の成否という観点から健康を捉える社会学的なモデルです。このモデルは、健康をはじめから規範的評価概念として位置づけ、期待されるレベルで役割を果たす能力があることとして捉えます。

次の「適応モデル」は、生物学的視点と社会学的視点とを織り交ぜたモデルで、環境への適応の成否という観点から健康を規定します。健康とは、個人と、不断に変化する自然的および社会的環境との間に効果的で実りのある相互作用が存在する状態だと見なす立場です。

最後の「幸福論モデル」は全体論的な道徳的概念として健康概念を規定しています。このモデルにおいて、健康とは、元気はつらつで、個人の潜在能力が完全に発達した状態を指します。健康を目指すべき目標として捉えることが、このモデルの特徴です。

「臨床モデル」と「役割遂行モデル」は、健康の包括的なモデルとするには明らかに構造的問題を抱えていますし、「適応モデル」も問題がないとは言えませんが、これらについては後ほどくわしく論じることにして、まずは、最後に挙げた「幸福論モデル」について吟味してみることにしましょう。健康とは何か、という疑問をもった現代人が必ず参照するテクストに、たった今挙げたWHOによる健康の定義があります。この定義は、理想的な健康状態を十全に表現しようとする意図に基づく健康概念であり、「幸福論モデル」を洗練させたものと言えます。WHOはこの定義に基づいて、政策面においても健康を万人の基本的人権と謳い、保健衛生の施策に多大な影響を及ぼしてきました。

しかしダニエル・キャラハンが、「身体的、精神的、社会的に、完全に良好な状態は、個人にとっても、社会にとっても、束の間でも存在したのか疑わしいし、今後についても疑わしい」[46]と述べたように、「完全に」という語がもちいられることには問題がないわけではありません。またノアックも、WHOの定義における健康は「決して達成しえないものである」と述べています。[47]

WHOはこうした批判を受け止め、一九八六年にオタワ憲章を採択して新たな健康観を提案しました。「健康は、生きる目的ではなく、毎日の生活の資源である。健康は身体的能力であると同時に、社会的・個人的資源であることを強調する概念なのである」と。新たに提示された健康観からは、完全という表現が消え、記述的な色彩が強められています。健康は最終目的としての地位を手放し、資源として位置づけられたのです。とはいえ、オタワ憲章においても当初の健康概念が否定されたわけではありません。その定義が目標であり、理想であることが確認された上で、再提示されたのです。

WHOは理想としての健康概念に基づき、公衆衛生活動を広めていきました。公衆衛生という言葉は、一九四九年WHOのウインスロウによって、「共同社会の組織的な努力を通じて疾病を予防し、寿命を延長し、肉体的・精神的健康と能率の増進を図る科学であり、技術である」と定義されました。根村直美は、技術の力によって健康の増進を図ろうとするWHOの公衆衛生活動について、次のように指摘しています。

そうした科学的な医学に拠って立つWHOのなしてきた、あるいは、なしている仕事の意味は小さいものではない。天然痘の撲滅はWHOの大きな成果のひとつである。その他、ポリオやギニア虫病やらい病なども撲滅しつつある。こうした伝染病との戦いのみならず、WHOはプライマリー・ヘルスケア（基礎的な健康養護活動）を促進し、必要な薬品の供給をはじめ、栄養欠乏に起因する貧血・失明の予防、妊産婦や幼児死亡率の低減、安全な飲料水の確保、衛生環境面の整備など多くの問題に取り組んできている。しかしながら、WHOの活動はすべて諸手をあげて賞賛できるものなのだろうか。結論から言えば、決してそうとは思われない。科学的医学の力で「原因」を取り除き病気を克服しようとする、その試みには大きな落とし穴がまっていた。落とし穴は「予防」の意味の変化を通じて、その口をあけることとなる。その「罠」をあらわにしたのが出生前診断に関するヨーロッパでの活動である。[48]

モデルらが執筆した『ヨーロッパにおける住民遺伝サービス』という書物が一九九一年にＷＨＯから出版されていますが、そこには次のような一文があります。

ヨーロッパでは小児の死亡率が非常に低くなったために、先天異常は新生児死亡の主要な原因になった。患児は昔に比べて長生きするようになり、また人口全体の高齢化はより多くの遅発発症型の遺伝病をもたらす。もはや、遺伝学者は、出生前診断や反復確率を推定することや家族へのカウンセリングに受動的な役割を果たすだけにとどまるべきではない。遺伝的な知識が増え技術が豊富になるに従い、介入の可能性も大きくなってきた。このより大きい役割は遺伝学者だけによって果たされるわけではなく、産科医や、新生児科医、小児科医、疫学医、社会活動家などの協力を介して発揮される。ダウン症候群のスクリーニングとヘモグロビン疾患へのサービスに向けたヨーロッパにおけるこの調査は、住民ベースのスクリーニングを通した遺伝性疾患の大規模な予防策のよい例である。[49]

出生前診断のスクリーニングを予防と捉えるこうした見方のうちには、優秀なもののみが存在価値をもつと見なす優生思想の片鱗がはっきりと透けて見えます。健康概念が理想概念へと高められ、それが無批判に健康増進運動の理念とされ、先端技術と結びついて健康を人の手でつくり上げようとするとき、優生思想への危険な傾斜の坂が待ち構えているのです。

健康の幸福論モデルはまた、到達し得ない目標として健康を意識化させるという点で、結果として健康への不安をかき立てる装置として機能してしまうこともあります。健康を理想として掲げることが、健康でない者を差別するとともに、健康への不安をかき立てるというパラドクスを生むのです。こうして幸福論モデルにおいては、健康であるか否かを判断するのは誰かという問いが回避し得ない問題として浮上してきます。現代人は健康を病気との対比で捉え、異常のない状態を健康と捉える傾向にありますが、このような健康観に立つと、健康は自立したものではなく、異常の影として現れることになります。ところが異常とは何かを決める普遍的で客観的な基準は存在しないため、決定には常に恣意性がつきまとうという問題が生じます。正常か異常かを決めるのは健康の価値であるはずなのに、任意に決められた標準値が健康の尺度として用いられるという転倒が起こることにもなります。「幸福論モデル」がこうして「臨床モデル」と結託してしまうと、健康を求めるために人は異常を見つけ、それを一つずつ消去していかねばならなくなるのです。「健康ブーム」の仕掛人たちは、科学的データの権威を盾に、消費者の不安を煽ることで、健康の判断主体としての地位を独占しようとしていると言うことさえできるかもしれません。理想としての健康概念に欠落しているのは、障害をもっていても病んでいても健康でありえるという視点であり、健康とは多くの場合当人自身が感じとることのできる生の状態であるという観点ではないでしょうか。

なおＷＨＯは、イスラム諸国の代表者たちによる健康の再定義の要請を受け、審議を重ねた結果、従来の定義に「ダイナミック（dynamic）」と「霊的（spiritual）」という表現を加え、「健康とは、単に病気がないあるいは病的な状態にないばかりでなく、身体的・精神的・霊的および社会的に完全に良好なダイナミックな状態のことである（Health is a dynamic state of complete physical, mental, spiritual and social well-being and not merely the absence of disease or infirmity.）」という新たな定義について検討を行ったことは記憶に新しいところです。正式な定義として採用されるには至りませんでしたが、新たな定義の試みには重要な論点が含まれています。「ダイナミック」という言葉の導入によって、時間的な過程のうちで健康と病気とを連動した一体のものとして捉える視点が際立てられた点が、一つのポイントです。この視点は、「適応モデル」の観点を導入したものとも考えられるため、その是非については、後に「適応モデル」を検討する際に、改めて考察を加えてみることにしましょう。また「霊的」という語が加えられた背景には、いわゆる代替医療の意義を公認させようとの狙いが見て取れますが、同時に終末期医療におけるスピリチュアルケアの重要性への示唆を読み取ることもできるでしょう。

以上に見てきたように、ＷＨＯの健康の定義は、その再定義の試みも含め、健康至上主義の態度表明と見なすなら、大きな危険を伴うものです。しかし、健康をさまざまな視点から見つめ直す複眼的な視座を打ち立ててくれたという点で、画期的な意義をもつものだという評価もできます。定義をどのように使うべきか、それは私たち一人ひとりの課題なのです。

これまで健康の幸福論モデルに垣間見られる健康至上主義の思想に批判のまなざしを向けてきました。健康至上主義への批判は、まだあります。健康とは時代に制約された社会構成的概念であるのに、健康至上主義はこの点を顧みていないというのです。次に、この点について検討してみたいと思います。

社会構成的概念としての健康

今日ではとうてい病気とは見なされない現象がかつては病いとして捉えられ、治療の対象とされることがありました。医学の歴史はこうしたエピソードに事欠きませんが、なかでもエンゲルハートが伝える事例は印象的です。一九世紀の西欧社会においてマスターベーションは、消化不良、尿道閉塞、癲癇、失明、めまい、頭痛、記憶障害、不整脈などの原因と見なされていました。今日ならば別々の疾病論的カテゴリーに分類されるべきさまざまな兆候が、マスターベーションという疾患概念のもとに統合されたのです。死に至ることもある病いと見なされたため、外科的手術が施されることもあったといいます。このような姿勢には、マスターベーションを不自然で罪深い行いだと見なす当時のヨーロッパ社会の価値観が反映されていると考えられます。「マスターベーションを病気と見なしたという事例は、現象の説明において価値評価が一役買っているということ、また現実についての私たちのイメージは価値によって組織化されるということを雄弁に物語っている」[50]のです。

疾病概念に当時の社会の価値観が反映することがあるように、健康概念もまた社会の価値観に応じて変動することが認められます。ブラクスターは肥満を例に挙げ、次のように述べています。

> 人類を通じて最近まで、また比較的貧しい国々では今でも、豊かな者は肥え太り貧しい者は痩せていた。多くの社会において、肥満は魅力的であり、ステイタス・シンボルである。〔中略〕肥満が疾患となり、体型の美的基準として痩せ型が好まれるのは、人口の大多数の基本的な必需品が満たされ、肥満性のジャンク食品を摂ることが富裕な人ほど少ない傾向のある西洋の社会においてだけである。[51]

肥満が健康な状態か不健康な状態かを判断する基準が社会によって異なるとすると、健康の概念には多かれ少なかれ社会が暗黙のうちに抱いている価値観によって構成されている側面があることを認めざるを得ません。そこから健康概念を社会構成的概念と見なし、健康と病いを対立の相においてではなく、連続体として捉える立場が現れてくるのです。

　しかし、このような社会的構成主義の立場が行き過ぎるとどうなるでしょう。健康と病いの概念は、特定の社会の価値観に相対的なものだと見なされることになるはずです。その結果、健康と病いの普遍妥当的な概念は否認されることになり、科学的なエビデンスを標榜する医学の営みとの接続の道は断たれ、結果的にヘルスケアのための客観的な指標も与えられないことになってしまいます。では、こうした帰結を避けるにはどうしたらよいのでしょうか。

統計学的概念としての健康

　科学の営みは実証精神に基づいたものでなければならず、特定の価値に囚われるようなことがあってはならない。健康概念を科学としての医学の営みと接続させるためには、健康概念を普遍的妥当性を期待できないあらゆる規範的価値から自由に規定する必要がある。――健康概念の相対化を避けるために第一に提案されるのは、このような考えに基づく健康概念の「臨床モデル」でした。そこで、こうした構想を現代において入念に練り上げたボースの理論を検討してみたいと思います。

　ボースは、健康を生理学的医学によって「記述的に定義可能な特性[52]」として捉えます。ボースによれば、たしかに健康はたいていの場合価値をもちますが、それは知性や推論の確かさが価値をもつのと同じであるといいます。健康概念については、その理論的使用と実践的使用とが区別されるべきなのであり、中心的な位置を占めるのは理論的使用の方だというのです。同様に病気も、医療実践の制度を反映した規範的特徴をもつ illness と、純粋に生理学的に規定される disease とに区別されねばならないとされ、illness は disease の下位概念と見なされます。理論的健康概念に対応するのは disease であり、illness は実践的健康概念に対応しています。ボースによれば、理論的な健康概念とは正常な状態のことを指すのですが、正常とは有機体が自然な機能を有していることだと見なされます。この場合の機能とは、「有機体によって実際に追求されている目的に対する標準的な因果的寄与[53]」に他なりません。種の設計に沿った生体組織の正常な機能とは、つまるところ「生存」と「生殖」への寄与だと見なされるのです。そして、この機能を妨害する内部の状態こそが disease なのであり、健康という概念は disease の不在によって純粋に機能的に定義されることになります。健康概念はこうして、幸福などの人間論的価値との結びつきから解き放たれるのです。個体の生存と生殖という事実的目標を標準として設定することで、健康であるか不健康であるかは統計によって決定可能だと見なされることになります。

ボースの議論では、機能の標準が健康と病気とを分かつ尺度になります。「機能の完全な秩序とは、それによって生み出されるものの価値によって測られるのではなく、確定している種のデザインに機能のプロセスが合致していることを意味する」[54]とされます。このことは裏を返せば、健康とは非常に限定された価値であって、無条件に手に入れるべき価値ではないという考えを帰結することにもなるはずです。Disease がしかるべき環境のもとで幸福には寄与しえないというアプリオリな理由は存在しないからです。

従来の臨床モデル・統計学的モデルでは、正常状態からの逸脱である disease という記述的概念の否定をそのまま規範的概念としての健康と見なす傾向がありましたが、疾患という概念は、客観的に記述可能な概念でなければなりません。健康と不健康という概念は、それとは明らかに異なっていて価値評価を伴う規範的な概念です。これまでの臨床モデルは、身分を異にする二つの概念を一緒くたに扱い、記述的概念の否定を規範的概念と見なすという過ちを犯していました。病気でなくとも異常値が出る場合があり、正常からの逸脱がすべて治療の対象になるわけではないのに、そうしたケースを病気と断定してしまうことになりがちだったのです。しかし、ボースの理論ではそうした論理的誤謬が注意深く回避され、病気と健康に関わる概念間の論理的関係が明確化されています。また、その健康概念は、人間だけでなくすべての生物に適応可能であり、健康の定義が科学の中でそのままもちいうるように配慮されていることなども大きなメリットだと言えましょう。しかし、問題もないわけではありません。日常使用されている健康概念に内在する意義の多くがそぎ落とされ、健康概念の意味内容がやせ細ってしまっていることは否めないからです。

ノルデンフェルトは、ボースの健康概念に対し、生の力動的な側面が軽視され、環境との相互作用が見逃されていることを批判しています。例えば、病原体が喉に入って毒素を産生し粘膜細胞を破壊すると、身体はその襲来に反撃し、感染部に多量の血液を集中させて体温を上昇させるとともに、抗体をつくって毒素を中和し病原体を殺そうとします。こうした感染過程は生物の定型的反応であり、この反応を通して身体機能は生存や生殖に貢献すると考えられます。そのため、ボースの理論では、感染症のような「病気が種の定型的反応、すなわち困難な環境に対する健康な応答と見なされてしまう」[55]のです。日常的にもちいられる病いという言葉には、痛みや能力欠如の意味が含まれており、それは生存と生殖にとっての器官の正常値以下の性能と同じことを意味するわけではありません。また健康概念は通常、人間の本質や目的を規定する徳や幸福などの規範的概念と深い結びつきをもつ概念としてもちいられていますが、ボースの理論では、科学的な統計的処理の可能性に重きを置くあまりに、日常生活においてもちいられる健康と病気の概念との結びつきが失われてしまうのです。

日常的な用法をあえて無視した健康概念の規約的定義は、健康概念の十全な定義ではありえません。健康という一般に普及している言葉の用法の中から核となる要素を探り出し、これらを多様な学問の目的にとって有用で首尾一貫した概念になるよう練り上げていく試みが求められねばならないのです。しかし、健康を社会構成的概念と見なす相対主義に陥らず、また統計学的健康概念の難点をも克服しうるような健康概念を確立することは果たして可能なのでしょうか。

健康と幸福の関係に関する中間考察

議論を先に進める前に、健康概念を価値論的に脱色させることの功罪について確認しておきたいと思います。ボースは健康をあくまでも記述的概念として捉えようとしたため、徳や幸福などの規範的価値との結びつきを解いてしまいましたが、そのことの論理的な帰結を明らかにしておきたいのです。そのために、健康至上主義を徹底して批判するばかりか、健康の価値論的意義さえ相対化しようとした今道友信の健康観を取り上げてみましょう。

今道によれば、「健康は場合によっては、進んで捨ててしまいたいと思われる価値でしかない」のです[56]。健康でないように装ってみたり、あえて病気になりたいと思ったりすることがあるのは、健康が人間にとってかけがえのない第一級の価値ではないことの証しだと言っています。しかも人間の一生が老いに至る過程であることを思えば、「人間が生きてゆくということは、次第に健康を失う方向に生涯の道をたどっているのだ、と言わねばならない[57]」。そのため、「われわれとしては、人間にふさわしく健康なき幸福の可能性を求めなくてはならない[58]」というのです。幸福、満足、喜び、成功、所有、いずれの観点から見ても、健康はその基本的な条件ではないというのが今道の見立てですが、そのような考えは十分な妥当性を有しているのでしょうか。

確かに健康を至上の価値と見なし、完全な健康を求めて気に病む姿は、本末転倒していると言わざるを得ません。価値の秩序において健康の位置を相対化すべき理由はないとは言えません。しかし、健康は幸福の条件でさえないなどと言いうるのでしょうか。健康より高い価値を選択するときの判断が健康な人間によるものでなかったとしたらどうでしょう。価値の序列の思想そのものが基盤を欠いて瓦解してしまうことにならないでしょうか。こうした批判に対しては、大切なのは身体の健康ではなく、心の健康なのだ、と反論があることでしょう。実際、今道は、「時により場合により、われわれが犠牲にしてもよいような健康があるとすれば、それは身体の方の健康であって、もし逆に心の健康を捨てるということがあるとすれば、それは人間でなくなることであると言わねばならない[59]」と述べています。しかしそもそも身体の健康と心の健康を二元的に切り分けて捉えるのは正しい見方でしょうか。

例えば、ヴィクトール・フォン・ヴァイツゼッカーは、関節炎を患っていた不幸な境遇の患者が治りかけると同時に今度はヒステリー性の歩行障害に陥るといった興味深い症例をいくつも挙げていますが、これらの事実は、「病気の中に心へも身体へも交代可能な何かが潜んでいる[60]」ことを示しています。だとすれば、健康においても、心と身体とを截然と区別することはできないと考えるべきではないでしょうか。むしろ私は、「心と身体とは生命／人生のドラマで互いに他方を代理しうるということ、そして両方とも生命の表徴としてふるまう[61]」というヴァイツゼッカーの見解にくみしたいと思います。

老いと健康とを相矛盾するものと考えている点にも問題を感じます。むしろ成長段階に応じた健康があると考えるべきではないでしょうか。健康を犠牲にしても幸福を実現することができると考えうるのは、健康を害するその程度が軽微である場合か、暗黙のうちに健康回復が見込まれる場合であり、その条件を外してしまうと、死を賭した決断のケースに限られてしまうのではないでしょうか。老いが健康を損なう不可逆的な過程を意味するとしたら、最終的には上位の価値のために死を求める他なくなってしまいます。こうした危惧の念は決して思い過ごしではなく、今道はこの後の議論で、安楽死を是認し、死ぬ権利を請求しているのです。健康概念の価値論的な意義を徹底して相対化する試みには、大きな危険が伴うと言わざるを得ません。私はこれとは別の道を進みたいと考えます。健康は、むしろ成長過程を通じた連続体として、人間の幸福と不可分の論理的結びつきをもつ概念として捉え直されるべきだと思うのです。

健康生成論への一瞥

健康概念の十全な定義へと歩を進めるに先立って、健康を病いの欠如として消極的に捉える見方とは全く別の健康観があることに、まずは目を向けておきたいと思います。病気をもたらすリスクファクターであるストレッサーは、それが与えられれば常に人を病気へ押しやるというわけではありません。ストレッサーに出会った主体に緊張が生じ、この緊張の処理に失敗したときに初めて病気になるのです。裏返せば、疾病をもたらし得る多くの原因に囲まれていても健康を維持できる場合があり、優れた健康状態を維持しようとする本質的な営みが強く認められるような人間が実際に存在します。アントノフスキーはこうした事実に着目し、ストレッサーにさらされていても健康へと方向づけることのできるような主体的条件は何であるかを問い求めました。

アントノフスキーは自らの方法的立場を「健康生成志向」と名付けています。アントノフスキーは病気を引き起こすストレッサーに着目する代わりに、「健康‐健康破綻の連続体上において、自分の位置を少なくとも維持するか、あるいは健康の極側に移動させることにかかわる健康要因は何なのか[62]」を問おうとするのです。老衰や増大するエントロピーがすべての生き物の宿命であるとすれば、生き物が病気になるということには不思議はない。むしろストレッサーにさらされながら、なおも健康状態を維持・増進しうるのはなぜかという問いこそが解明されねばならないというのが、アントノフキスーの立場なのです。

アントノフスキーは、人々を健康か疾病かのどちらかに振り分けることを拒否して、人々が多次元的な健康‐健康破綻の連続体上のどこにいるかを問い求め、ある疾病の原因にのみ着目するのではなく、病気を含めた一人の人間の全体的なストーリーを探ろうとします。その際、ストレッサーはあまねく存在するものとして受け止められるとともに、その影響は必ず病理を発生させるとは言えず、むしろストレッサーの特性や緊張の首尾よい解決によっては反対に健康に寄与することもありうると見なされます。生体の環境への積極的な適応を促進すると思われるあらゆるもの、つまり負のエントロピーのあらゆる源を探ることによって、つまり通常の疾病生成論的研究においては逸脱と目されるケースに注意を向けることによって、アントノフスキーはストレッサーへの対処資源を明らかにしようとしたのです。

彼が健康生成志向という着想を手に入れたのは、ある調査研究の途上においてでした。彼は、同時期に中央ヨーロッパで生まれ、第二次世界大戦下に青春期を送った女性を対象に、強制収容所からの生還者群とそうでない対照群とを比較し、情緒的な健康が保たれている割合を調査していたのです。この調査では、対照群の五一％が心身ともに良好であったのに対し、生還者群で健康を保つことができたのは二九％であったという結果がでました。このとき彼が注目したのは、過酷な経験をしていない人たちの方が健康を保持する割合が高いという事実ではありませんでした。そうではなくて、強制収容所に連行されて想像を絶する恐怖を経験し、その後も難民としての生活を余儀なくされるという過酷な経験をもった人たちのうち三〇％近くまでが健康を保つことができたのは一体なぜか。その驚きが彼を捉えたのです。

健康生成論的な問いに対する解答の中核として、アントノフスキーが提案したのは、「首尾一貫感覚（sense of coherence: SOC）」という概念でした。首尾一貫感覚とは、環境の変動にもかかわらず、その人にうちに浸透し続ける確信の感覚によって表現された世界への志向的態度のことです。アントノフスキーは、SOCは三つの確信から構成されていると考えます。第一に、自分の内外で生じる環境刺激は秩序づけられており、予測と説明が可能なものであるという確信、第二に、その刺激がもたらす要求に対応するための資源はいつでも手に入るという確信、第三に、そうした要求は一つの挑戦であり、心身を投入して関わるのに値することだという確信から成るというのです。つまり「首尾一貫感覚」を構成するのは、把握可能感（comprehensibility）、処理可能感（manageability）、有意味感（meaningfulness）の三つの確信ですが、このうち有意味感は健康維持にとって最も重要な動機づけの要素と見なされています。

「首尾一貫感覚」は、生得的な資質ではなく、人生経験の繰り返しによって形成される独自の感覚であり、「一貫性と、結果の形成への参加と、過小負荷と過大負荷のバランスによって特徴づけられる一連の人生経験をもたらす現象」[63]によって文化的に形づくられていくものです。アントノフスキーは、強い「首尾一貫感覚」の発達と維持を促進する人生経験を「汎抵抗資源（generalized resistance resource：ＧＲＲ）」と呼び、反対に「首尾一貫感覚」を弱める経験を「汎抵抗欠損（generalized resistance deficit：GRD)」と名づけています。こうした指摘は健康生成を促す教育論的な提案として示唆に富むものと言えましょう。

「首尾一貫感覚」の強弱が健康の生成に影響を及ぼすのだとすれば、それは一体どのようにしてなのでしょうか。その点に考察を進めてみましょう。アントノフスキーは、「首尾一貫感覚」の強い人は、弱い人よりも刺激をノンストレッサーとみなす傾向が強いと言います。アントノフスキーは、ストレッサーを、慢性的なストレッサー、大きな人生上の出来事、急激な日常生活上の混乱の三つに区分しますが、「首尾一貫感覚」の強い人は、弱い人より、ストレッサーをより楽しいもの、矛盾がより少ないもの、危険がより少ないものと評価する傾向があると言います。「首尾一貫感覚」の強い人は、弱い人に比べ、直面するストレッサーを扱うのに最も適切と思われる特定の対処戦略を選ぶことができるのです。「首尾一貫感覚」の強い人は、弱い人よりもフィードバックを探し求めることに長い間慣れ親しんでいるため、フィードバックを引き出し、かつ評価することもできます。「首尾一貫感覚」の強い人は、弱い人よりも感情の調節が容易で、自分の感情に気づき、非難すべきものを非難することもできます。そのため緊張がストレスに転化する確率を低めるだけでなく、健康状態を増進させることができるのだと言うのです。それは、適宜、健康行動をとることができるということだけを意味するのではありません。認知の歪みを回避し、生体内の多様なサブシステムと生体外の環境の両方から、最も適切な資源を選択しうるということをも意味しているのです。

以上のような健康生成論は、健康と病いを連続体として捉えた上で、ストレッサーに取り囲まれていても健康を維持し続けることを可能にする志向的態度があることを示し、その内実を記述してみせました。健康を病いの欠如として捉える消極的な規定を乗り越え、新たな水準の因果説を提示しようとする魅力的な見解であり、健康と病いに対する新しい視座を切り開いた独創的研究として重要な意味をもつと言うことができます。ただし、アントノフスキーは健康の具体的な定義を示さないまま、健康を生成する要因の考察を進めたため、理論の上でどうしても明確さを欠く結果になってしまうきらいがあります。環境の変化にもかかわらず、十分な適応が成り立つというのが健康の証しであり、そうした健康を成り立たせるのは、一貫性への信頼であるというのが、この説の骨格となる思想です。もちろん、この一貫性の感覚は静的な所与ではなく、その維持そのものが、結果の形成に対する主体的な参与や負荷のバランスのよさに基づくものであり、あくまでも主体の行為を取り込んだダイナミックなプロセスによって形成されると見なされています。ところがその形成は偶然の産物ではないとしたら、それ自身が一貫性の感覚によって支えられなければならなくなるはずです。こうして、健康の要因を一貫性の感覚に求め、その形成を理論的に明らかにしようとする試みは循環に陥ってしまうのです。循環を避けるためには、まずもって健康概念の明確な定義が求められねばなりません。

能力論的健康概念

健康とは人間に関する総体的な観念であり、身体の細部や働きを調べただけでは分からない。このように考え、健康を機能の正常さとして定義したボースの要素論的健康概念を退けたノルデンフェルトは、日常的に規範的概念としてもちいられる健康概念の用法にもしかるべき場を与えながら、行為論的アプローチによって全体論的な健康概念の提示を企てました。これは、健康概念の「役割遂行モデル」および「適応モデル」のうち、最も周到に練り上げられた提案と見なしうるものです。そこで次に、アントノフスキーと同様に健康を第一義の概念と見なしつつも、周到な定義の試みを企てたノルデンフェルトの所論を検討してみたいと思います。

ノルデンフェルトは人間を社会的な関係に組み込まれた行為者と見なし、健康と病いを、安らぎと苦痛、能力と能力欠如という二種の現象の結びつきから捉え直そうとしています。特に重視するのは能力の概念です。ある人間に特定の行為が可能であるどうかは、能力と機会によって大きく左右されます。ノルデンフェルトはこの両方を有している場合を実行可能性（practical possibility）と呼んでいますが、健康が問題になるとき、実行可能性を妨げるすべての条件が問われるわけではありません。焦点があてられるのは、行為者の心身内部の能力を欠如させる要因です。能力は標準の情況と相関しています。標準の情況を構成するものは時代や文化によって相対的であるため、記述的に定義できませんが、特定の時代の特定の社会においてならば、規範的な仕方で（統計によってではなく）確定可能です。例えばハリケーンの中で一歩も歩けなくても、その人は歩けない人だというわけではありません。

ノルデンフェルトは、亡命によって生活能力が失われた場合、その人は病気になったと言えるだろうかという問いを立てて、考察を進めます。その結果、能力の間に一次能力と二次能力との区別を設ける必要があると提案するのです。亡命先で生計を立てる一次能力はなくても、そのための二次能力である訓練プログラムをこなすだけの一次能力はもっているかもしれません。二次能力を欠いていると言えるのは、標準の情況の中で行為をなす一次能力を習得するための訓練プログラムを一貫して使いこなせない場合です。

間違いやすいのは、一次能力と二次能力の違いを、基礎的有能さを実行する力と基礎的有能さをもつこととの違いと取り違えることです。ある行為に関して基礎的有能さをもつ人が、さらに二次能力をもつ必要はありません。骨折したサッカー選手には、一次能力はありませんが、基礎的有能さはもっています。しかし基礎的有能さをもっているからといって、一次能力へと導くプログラムをこなすだけの一次能力をもっているとは言えませんから、二次能力をもっているとは言えないことになります。この場合、彼は病んでいるのだと判断すべきなのです。「健康であるとは少なくとも、ある種の行為群を行う二次能力をもっていることであり、病んでいるとは、これらの二次能力の一つまたはそれ以上のものを失っているか、一般に欠如させていることである[64]」と、ノルデンフェルトは論じます。

それでは健康な人であれば行えるはずの一群の行為を特定するにはどうすればよいでしょうか。ノルデンフェルトは、健康であれば成就できなければならない目標があると仮定し、健康に要求される能力群が何であるかを確定可能にするような最重要目標とは何だろうかと問います。その際、最重要目標を「人間のニーズ」と見なす立場と「行為の当事者が自分で設定した目標」と見なす立場の二つが有力な候補と見なされます。

マズローのテーゼによれば、すべての人間にあてはまる基本的ニーズ群（生理的ニーズ、安心安楽、帰属と愛、社会的承認、自己実現）があり、それらは階層的に秩序づけられます。基本的ニーズは、ニーズを充足しようとする内部の傾向として現れますが、食べ物や安全、愛、尊重はなぜ人間のニーズなのでしょうか。それは何にとっての必要条件なのでしょうか。仮に生理的ニーズの充足は個体と種の保存であると言えるとして、他のニーズはどうなのでしょう。マズローは基本的ニーズの充足は、健康の前提条件だと述べています。標準の情況の中で自分の基本的ニーズを充足する能力をもっていることを健康と捉える立場は、健康とは生存または健康にとっての必要条件を充足する能力をもつことだと主張していることになります。これは論理的な循環以外の何ものでもありません。

そこでノルデンフェルトはニーズの代わりに、ウェルフェア（＝幸福）概念を導入し、最重要目標をウェルフェアの最小限にとっての必要十分条件として規定します。「人物Aが健康であるのは、とりまく環境が標準の情況のなかで、最重要目標、すなわち自分の最小限の幸福にとって必要かつ十分な条件であるような目標を実現できる能力をもっている場合であり、かつ、その場合に限る」[65]。健康とは自分の目標を充足する能力であり、健康は幸福であるための重要な寄与をなしています。しかし幸福を左右するのは健康だけではありません。幸運の要素も大きいと言わざるを得ません。健康はあくまでも最小限の幸福に相関するのであって、健康な人が最小限の幸福よりも低い水準にいる場合もあれば、病んでいる人が大いに幸福である場合もあるのです。

以上概観したように、ノルデンフェルトの能力論的な健康概念は、幸福という規範的価値との論理的関係を明確にし、日常的な健康概念の含意を汲み取ろうとするものです。また健康と病いに関わる概念間の関係も明確に規定されていると言えます。標準の情況の中で、自分の最重要目標を実現する能力をもつこととして定義される健康を第一義の概念と見なし、傷病は健康を損なう傾向として規定されるのです。傷病には、病気（心身の過程）、損傷（病気の心身的な結末）、傷害（外部から引き起こされた心身的な出来事または状態）、欠損（先天的な心身の状態）の四つが含まれます。傷病をもっていることと健康であることは両立しますし、他方、健康は傷病以外の要因（望まない妊娠など）によっても損なわれうると考えられます。健康が科学の中で占める位置についても彼の態度は明確です。健康は部分的に評価概念であり、傷病概念も健康に対して二次的であるから一部に評価を含みますが、評価に委ねられた問題が解決されると、標準が確立されて経験的研究に利用されるようになり、客観的な指標・尺度化につながるのだと言うのです。

このようにノルデンフェルトによる健康概念再定義の企ては周到です。しかしここにも問題がないわけではありません。大きな問題となるのは、最重要目標、つまり最小限の幸福をどのように確定したらよいかという点です。最小限の幸福を内容的に固定する独断を避け、個人の目的設定に従い機能的に捉えようとした点は評価できますが、その内容がどのように決められるかが不透明なのです。生命維持のための必要条件を挙げるにせよ、その総量の見積もりが問題となります。人間らしい要素を付け加えるべきかどうかも問われます。強制された決意、逆効果となる目標設定、とるに足りない目標設定などの場合、最重要目標を反映していないことがあります。加えて、「標準の情況のなかで」という条件も、それを誰がどのように評価するかが問題となります。評価は偶然の産物ではなく、社会関係の場で形成され、公明正大に決定することができるとノルデンフェルトは言いますが、その根拠は必ずしも明確にはされていないのです。

規範の張力としての健康

アントノフスキーは健康を生成する要因として「首尾一貫感覚」を挙げ、ノルデンフェルトは「最重要目標を実現できる能力をもっていること」として健康を定義しました。いずれも主体の能動的な働きに重きを置いた健康観だと言えます。しかし、生きるとは、主体性そのものを更新し続ける運動であり、健康とはその運動のフレキシビリティーではないか、と考える立場があります。古来より病気については、生命体の全体的統一が分裂し調和が崩れることとして捉える見方と、感染症や怪我などのように外的な異物の侵入・衝突による障害として捉える見方の二つが並存し、その克服の手段としても、自然治癒力による内的回復と薬物投与や外科手術などによる外的切断・排除の二つが区別されてきました。この両者の結び付きを正確に捉え直すためには、あらゆる病いにおいて、その際の生体反応のしくみをつぶさに観察する必要がありますが、とりわけラボリの洞察は健康概念に対する新たな視座を開くものとして注目に値します。例えば、八木剛平は次のように述べています。

ラボリによると、侵襲というかストレッサーが加わったときに、生体は二方向の反応を起こす。一方は周囲の環境と熱力学的な平衡状態に達しようという反応、これだけでは死んじゃうわけです。一方、生物の場合は、それとは逆の代償反応が起こってきて、それが振動しながら生理的状態へ収斂して行く。ですからこれはどの病気にでも当てはまるのではないかと思います。それがある幅を超えちゃったときに治療が必要になり、それもただ上げるだけとか、上がったのを下げるだけというのじゃなくて、振動を調和的に治めていくのが大事な作業です。[66]

ラボリは、「侵襲に対して健常であろうとする主体こそが病気なのである」とか、あるいは「環境に対して自己の自律性を保有しようとする主体こそ病気なのである」などと述べていますが、ここに見て取れるのは、行為主体としての自己同一性を保持し自律的に振る舞うことができるという健康のイメージではなく、休むことができる、自分の自律をひとまず棚に上げ、主体性のゆるやかな更新を待つことができる、という生のフレキシビリティーに重きを置いた健康観です。

カンギレムの健康観もこの考えと軌を一にしています。病理的な状態は正常な状態の量的変化に過ぎないという考えを退け、別の生を生きることだと見なしたカンギレムは、病気の場合でも生命に内在する基準はあることを認めます。しかしその基準は、それが有効な条件からずれたときに、別の基準に自らを変えることができず、いかなるズレにも耐えられないという意味で、劣った基準だというのです。「病気の生き物は、一定の生存条件のなかで規範化されている。その生物は、規範能力――別の条件のなかで別の基準を設ける能力――を失った[67]」と言わざるを得ないのです。

病気がやはり一種の生物学的基準だということが認められたのなら、病理的状態は決して無条件に異常と規定されることはできず、一定の場面との関係の中でのみ異常だと言えることになります。反対に、病理的なものは一種の正常なものなのだから、健康であることと正常であることとは全く同じではないことにもなります。健康であることは、一定の場面で正常であるということだけでなく、その場面でも、また偶然出会う別の場面でも、規範的であるということを意味するのです。

健康を特徴づけるものは、一時的に正常と定義されている規範をはみ出る可能性であり、通常の基準に対する侵害を許容する可能性、または新しい場面で新しい基準を設ける可能性である。[68]

病気が防衛に我を忘れて夢中になることであるのに対し、健康は環境の不確実さを許容する幅のことなのです。

土居健郎もほぼ同様の考えを提示しています。

人間の生体は極めて複雑巧妙な仕組みになっていて、常にあるバランスを保っているシステムである。したがってバランスを一方に傾けさせる作用が起きると、それを元に復する作用が直ちに働くか、あるいはそれを補整する別の作用が連動して、全体としてのバランスが保たれ生命維持の機能は損なわれない。そしてこれこそ健康の実態である。しかしもしこの生体の防衛反応が個体にとってあまりにも負担となるか、あるいは防衛反応にも拘わらず、遂に生命維持の機能に危険が及ぶ時、ここに病気という状態が意識される。このように健康も病気も極めてダイナミックなプロセスであるから、両者の境界は一定しないと言わざるを得ない。かくして正常所見・異常所見の境界もまたぼやけることになるのである。[69]

こうした考えに立つとき、健康と幸福との関係はどのように捉えられることになるのでしょうか。

心の病気がなおるということは、必ずしもそのまま幸福になることではない。いやむしろ主観的には却って不幸を強く意識するようになることさえある。なぜならこれまで病気によって蔽われていた不幸に直面しなければならなくなるから。実際、病気が不幸中の幸ということだってあるのである。[70]

土居によれば、病気が不幸を抑止するケースがあることになります。健康回復はそのまま幸福にはつながらないというのです。しかし、病気によって不幸に直面しないでいられる状態は不幸中の幸いではあっても、文字通りの幸福とは言いがたいところがあります。病気が不幸に対する自己防衛になりうることは認めねばなりませんが、他方で、健康が真の幸福の条件であることも否定することはできないはずです。

自己の統合としての健康

健康概念を第一義の概念として捉え、そこから病いの概念を捉え直そうとする試みについて検討してきましたが、日常に用いられる健康概念の中には、それらの試みによってもなお汲み尽くされていない意義が潜んでいます。篠憲二によれば、印欧語の健康概念の語源には人間全体の統合の回復としての救いの意味が認められるといいます。Health の語源 hāl について繰り広げられた考察は、健康概念の規範的意義を追求する私たちにとってきわめて示唆に富むものです。

1　hāl は ME（中期英語）: hale, holeをへて、語源にはかかわりのない添字 w のついた whole（全体の、完全な、健全な）になる。

2　hāl の動詞形 OE : hǣlan, ME : hele（n）が heal（救う、癒す、癒える）になる。その原義は make whole であり、名詞化の接尾辞が付されて health となる。

3　hāl に形容詞語尾のついた OE : hālig, ME : hali, holi が、holy（完全さをそなえた、聖なる）になる。

そうだとすれば、この古い語源連関のうちには、生の分裂した様態を全一的に統合することこそ治療ないし治癒であるという本質洞察が、すでにこのうえない適確さで把持されている、ということができよう。あるいは逆に、個人格における多相的ペルソナの解離としての病いと統合としての治癒は、hāl から同根分出した whole と heal の二重義を人間の現実的な事態として証示している、しかも――それは人格的な自己統合という最高次の創発現象にかかわるのだから――もっとも緊要な事態として証示していることになる。[71]

篠は、人格の自己統合こそが本来の健康だと言います。もちろん、健康を目的概念として肥大化させてしまう危険には注意を怠ってはなりません。本節の冒頭で述べた通り、健康を完全な理想として捉えると、それに至らない者はことごとく不健康と見なされることになり、概念としてのリアリティーを欠く結果になってしまいます。

しかし、健康を固定した目的概念としてあらかじめ設定するのではなく、自己の全体的な統合の新たな可能性として健康

を捉えることは、かえって病いや障害においても健康であり得ることを保証することにつながります。長谷正當によれば、

健康とはそこに生命の全体性ないし統一性が感服されること、つまり、ある個体的生命がそれを超えるようなある根源的生命によって支えられ養われているということの感覚である。個が全体との繋がりのもとにあるところに生の統一性の感覚が現存し保持されるのであれば、その個と全体との繋がりには当然のこととして病や死が含まれねばならない。宗教における救いや超越という出来事は、この事実の自覚的把握にほかならない。救いとは個体的生命のうちに、「所産的自然」を超えた「能産的自然」、「神の自然」ともいうべき自然が湧出し、それによって個体的生命が支えられていることの自覚である。そこでは救いと健康とは同一の事柄を指している。「健康」は我々が自己を超える生命の根源に繋がっていることの「直観」であるならば、「救い」はそのことの「反省的自覚」である。[72]

病いや死には自己の有限性の自覚の可能性が潜んでおり、そのために真の健康への促しとなりうることが説かれています。病むことを主体自身の側からその生命の自覚の経験として捉え直すことができれば、病むことそのものが本来の健康の端緒へと反転するのです。

ガダマーは、健康の神秘（Verborgenheit der Gesundheit）について語っています。健康は、自然としての人間の存在そのものに関わる概念なのであり、人間が制作することのできるようなものでも、それ自身として対象化可能なものでもないというのです。

健康は作られたり制作されたりするものではない。そもそも健康とは何であろうか。健康はそれが損なわれることによってわれわれ自身の対象となる。まさにそういうレベルとして健康は科学的研究の対象になりうるであろう。なぜなら究極の目的は再び健康を回復すること、そして同時に健康であることを忘れることにあるからである。

ところでこの学問の主要領域がつねに生命に係わるものであり、もしもその課題が科学的な認識を人間の健康へ応用

することにあるとするならば、科学的な観点からだけでは治癒は不可能である。各人には各人の経験と習慣があるからである。[73]

私たちの人生は、健康と病いの連続体そのものであるとともに、その自覚の歴史でもあります。健康観が人生の中で変わりうるとともに、健康状態や健康観が変われば人生の意味もまた変わりゆくのです。このような変動する連続体として健康現象を事象にふさわしく的確に捉えるためには、健康至上主義に対しても、それとは反対の健康概念の相対化傾向に対しても、また脱価値論的健康観に対しても批判的な距離を保ち続けなければなりません。私たちにまずもって求められることは、健康概念のうちに潜むさまざまな規範的意義を浮き彫りにし、それら相互の意味連関を一人ひとりの人生のうちで粘り強く解きほぐしてみることではないでしょうか。その際に必要な要件は、科学主義に陥ることなく、しかし科学との接続を可能にする道筋を明らかにすることと、健康概念を機能や行為の観点だけでなく生命そのものの次元から人間の可能性全体との関連において捉え直すことの二点です。

私たちの一生は、健康と病いの連続体をなしています。私たちは、自らのいのちを、病変や健康回復の可能性をはらんだものとして気づかわざるを得ません。その際、気づかいとしてのケアは、健康という規範的価値を目的に据えるだけでなく、そのあり方自身が健康状態によって左右されるという側面を有しています。そのため、病いや健康についての理解も、健康状態によって大きく変わってくるということが想像できます。私たちにとって病いと健康は、透明な意識にとっての認識対象なのでは決してなく、むしろそれ自身が気づかいのあり方を構成する条件なのです。

この事実は、私たちの人生が、健康と病いの連続体であると同時に、セルフケアの変容の歴史とも見なしうることを示しています。私たちのセルフケアは不足したり、適切性を欠いて歪んだりしうるものです。そのようなときにこそ、他者によるケアが求められることになりますが、このケアは決して当事者のセルフケアと置き換わってしまうべきものではありません。

病いは主体の応急的立て直しだと、ヴァイツゼッカーは語りましたが、健康なときも病いのときも、人は自らの主体性の確立を気づかっています。それが自身のセルフケアによって達成できない場合は、他者によるケアが要求されますが、それは主体を他人に譲り渡すことではありません。そうではなく、あくまで他者によるケアを介した主体の形成が求められるのです。それでは、セルフケアとそのケアとの関係はどうあるべきなのでしょうか。また、セルフケアする者の主体と、それをケアする者の主体とは、それぞれどのように形成されるものなのでしょうか。こうした問いに踏み込むことによって、ケアの本質を明らかにすることが、第二部の課題となります。

注

1　木村敏（一九七三）：異常の構造、講談社現代新書、一二三―一二四頁

2　カイ・トゥームズ（二〇〇一）：病いの意味（永見勇訳）、日本看護協会出版会、八八―八九頁

3　同上、八九―九〇頁

4　サイエンス・ライターの柳澤桂子は、「15年におよぶ闘病体験をふり返ってみると、病気そのものの苦しみよりも、医療から受けた苦しみのほうがずっと大きかったと告白せざるをえない」（柳澤桂子（一九九八）：認められぬ病、中公文庫、二二五頁）と述べています。病いの経験プロセスが患者と医師とで反転することそのものに医師の理解が及ばない場合、患者は医師自身の手によって迫害されることがあるのです。他に以下の著作も参考になります。柳澤桂子（二〇〇三）：患者の孤独、草思社

5　ミシェル・フーコー（一九六九）：臨床医学の誕生（神谷美恵子訳）、みすず書房、一八二―一八四頁

6　前掲書、一九〇頁

7　精神医の熊木徹夫は、「薬物は症状にではなく、〈構造〉に効く」と述べています。「精神疾患をこころの病と考えるなら、それにどうして薬物が効くのか。また、逆にいえば精神疾患を脳の病と考えるなら、それにどうして精神療法が効いてくるのか。〔中略〕精神科臨床（のみならず他科でも実はそうだろう）では、患者に生じる現象（すなわち精神症状）と薬物によってもたらされるはずの効果が、非常に複雑で、精神科医にとっても予想がかなり困難なことが多い〔中略〕。〔中略〕ここで多様で変幻自在なのは、物質ではなく構造のほうである。〔中略〕では精神科医たちは臨床現場で、構造は絶えずダイナミック（動的）に揺れ動き、また状況に応じて構造の変化のベクトル（方向と加減）が異なってくるのを感じている。〔中略〕「薬物は〈構造〉に効く」のであれば、薬物の効果を浮かび上がらせることは、逆に〈構造〉のありようを知る一つのきっかけとなりそうである。すなわち治療者にとって薬物療法とは、単に一治療法にとどまらず、薬を介した〈生体との会話〉なのである」（熊木徹夫（二〇〇四）：精神科医になる、中公新書、七―一一頁）。

薬を介した生体との会話とは、「病理的なものを容積として構成する」というフーコー的まなざしの実践に他ならないと言えるでしょう。

8　パーソンズの医療社会学の概要を伝えるものとして、以下を参照。高城和義（二〇〇二）：パーソンズ―医療社会学の構想、岩波書店

9　春日武彦（二〇〇〇）：不幸になりたがる人たち、文春新書、一三九頁

10　小泉義之（二〇〇六）：病いの哲学、ちくま新書、一八八頁

11　エリザベス・キューブラー・ロス（二〇〇一）：死ぬ瞬間（鈴木晶訳）、中公文庫をはじめとして多数の著作があります。

12　スーザン・ソンタグ（一九九二）：隠喩としての病い・エイズとその隠喩（富山太佳夫訳）、みすず書房、八頁

13　ロバート・F・マーフィー（二〇〇六）：ボディ・サイレント（辻信一訳）、平凡社ライブラリー、一六七―一六八頁

14　スザンヌ・ゴードン（一九九八）：ライフサポート―最前線に立つ3人のナース（勝原裕美子・和泉成子訳）、日本看護協会出版会、一六九―一七〇頁

15　患者の生活世界の理解を職務上課題として意識せざるを得ないのは、誰よりも看護師でしょう。解釈学的方法を看護学の領域に適用した研究事例として、以下の論文集が参考になります。パトリシア・ベナー編（二〇〇六）：解釈的現象学（相良ローゼマイヤーみはる・田中美恵子・丹木博一訳）、医歯薬出版

16　カイ・トゥームズ（二〇〇一）：病いの意味（永見勇訳）、日本看護協会出版会、八七―八八頁

17　モーリス・メルロ＝ポンティ（一九六七）：知覚の現象学Ⅰ（竹内芳郎・小木貞孝訳）、みすず書房、二六五―二六六頁

18　同上、二七〇頁

19　中井久夫（一九九五）：家族の深淵、みすず書房、一八五頁

20　マルティン・ハイデガー（一九九七）：ツォリコーン・ゼミナール、みすず書房、二一三頁

21　ロバート・マーフィー（二〇〇六）：ボディ・サイレント（辻信一訳）、平凡社ライブラリー、一六一頁

22　同上、一九四頁

23　ヴァイツゼッカー（一九九五）：ゲシュタルトクライス（木村敏・濱中淑彦訳）、みすず書房、二七五頁

24　V・v・ヴァイツゼッカー（一九九四）：病因論研究、講談社学術文庫、二〇頁

25　同上、二六頁

26　木村敏（一九九四）：心の病理を考える、岩波新書、二〇―二二頁

27　木村敏（一九九二）：生命のかたち　かたちの生命、青土社、三七頁

28　ジョルジュ・カンギレム（一九八七）：正常と病理（滝沢武久訳）、法政大学出版局、一三頁
29　同上、一四頁
30　フロレンス・ナイティンゲール（二〇〇四）：看護覚え書き―本当の看護とそうでない看護（小玉香津子・尾田葉子訳）、日本看護協会出版会、八頁
31　ジョルジュ・カンギレム（一九八七）：正常と病理（滝沢武久訳）、法政大学出版局、一四―一五頁
32　同上、一五頁
33　同上
34　同上、一五―一六頁
35　廣野喜幸・市野川容孝・林真里編（二〇〇二）：生命科学の近現代史、勁草書房、一〇三―一〇四頁
36　同上、一〇四頁
37　ジョルジュ・カンギレム（一九八七）：正常と病理（滝沢武久訳）、法政大学出版局、一七五―一七六頁
38　河本英夫（二〇〇一）：オートポイエーシス2001、新曜社、二〇九頁
39　小泉義之（二〇〇三）：受肉の善用のための知識、現代思想、第三一巻第一三号、七八頁
40　神田橋條治（二〇〇六）：「現場からの治療」という物語、岩崎学術出版社、二九頁
41　ベルンハルト・ヴァルデンフェルス（二〇〇四）：講義・身体の現象学、知泉書館、三八三頁
42　ミシェル・フーコー（一九六九）：臨床医学の誕生（神谷美恵子訳）、みすず書房、一九八頁
43　同上、二一〇頁
44　同上、二六六頁
45　ジュディス・スミス（一九九七）：看護における健康の概念（都留春夫・佐々木百合子・藤田八重子他訳）、医学書院を参照。
46　根村直美（二〇〇〇）：ＷＨＯの〈健康〉の定義、現代思想、二八巻一〇号、一五五頁より引用。
47　同上より引用。
48　同上、一五九―一六〇頁
49　同上より引用、一六〇頁
50　Tristram Engelhardt (1974)：The Disease of Masterbation: Value and the Concept of Disease, in: James Lindemann Nelson and Hilde

51 Lindemann Nelson(1999):"Meaning and Medicine. A Reader in the Pholosophy of Health Care", Routledge, New York and London, p.11
52 ミルドレッド・ブラクスター(二〇〇八):健康とは何か―新しい健康観を求めて―(渡辺義嗣訳)、共立出版、三〇―三一頁
53 Christopher Boorse (1999):On the Distinction between Disease and Illness, in: James Lindemann Nelson and Hilde Lindemann Nelson:"Meaning and Medicine, A Reader in the Pholosophy of Health Care", Routledge, New York and London, p.19
53 同上、二〇頁
54 同上、二一頁
55 レナート・ノルデンフェルト(二〇〇三):健康の本質(石渡隆司・森下直貴訳)、時空出版、五八頁
56 今道友信(一九七七):健康への懐疑、東京大学公開講座 健康と生活、東京大学出版会、二〇〇頁
57 同上、二一二頁
58 同上、二一五頁
59 同上、二一一頁
60 ヴィクトール・フォン・ヴァイツゼッカー(二〇〇〇):病いと人(木村敏訳)、新曜社、一九五頁
61 同上、二〇一頁
62 アーロン・アントノフスキー(二〇〇一):健康の謎を解く―ストレス対処と健康保持のメカニズム(山崎喜比古・吉井清子訳)、有信堂、一六頁
63 同上、二四頁
64 レナート・ノルデンフェルト(二〇〇三)、健康の本質、九〇頁
65 同上、一三一頁
66 神田橋條治・八木剛平(二〇〇二):精神科における養生と薬物、メディカルレヴュー社、二三頁
67 ジョルジュ・カンギレム(一九八七):正常と病理(滝沢武久訳)、法政大学出版局、一六一頁
68 同上、一七五―一七六頁
69 土居健郎(一九七七):心の健康と病気、東京大学公開講座 健康と生活、東京大学出版会、一八六頁
70 同上、一九二頁
71 篠憲二(二〇〇八):菩薩像に思うこと、モラリア第一五号、東北大学倫理学研究会、一九九頁

72　長谷正當（二〇〇三）：欲望の哲学―浄土教世界の思索、法藏館、一二一頁
73　ハンス＝ゲオルク・ガダマー（二〇〇六）：健康の神秘―人間存在の根源現象としての解釈学的考察（三浦國泰訳）、法政大学出版局、一頁

参考文献

第一節

綾屋紗月・熊谷晋一郎（二〇一〇）：つながりの作法―同じでもなく違うでもなく、NHK出版
イヴァン・イリイチ（一九七九）：脱病院化社会（金子嗣郎訳）、晶文社
ヴィクトーア・フォン・ヴァイツゼカー（二〇一〇）：パトゾフィー（木村敏訳）、みすず書房
内田樹・春日武彦（二〇〇五）：健全な肉体に狂気は宿る、角川書店
内海健（二〇〇五）：精神科臨床とは何か、星和書店
浦河べてるの家（二〇〇五）：べてるの家の「当事者研究」、医学書院
大貫恵美子（一九八五）：日本人の病気観、岩波書店
春日武彦（二〇〇三）：何をやっても癒されない、角川書店
川喜田愛郎（一九七〇）：病気とは何か―医学序説、筑摩書房
川喜田愛郎（二〇一二）：医学概論、ちくま学芸文庫
河本英夫（二〇〇一）：オートポイエーシス2001、新曜社
小泉義之（二〇一二）：生と病の哲学―生存のポリティカルエコノミー、青土社
小林昌廣（一九九三）：病い論の現在形、青弓社
オリバー・サックス（一九九二）：妻を帽子とまちがえた男（高見幸郎・金沢泰子訳）、晶文社
ハインリッヒ・シッパーゲス（一九九三）：中世の患者（濱中淑彦監訳）、人文書院
鈴木大介（二〇一六）：脳が壊れた、新潮新書
竹内正（一九九三）：病態の哲学的基礎、日本醫事新報社
たばこ総合研究センター編（一九九七）：〈構造〉としての身体、河出書房新社
野口晴哉（二〇〇三）：風邪の効用、ちくま文庫
廣野喜幸・市野川容孝・林真里編（二〇〇二）：生命科学の近現代史、勁草書房

アーサー・W・フランク（二〇〇二）：傷ついた物語の語り手（鈴木智之訳）、ゆみる出版
松本雅彦（二〇一五）：日本の精神医学　この五〇年、みすず書房
八木剛平・田辺英（一九九九）：精神病治療の開発思想史―ネオヒポクラティズムの系譜、星和書店

第二節

飯島裕一（二〇〇一）：健康ブームを問う、岩波新書
石井誠士（一九九五）：癒しの原理―ホモ・クーランスの哲学、人文書院
上杉正幸（二〇〇二）：健康病―健康社会はわれわれを不幸にする、洋泉社
内海健（二〇〇五）：精神科臨床とは何か―日々新たなる経験のために、星和書店
鹿野政直（二〇〇一）：健康観にみる近代、朝日新聞社
黒木登志夫（二〇〇七）：健康・老化・寿命―人といのちの文化誌、中央公論社
齋藤環（二〇一六）：人間にとって健康とは何か、ＰＨＰ新書
杉晴夫（二〇〇八）：ストレスとはなんだろう、講談社
立岩真也（二〇〇四）：ＡＬＳ　不動の身体と息する機械、医学書院
ルネ・デュボス（一九七七）：健康という幻想―医学の生物学的変化―（田多井吉之介訳）、紀伊國屋書店
浜渦辰二編（二〇〇五）：〈ケアの人間学〉入門、知泉書館
Ｊ・Ｍ・メルツ／Ａ・カークランド（二〇一五）：不健康は悪なのか―健康をモラル化する社会（細澤仁・大塚紳一郎・増尾徳行・宮畑麻衣訳）、みすず書房
森下直貴（二〇〇三）：健康への欲望と〈安らぎ〉―ウェルビカミングの哲学、青木書店
米山公啓（二〇〇〇）：「健康」という病、集英社新書

第二部　ケアリング——セルフケアのケア

私たちには、呼吸、摂食、排泄、睡眠といったいのちを支える生命活動への欲求があり、その欲求が満たされないとき、たいていの場合は苦しみというシグナルとなって、その不足を自覚することができます。自分でその欠損に気づき、自分の力で欠損を満たすことができれば言うことはありませんが、自然的な欲求は、当然のごとく自然に満たされると保証されてはいません。欲求の充足が困難をきたすのは、病気のときばかりとは限りません。一九八六年にWHOによって採択された、健康づくりのためのオタワ憲章では、健康の前提条件として、食糧や収入の必要だけでなく、平和、住居、教育、安定した環境、持続可能な資源、社会的公正と公平という全部で八つの条件が数え上げられています。そこからも明らかなように、生理的欲求を充足し健康を保つためには、治安の維持や識字率の向上といった政治や教育などの営みも不可欠なのです。ただ、本書では、看護、養護、介護などのケアに議論を絞りたいと思います。いのちの基盤が欠けているのに、自分ではその欠損を充足できないとき、他の人間による特別な配慮を必要とします。そうした対個人的なケアがいかにして可能かを論じるのが第二部の課題です。

ケアという概念は、今日学際的な注目を浴び、その意味と射程がさかんに議論されています。しかし、ケアという概念が広く市民権を得て、一般に用いられるようになったのはそう昔のことではありません。思想界で幅広く論じられ、時代の主要なテーマとして認知されるようになったのは、一九八〇年代以降ではないでしょうか。その背景には、大きく分けて、医療倫理をめぐる動向と近代的な人間観に対する問い直しの推進という二つの事柄を指摘することができるように思います。少し立ち止まって見てみましょう。

科学技術の目覚ましい発展に伴い、人間が為しうることの領域は増大しましたが、できるからといって、その力を人間に対して無条件に行使してよいわけではありません。科学技術によって人間の生と死を人為的に制御することの倫理的是非について、英語圏の国々を中心に議論が飛び交うようになりました。それが生命倫理学という学問分野として確立していったのは、一九六〇〜七〇年代のことでした。第二次世界大戦中の捕虜に対する人体実験の非人道性への反省から、被験者への説明と同意の必要を唱えたニュルンベルク綱領の精神を背景に、生命倫理学は被験者に認めた権利を一般の患者にまで拡げて、インフォームド・コンセントの概念を提唱するに至ったのです。世界医師会によるリスボン宣言に代表されるその考えに顕著に見て取れるのは、患者の自律性を尊重しようとする自由主義の発想だと言えます。

しかし患者とその家族にとって、医療の選択は権利であるのに先立って、苦しみを伴う重荷であるに違いありません。選択のためには患者を支援し、その自律性を尊重しながら患者にとって望ましい選択がなされるように擁護することが必要です。そもそも、訴訟社会であるアメリカで生まれたインフォームド・コンセントの概念には、患者が決めたのだから責任は私にはないという、医師の言い逃れの論理にもなりうる危険がひそんでいます。そのため、患者の自己決定の権利を守るという理想が着実に根を張るためには、患者と医療関係者の間で、まずもって信頼関係が形成されている必要があります。患者はキュアされるに先立ってケアされ、キュアのさなかにおいてもケアされ、またキュアできなくなった場合でも引き続きケアされねばならないのです。

こうした考えは、終末期医療におけるかつての延命至上主義を見直し、ホスピスケアやスピリチュアルケアの重要性が深く理解されるようになる時代の趨勢とも連動していきます。こうしてキュアとは区別されるケアの側面、医師とは異なった看護師の専門職性の自覚が高まり、看護師は医師への忠誠のみでなく、あるいはそれ以上に、患者との信頼関係の形成や患者の権利の擁護に留意すべきだとする独自の倫理綱領を形成するに至りました。加えて、ＷＨＯによる一九七八年のアルママタ宣言において、プライマリーヘルスケアの概念が提唱され、健康をすべての人の基本的な人権と認め、住民のニーズに基づく、地域資源を活用した住民参加によるヘルスケアが推進されるようになりました。ケアおよびケアリングの概念はこうした背景のもと、とりわけ看護学のキーワードとして医療の世界で脚光を浴びるようになったと言うことができるでしょう。

しかし、ケアという概念がもつ意味は以上に論じた点に尽きるものではありません。ケアという概念には、従来の人間観に問い直しを迫る重要な契機を秘めたものとして、現代思想において特別な位置を占めつつあるのです。理性的に判断する力をもち、自分のことは自分で決めて、それを実行できる自立的な主体であるというのが、近代に特徴的な人間のイメージでした。それは心身ともに健康な大人のイメージです。しかし、人間ははじめから大人だったわけではありません。人は誰しも、自分ひとりでは生きてはいけないものとして人びとの間に生まれ落ち、自分から語るよりも先に自分のことを語られながら、長期にわたり養育者によるケアを受けて、ようやく大人になっていくのです。大人になっても、他者からのさまざまなケアを必要としないわけではありません。他者からの承認なしには生きていけないのが、人間という存在です。その意味で障害や病気をもった人だけがケアを必要とするわけではないのです。ましてや何の病気にもならない人はいません。それに人は長生きすれば、やがては年老い、経験や技能の蓄積とは裏腹に、他者の力に信頼を寄せなければ日々の生活が危ぶまれるようになっていきます。そのような弱さや脆さを抱えた自分と他人を気づかいながら生きるのが人間という存在の実情なのです。

人間の存在を文字通りケアとして語ったハイデガー、自らの傷つきやすさを介して他者と出会うことに人間の可能性を見出そうとしたレヴィナス、フェミニズムの立場から自他の利害関係の調整に配慮するケアの倫理を提唱したギリガン、自由主義と共同体主義をめぐる論争を通して共生というテーマを発見した政治哲学の動向など、現代哲学のさまざまな流れは、いずれもケアの概念に格別の注意を振り向けています。ケアの概念が人間の本質への問いの、現代における問い直しを促すものであることを如実に物語るものであると言えましょう。

加えて日本では、高度経済成長期以後、産業構造の度重なる変動を経て、少子化や高齢化という未曾有の社会状況に直面しました。このことが、ケア概念が注目されるに至ったもう一つの要因になっていると考えられます。女性の社会参画による家事の位置づけの変化、ファミリーから個人への市場の拡大、結婚年齢の高齢化やシングルの増加、退職後の人生の長期化、地域社会の解体といったさまざまな事態が折り重なって、育児や介護など家族のいのちをケアする仕事が非常に困難な課題として自覚されるようになるとともに、ケアに携わる専門職である教員や看護師や介護士などの過度の負担にも注意が向けられ、ケアする者へのケアの必要が叫ばれるようになっているのです。感情労働論の是非、燃え尽き症候群や新人看護師の離職への対応などは、ケアという仕事をめぐる困難の一例に過ぎません。経済的な負担や自由時間の縮減に加え、葛藤や戸惑いや思い煩いの的として、ケアはその負担感の重圧とともに、社会的な関心事として主題化されようになったのです。

ケア概念への関心は、医療倫理の動向、近代的人間観の問い直し、社会構造の変化といった複合的な動機に導かれて、今後ますます高まっていくものと考えられます。

ケアを動詞として捉え、それを名詞化したケアリングという概念も、今日学際的に注目を集め、ケアの本質への問いを内包する概念として用いられています。そこには、二〇世紀を代表する哲学者であるハイデガーの人間理解も重要な要素として流れ込んでいます。ハイデガーによれば人間とは、世界の外に立って世界を対象として眺めやる孤立した主観のようなものではなく、自ら意味の連関としての世界のうちに住まい、自分は何でありうるのか、どのように生きるべきなのかを気づかわざるを得ない存在です。そのような自己への固有の関係を生きる人間の存在様式をハイデガーは「Sorge（気づかい）」と術語化しましたが、看護学者パトリシア・ベナーはそれを「caring（ケアリング／気づかい）」と翻訳し、その特徴を次のように整理しています。

「人が何かにつなぎとめられている」「何かを大事に思うこと」を表す語として「気づかい（caring）」という言葉が有益なのは、それが思考と感情と行為を区別せず、人間の知の働きと存在を一体的に表現する言葉だからである。さらに、気づかうという言葉で我々は次のような様々な意味での「巻き込まれ関与していること（involvement）」を適切に表現できる。すなわち、恋愛・親の愛・友情、庭の手入れ（caring for）・自分の仕事にかまうこと（caring about）・担当する患者を気づかい看護すること（caring for and about）――これらがすべて気づかいという言葉で表現できるのである。[1]

ベナーがケアリングという概念を重視するのは、人が何をストレスとして感じるか、それにどのように対処するかは、その人が生活の中で何を気づかいの的にしているかによって大きく異なってくるからです。そのため、他者へのケアは、他者が生きる上で大切に思っていることへのケア、つまり他者が行うケアリングに対するケアでなければなりません。ケアがケアでありうるためには、それが対象となる方のセルフケアに対するケアであることを不可欠の条件とするのです。

小玉香津子は、看護ケアについてこう語っています。「健康問題」としての病いと健康問題に対する患者の反応としての「健康問題体験」とを区別した上で、「看護は病気を代表とする健康問題そのもの（たとえば骨折）ではなく、それに対する生活者としての人間の反応（動けない、動かせない、食べられない、トイレに行けない、仕事ができない、など）をみる」[2]

のだというのです。看護ケアは、健康問題としての病いとその症状に関心を寄せるだけでなく、患者自身がその健康問題をどのように感じ、どのようにそれに対処しているかに格別の注意を払うことを、その条件とするものです。ケアがケアとして成り立つためには、対象となる方のセルフケアに細心の注意を払うことが求められるのです。

ケアを必要とする人は既に自らセルフケアしています。ただ、そのセルフケアが健康を保持するのに十全なものではないばかりか、かえって健康状態をさらに損なう可能性を高めてしまっている場合さえあります。そこで他者によるケアが必要になります。しかしこのとき、ケアする人がされる人のセルフケアに対する配慮を欠くならば、あるいはその配慮が十分なものでないならば、ケアはケアにならないどころか、かえって暴力になってしまう恐れさえ生じます。ケアはセルフケアへのケアでなければならないのです。

そこで、他者へのケアの条件と本質について論じるに先立ち、まず対象となる方のセルフケアの諸相について予備的な考察を行っておきたいと思います。自分のことが自分にとって気がかりとなるのは日常茶飯のことであって、生きている限りそこから逃れることはできませんが、とりわけ他者によるケアを必要とせざるを得ないような心配や憂慮が生じる場合、それは不快な感覚や情動をともないます。そのため第三章では、痛み、不安、悲しみという、苦しみを伴う感覚や情動に目を向けてみたいと思います。そうした感覚や情動は、それ自身がセルフケアによってつくり出されているという一面をはらんでいるのです。

こうした考察を踏まえた上で、セルフケアのケアとして規定されたケアがどのように成り立つのかを論じることが、第四章の課題です。特にケアされる主体とケアの主体それぞれがどのようにして成立するかに着目しながら、ケアの成り立ちについて考察してみたいと思います。従来、ケアを論じるに際し、多くの場合、ケアされる主体とケアする主体がそれぞれ独立した主体として存立していることが当然のごとく前提とされていたように思います。しかし本書では、その生成の可能性こそが論じられねばならない事柄だと考えます。主体の生成ということがケアを論じる際の根本問題だと考えるのです。ケアの成り立ちをていねいに見つめ直してみるなら、主体の形成そのものが一人ひとりにとっての大きな課題となり、それ自身がセルフケアとケアリングの内容そのものとなるように思われるのです。

このことはケアする側の主体性だけでなく、ケアされる側の主体性についても当てはまります。ケアされる主体を確立することそれ自身をケアすべきこととして捉えてみたいのです。人間における依存の不可避性を強調している論者の一人に、ケアの倫理を提唱するキテイという人がいます。

私たちはみな、お母さんの子どもであるということを誰もが認めないわけにはいかないのは、人間存在の基本的条件として人とのつながりを必要とするという事実による。生命を保護しようとする愛、個人の成長を見守る配慮、そして社会に受け入れられるための訓練を与えてきた人、すなわち母親業を行う人々が関心を向けてくれなくては誰も生存できないし、人類の共同性の一員にもなれない。私たちが、一人ひとりを誰かお母さんの子として尊重するなら、それは母親業を行うすべての人の努力を誉めたたえることになる。[3]

依存は自立の対立概念ではありません。むしろそれは自立に至るための不可欠の足場を形成する人間の条件です。人間の成長のプロセスの実情に照らし合わせるなら、ひとは自立しあう主体同士としてその自由意志によって互いに関わりあうというより、反対に依存関係を通して一人ひとりの自由な主体性は形成されていくというべきでしょう。世界に意味があるという信念は他者との関係において形成されるものであり、最初の親密な関係において築かれる基本的な信頼感がこの信念を基礎づけます。人間とはその人を大切に思う他者のケアによって生き延び、またその同じケアへの依存を通して自立へと至る存在なのです。それゆえにそうしたケアの仕事は決して軽視されてはなりません。キテイは、依存者の世話をする依存労働者自身が社会において依存状態に陥ってしまいがちな状況にていねいに注意のまなざしを向け、ケアする者に対する社会的支援を行うことが社会正義の実現にとって緊急の課題だと論じています。

人間は他者からのケアに依存してその主体性を形成します。私と他者とは自由な主体として相互に独立しているというより、私の主体性のうちには他者の存在が深く喰い込んでいるのです。確固とした自我の形成に寄与している場合もあれば、主体性の形成を困難にしてしまう場合もあることでしょう。しかし後者の場合のケア関係のこじれを修復できるのも、またケア関係に他なりません。人間は世界のうちで生まれかつ死にゆく偶有的で一回的な存在として自らを自覚する者であり、セルフケアを余儀なくされた存在です。このことは、他者によるケアが必要になった場合には、当人のセルフケアの志向的意味を配慮してなされることが、ケアのポイントになるということを意味します。それと同時に、そのセルフケアのありよう、つまり主体性の形成の仕方そのものが、他者からのケアに依存せざるを得ないため、主体性の形成の正否には自分では責任のとりようがないという側面をはらむということをも意味しています。しかし、その脆弱さをも自らのうちに受け止め、責任の担い手として他者へと関わりうる主体を立ち上げようとするのが、レヴィナスの思想でした。レヴィナスの発想を手引きとし、ケアされる側の主体、ケアする側の主体それぞれの成立の可能性について考察してみたいと思います。そうした手続きを経ることによって、ケアリングの意味を明らかにすることが本書の最後の課題になります。

注

1　ベナー／ルーベル（一九九九）：現象学的人間論と看護（難波卓志訳）、医学書院、一―三頁

2　小玉香津子（二〇一三）：看護学、小玉香津子講義集、ライフサポート社、一一頁

3　エヴァ・フェダー・キテイ（二〇一〇）：愛の労働あるいは依存とケアの正義論（岡野八代・牟田和恵訳）、白澤社、一六〇頁

第三章　セルフケアの現象学

人は自分のことを気づかわざるを得ない存在です。特に危機に直面したときには、自分の存在の可能性は、感覚の強度の変調を伴い、特定の情動に染め上げられて、私たちに強くのしかかってきます。私はまず存在していて、後から初めて自己に関わるというよりも、自己への関わりそのものが私の存在の本質です。そのため、こうした感覚や情動は対処せねばならないセルフケアの対象であると同時に、セルフケアそのものの姿であるという一面をもはらむことになります。ここでは、他者からのケアを必要とせざるを得ないようなセルフケアの例として、痛み、不安、悲しみについて考察してみたいと思います。

一　痛　み

痛みは、瞬間瞬間に直接的に感受される感覚的な質でありながら、強度次第では生活の質にまで多大な影響を及ぼし、その意味への問いかけを生みださずにはおかない特異な現象です。痛みが感覚の一種であることは疑いえませんが、その感覚能力は特定の感覚器官には限定されず、身体の全域にわたるばかりでなく、雰囲気や居心地といった世界を感受する仕方についての反省的意識として機能してしまう場合もあります。痛みはセルフケアの対象であると同時に、セルフケアの結果でもあるのです。このように特異な位相をもつ感覚である痛みの意味については、近年、生理学、心理学、医学、看護学など多方面から考察が進められています。本章では、そうした研究成果を踏まえながら、改めて痛みの意味を人間の生の営み全体のうちに位置づけ、いくつかの角度から哲学的に考察してみたいと思います。

痛みにおける孤立

ヴィトゲンシュタインは『青色本』の中で、「私は歯が痛い」という文と「彼は歯が痛い」という文の意味の違いについて次のように論じています。

次の二つの場合を比べてみ給え。一・「彼が痛みを感じていることが君にどうしてわかるのか」――「彼のうめくのを聞くからだ」。二・「君が痛いのを君はどうしてわかるのか」――「私はそれを感じるからだ」。だが、「私はそれを感じる」とは「私は痛い」と同じ意味である。だから、それは全く説明にはなっていない。しかし、その答の中で、「私」という語よりも「感じる」の語に強調点をおくのが普通であることは、その「私」によって一人の人間を（あれこれの人々の中から）選びだそうとしているのではないことを示している。[1]

二つの文において違っているのは、人称代名詞が指示している対象に過ぎないように見えますが、実はそうではありません。それぞれの文の真偽を検証するために何をしなければならないかを考えてみればすぐにそのことが理解できます。二つの文においては真偽の検証方法そのものが全く異なっており、真理条件としての意味自体に違いがあると言わねばならないのです。

視覚や聴覚に基づく対象知覚の場合には原則として誤謬の可能性が考えられます。錯覚や幻覚の可能性が絶対にないとは言い切れないからです。ところが痛みの場合、事情は異なります。私が「私は歯が痛い」と言う場合、嘘をついた、とか、ただ言ってみた、というのでない限り、その命題が真であることはこの私には検証するまでもなく直接に明らかです。痛みを感じたのであれば、実際そこに痛みがあったのです。痛みの部位が判別し切れなかったり、痛みとも痒みとも区別しずらかったり、というようなことはあっても、痛みを感じたのに実は間違っていてそこに痛みは全く存在しなかったのだ、というようなことはありえません。痛みとは、距離を欠いた主客未分の感覚であり、誤謬の可能性を欠いているのです。

しかし、これほど明らかな私の歯の痛みをじかに感じることができるのはこの私だけであり、他人はそれを直接に感じることはできません。それと同じ様に、他人が感じている痛みについて、それを直接に感じることは私には絶対に不可能なのです。

痛みにはこのように、人間を一人ひとり単独の存在へと孤立させてしまう力があります。もっとも、これは痛みに限ったことではなく、他のあらゆる感覚についても当てはまることだと言えないこともありません。例えば、私に見える夕焼けの赤い空が他人にも同じように赤く見えていることを確かめる術はどこにもないからです。とはいえ、確かめる術がないことの自覚がそのまま、色の世界が一人ひとり違うという確信に結びつくことはありません。それに引き換え、痛みの場合は、往々にして一人ひとりを孤立させてしまうのです。仮に夕焼けの赤い空によって孤独感をひしひしと感じることがあるとしても、それは痛みによる孤立感とは全く異なった経験です。痛みにおいて私は否応なしに自分の身体に縛り付けられます。見たくなかったり聞きたくなかったりすれば、目を閉じ、耳を塞げばよいでしょう。しかし痛みは自分の力ではシャットアウトすることは困難です。その不快な感覚から逃げ出そうとして意識を別のことに集中させたり激しい運動に身を任せたりして一時的に痛みを忘れることができたとしても、痛みは一過的なものでない限り再び押し付けがましく意識をそこへと向けさせるのです。

しかし、痛みの感覚それ自身が痛みへと目覚めさせるとき、意識の働きは全体として生き生きと覚醒するというわけではありません。むしろ眠りたいのに眠れないという不眠の苦しみに似たやるせなさこそが痛みのもつ覚醒の性格なのだということができます。痛みはこんなふうにして、私を痛みそのものへと縛り付け、孤立化させるのです。その結果、こんなに痛いのに誰も分かってくれない、という、ある意味では当然のことがきわめて不満に思われるようにさえなるのです。

痛みには程度があります。例えば指先に圧力をかけても、その圧力が弱ければその感覚は痛みとしては感じられません。しかし次第に圧力を増していくと、やがて痛みとして感じられる閾に到達します。その事実をもとに、痛みを測定する方法として、圧力や電流を段階的に上げたり下げたりすることによって、感覚閾、痛覚閾、耐痛閾を測定する精神物理学的測定法が痛みの客観的な測定法として考案されてきました。しかし、ルリッシュが指摘したように、患者が経験している痛みは実験室で研究されている神経伝達路に関する科学的分析のために統制された痛みではなく、生きられている痛みです。その生きられている痛みを客観的に数値化することには多大な困難があります。そのため、痛みの測定法として、その他に質問紙法、動作法、表情判定法などさまざまな方法が探し求められました。しかしいずれにしても、主観的な感覚である痛みを、それを感じている人がどれだけ間主観的に理解可能な言葉で表現できているかを客観的に評価することは難しく、またその表現内容が測定者によって経験されたことのある痛みとどの程度まで比較可能であるかも理解するのは困難なのです。今日では、脳の活動を外部から非侵襲的にモニターする方法が開発され、主観的評価と脳の活動とを同時に計量することが可能になっています。それでもなお、原理的な困難そのものが解消することはないのです。

痛みの発生機序とその理由

（一）侵害受容性疼痛とその意味

皮膚や粘膜、筋肉や内臓には、侵害受容器が分布しています。これらによって受容された痛み刺激は、末梢神経のAデルタ繊維もしくはC繊維によって脊髄さらには脳の痛み中枢へと伝えられ、大脳皮質に達して痛みとして認知されます。ペインクリニックの専門医である森本昌宏によれば、このときAデルタ繊維とC繊維とで伝達スピードが異なるため、痛みは多くの場合二〇秒ほどの時間をおいて異なった仕方で感知されるといいます。

向う脛をしこたま打ちつけた時には、思わず「痛い」と叫び、少し間をおいて蹲ってしまう。この場合、最初に鋭い痛み（ファストペイン）を感じ、その後に「じわ〜」とした鈍い痛み（スローペイン）が数分間続く。[2]

こうしたファストペインとスローペインの二重の痛みからなる急性痛を「侵害受容性疼痛」といいます。こうした痛みは、恐怖や不安をともなう不快な感覚ではありますが、他面では身の回りの危険から私たちを守ってくれる危険信号としての効用を有しています。このときの記憶によって私たちは侵害刺激を回避することができ、身体を防御することができるからです。痛みによって私たちは傷や病変に気づくこともできます。痛みによって自身の身体の異常に気づき受診に至るケースも多いはずです。

ところが、感覚・自律神経が先天的に障害される先天的無痛症と呼ばれる病気があります。この病いを抱えた患者には、痛みが感じられることはありません。「ストーヴなどに直接触れていても分らずに重篤な火傷を負ってしまう。また、内臓からの痛みを感じることが出来ないために、通常は激痛を伴う盲腸炎や腹膜炎などが見逃されることもある」[3]。痛みを感じないことは、一見すると羨むべきことに思えますが、無痛症の患者の中には、食事中に舌の先を噛み切ってしまってもそれに気づかないといったことが起こり、日常生活そのものが生命の危機の連続と化してしまうのです。無痛症に照らし合わせてみれば、痛みはそれ自身としては避けるべき不快な感覚でありながら、不快な感覚だからこそ身体の防御機能としての役割を果たしていると言うことができるでしょう。

(二)　神経因性疼痛とその意味

しかし、すべての痛みにそのような効用を認めることが果たして可能でしょうか。脳出血で倒れ高次脳機能障害を負った医師山田規畝子は、ささいな刺激が激痛として感受されてしまうようになった経験を以下のように語っています。

私の左半身は、やり方によっては触っただけでも痛い。料理をしていて、うっかり包丁で左の人差し指を切ったことがある。うっすらと血がにじむ程度で、最初は痛みを感じなかった。ところが、切ったことを自覚したとたん、猛烈な痛みに襲われた。〔中略〕このほかには、温かさと冷たさが、痛みに変わる。凍ったものや五十度くらいのものが要注意だ。障害が出てからレトルト食品のお世話になる機会が増えたが、湯煎して温めた食品の封を切ろうと、左手で持ち上げたとき激痛が走る。〔中略〕この「視床痛」は、その痛む部位には問題がないのに、脳の働き（というか、働きの異常）がそう感じさせているわけで、思えば脳とは本当に不思議なものである。[4]

こうした痛みについてはどう説明をつけることができるのでしょうか。痛みの発生機序に目を向けてみましょう。メルザックとウォールは一九六五年に「ゲート・コントロール説」と呼ばれる痛みの生成過程モデルを提唱しました。脊髄後角第五層の中の伝達細胞Tと後角第一・二層を指す膠様質SGからなるゲート・コントロール系は、情報の量を抑制したり促進したりするシステムを有していて、メルザックとウォールはそのシステムの作動の仕方を、神経の上行系（感覚系）と下行系（感情系と認知系）の相互作用として捉えてみせたのです。

> ゲート・コントロール説のもっとも大きな特徴は、特定の受容器、特定の繊維、大脳の特定の部位が、痛みの媒介機構として排他的に機能すると仮定する固定したモデルから、痛みの研究を解き放った点にある。上行経路では、太い繊維と細い繊維が相互に作用し、脊髄後角では、上行系の情報が、脳幹からの抑制作用や大脳からの修飾作用を受けて、T細胞の出力を決定している。痛み信号を中枢に伝達する経路は、もはや単一の経路ではなく、異なった経路間の相互的作用の帰結と考えるようになっている。[5]

さらに七〇年代に入り、下行性経路についても研究が進み、オピオイド機構の発見とモルヒネ様物質の体内産出のしくみが明らかにされ、痛みは末梢から上行する情報と中枢から下行する情報が相互に作用しあって生成されることが示されるようになりました。

こうした研究の流れから明らかになったのは、侵害刺激が痛みの必要条件でも十分条件でもないという事実です。痛みは「侵害受容性疼痛」に尽きるわけではありません。例えば口ひげに触れただけで激しい顔面痛発作に襲われるような三叉神経痛などは、神経系の働きの異常による痛みだと言えます。そうした痛みは、「神経因性疼痛」と呼ばれています。

このような痛みの存在理由は、「侵害受容性疼痛」の存在理由とは異なるはずです。身の回りの危険から私たちを守る信号としての機能を、「神経因性疼痛」のうちに見出すことは困難です。それでは、「神経因性疼痛」の意味はどこにあるのでしょうか。注目に値する説明の試みとして、脳科学者のラマチャンドランによる進化論的な仮説に目を向けてみたいと思います。

急性の痛みは、たとえば火に触ったときなどに、反射的に手をひっこめられるようにするため、それからおそらく、トゲのように、痛みを生じる有害な物体を避けることを学習できるようにするために進化したと考えられます。慢性的な痛み（たとえば骨折や壊疽にともなう痛み）は、これとはまったくちがいます。こちらは、反射的に腕の動きを妨げて、完全に治癒するまで休ませ、無理をさせないようにするために進化しました。このように痛みは、通常は、非常に有益で適応的なメカニズムです。[6]

ラマチャンドランによれば、神経因性疼痛は治癒するまで休ませるという意味をもつものだというのです。ところが先に例として挙げた視床痛の他にも、小さな傷が原因で腕に激しい痛みが生じて全く動かせなくなる「反射性交感神経ジストロフィー」のように、ときとしてこのメカニズムが裏目に出てしまうケースが存在します。ラマチャンドランはその理由にも進化論的な説明を加えています。

もともと慢性痛は、一時的に患部の動きを妨げて回復しやすくするためにあるので、脳が腕に運動指令を出すと、動きを妨げるような強い痛みが生じます。これは通常は適応的なのですが、私の考えでは、このメカニズムがときどきくるって、「学習された痛み」と私が呼んでいるものを引き起こします。腕を動かそうとする行為そのものが、つまり運動指令の信号そのものが、耐えがたい痛みと病的に結びついてしまうのです。その結果、そのきっかけとなった事象はとっくに消失しているのに、患者は学習された痛みによって生じる偽性麻痺に悩まされることになります。[7]

刺激の強さと痛みの強さとは必ずしも比例しないことの顕著な例に、「幻影肢痛」という現象があります。事故などで失ってしまったはずの手足が痛むという現象です。ラマチャンドランによれば、こうした幻肢患者の中には、幻肢を動かすことができると感じている者もいますが、多数の患者は、幻肢が麻痺し硬直していると感じているようです。幻肢に麻痺のある患者について、ラマチャンドランは次のような興味深い考察を行っています。

私たちは、こうした症状のある患者のなかに、切断手術を受ける前に神経障害があった人たちがいることに気づきました。たとえばその腕に麻痺があって三角巾で固定していたというような症例です。患者は腕を切断したあと、麻痺した幻肢をしょいこんでいるわけです〔中略〕まるで麻痺が幻肢に「引き継がれた」かのように。おそらく麻痺した腕がまだあったとき、脳の前方部はその腕に「動け」という指令を送るたびに、「いや、動かない」という視覚からのフィードバックを受け取っていたのでしょう。そしてそのフィードバックがなんらかのかたちで、頭頂葉か、あるいはどこかほかの脳部位の神経回路に刷りこまれてしまったのでしょう（私たちはこれを、「学習された麻痺」と呼んでいます）。きわめて推測的なこの考えを検証するにはどうしたらいいのだろうか、と私たちは考えました。幻肢が脳の指令にしたがっているという視覚のフィードバックを患者にあたえたら、学習した麻痺を「脱学習」させることができるのではないか。そこで私たちはテーブルの上に、患者の胸に対して直角になるように鏡を立て、患者に、正常な右手を鏡の右側に置き、麻痺した幻肢の左手を鏡の左側に、右側と同じかっこうになるように置いてくださいと頼みました。次に、右手側から鏡をのぞいて、健全な右手の鏡映像が幻肢の位置に重なって見えるようにしてくださいと言いました。そして鏡を見ながら、両手で左右対称の動きをしてもらいました。手をたたく動作や、オーケストラの指揮のような動作です。すると、本人も私たちもびっくりしたのですが、彼は幻肢が動くのを見ただけでなく、幻肢が動くのを感じたのです。そのあとほかの数人の患者にもこの実験をしてみたところ、それまで動かなかった（症例によっては何年間も動かなかった）幻肢が、どうやら視覚フィードバックによって賦活されるらしく、動き始めるのです。患者の多くは、突然、幻肢を自分の意志でコントロールできる、幻肢が動くと感じ、それまで身もだえするほどの痛みを生じていた発作や奇妙な位置から解放されたのです。[8]

幻影肢痛をきれいさっぱりぬぐい去るという大それたマジックの種はたった一枚の鏡だというのです。この驚くべき記述のうちに暗示されているのは、痛みと痛みの解消は、ともに神経ネットワークの形成として捉えうるという展望です。

しかし、多くの哲学者たちは、痛みと痛みをもたらす神経の振る舞いとを同一視することはできないと主張してきました。

「同一性が必然的に真であるのに対し、痛みと痛みをもたらす神経のふるまいとの関連は偶然的なものだからである」[9]。その証拠に、幻影肢痛にしても、神経経路への物質的な働きかけだけが唯一の有効な治療法ではない、という事実が存在します。

（三）心因性疼痛あるいは複合因性疼痛とその意味

幻影肢痛の中には、心因性と考えられるものもあるのです。アーノルドという男性患者は足の潰瘍の悪化のためひざ下六センチのところを切断しました。

幻影肢痛がはじまったのは、足を切断して、三ヵ月後に元の仕事に復帰した初日である。幻影肢痛が激しくなったのは、母の死後二週間目と家主からアパートを退去するようにいわれた日である。いずれも、大きな精神的ショックを感じた直後である。以前のように仕事ができないことがわかったとき、これまで愛してくれた母を失ったとき、生活の拠点であるアパートを追い立てられたときである。[10]

痛みが身体への物理的刺激によって引き起こされるとは限らないことを示す顕著な事例です。こうした否定しがたい事実ゆえに、一九七四年に発足した国際疼痛学会は、痛みに感覚の側面だけでなく、情動の側面があることを認め、五年の年月を費やして、ついに「組織の実質的または潜在的な傷害に伴う不快な感覚・情動体験、あるいはこのような傷害を言い表す言葉を使って述べられる同様な体験」という定義が公のものとなりました。「身体が傷ついたり、傷つきそうになると痛みを感じる。このとき不快な感覚をおぼえ、不安になったり、苦しいと思ったりする。不安や苦しみは情動であり、それゆえ痛みは不快な感覚・情動体験であるというのが、この定義の前半部分の意味である」[11]。

一般的に考えてみても打撲による痛みと病変による痛み、走ったときの息苦しさと原因不明の息苦しさとは異なります。痛みの原因が特定でき、特定の空間的時間的文脈に位置づけることができるならば、つまり痛みが無限に続くものでなくて、次第に緩和されるだろうということが予測できれば、苦痛に対する耐性は高まり、痛みそのものが軽減されることが期待できます。認知の如何によって痛みの程度は異なってくるのです。

仕事や趣味に熱中しているときに、痛みが軽く感じられることも経験的事実です。それだけではありません。

痛みの強さは感情によっても左右される。ベトナム戦争当時の米軍の研究では、前線の戦士が戦傷を負って病院に担ぎ込まれた場合、重傷であれば痛みをほとんど訴えないが、軽症だと訴えが大きかったとするデータがある。これは重傷だと名誉の負傷として前線から離脱できるが、軽傷では簡単な治療の後に再び前線に送り出されるからである。[12]

痛みは感情によって左右されます。それと同時に痛みそれ自身が情動としての性格をもつことも指摘されています。

情動は、動機づけ、評価、それに覚醒という三つの作用をもつとされる。情動が喚起されると、ただちに対応した行動をとることを余儀なくされる。これは、情動の動機づけとしての働きを反映したものである。また、痛みのある状態は嫌な状態である。これは、情動の評価システムとしての働きを反映したものである。さらに、痛みがあると眠れないというように、痛みは覚醒水準の上昇をもたらす。[13]

動機づけ、評価、覚醒という情動に認められる性格が痛みには備わっているのです。ここからも明らかなように痛みを構成する要因は多様です。そのことを示す例は幻影肢痛といった特異な経験ばかりでありません。身体的な損傷部位は治癒しているのに、痛みは持続しているという現象があります。慢性痛です。この広く知られる現象において、痛みの意味はどこに見出しうるのでしょうか。偏頭痛を例にとりましょう。オリバー・サックスは次のように述べています。

一般的に理解され、書かれているところでは、一般的偏頭痛は血管運動性頭痛、吐き気、内臓活動の増加（嘔吐、下痢など）、分泌腺機能の増大（流涎、流涙など）、筋肉衰弱と弛緩症、眠む気、抑鬱からなるとされている。ところが偏頭痛は決してこれらの症状によってはじまったり終わったりするのではなく、そればかりかこれらとは臨床的にも生理的にも正反対の症状や状態が発作に先立ったり、あとにつづいたりすることがある。

つまり、本来の発作の前期へ切れ目なく移行していく前兆症状、前駆症状を認めることができる。こうした前駆症状あるいは初期症状のいくつかは局所的であり肉体的であり、また他のいくつかは全身的であり感情的である。一般的な肉体的前駆症状としては、体液貯留と口渇、腹部膨満感と便秘、筋肉緊張と高血圧症の諸状態をあげなければならない。感情的あるいは心理学的な前駆症状としては、空腹感、活動亢進、不眠、不安や病的昂揚によっていろどられた興奮状態などが数え上げられるだろう。[14]

サックスによれば、頭痛は偏頭痛の唯一の特徴でもなければ、不可欠の要素でもありません。偏頭痛の発作が深い情緒的意味をもつことを理解できなければ、治療はおろか有意義な観察さえできないというのです。偏頭痛の経過は異なった機能レベルの症状の同時発生、特に身体的症状と精神的症状の同時発生によって特徴づけられます。例えば吐き気は、感覚でもあり心の状態でもあり、感覚と感情との区分が確立していない領域に位置するのです。

サックスは、偏頭痛はなぜこうも長く続くのか、という問いを立てています。それに対する彼の答えは驚くべきものです。

たとえば嘔吐が急速に偏頭痛の発作全体を終結させることがあるのはよく知られている。また、たった一つの鎮痛剤（たとえばアスピリン）が偏頭痛の頭痛をやわらげるだけでなく、発作全体を消失させる力をもつこともよく知られた事実である。反対に、ある一つの症状を悪化させることが（不快なにおいが吐き気を増大させるように）、発作全体を悪化させることにつながるということも一般的な知識である。

これらの基本的事実は驚くべき意味をもっている。なぜならそれらは偏頭痛全体が、自分自身のある症状によって、永続化されることがあるのを意味しているからである。つまり、偏頭痛は自分自身に対する反応になりうるのである。いったん、最初の刺激、はじめのはずみが与えられると、それがいま述べたような仕方で、一連の自己永続的な流れ——

正のフィードバックを生み出し、その結果発作全体は自らの循環のなかに閉じ込められる。[15]

痛みの発生機序はここではきわめて複雑なものになります。外界からの刺激に対する反応というモデルはもはや役に立たなくなります。痛みの自己創出とでもいうべき事態が生じているのです。

当人にとって苦痛な状態をなぜ当の生体自身がつくり出さずにおかないのでしょうか。サックスは特に激しい情熱的興奮によって誘発される状況性偏頭痛の場合とは違い、耐え難い感情に対する反応として理解しうる状態性偏頭痛においては、その意味を指摘することが可能だと考えています。

それは機能をもち、ある役割を果たしている。状態性偏頭痛は、成功することもあれば、それほど成功しないこともあるが、とにかく感情的平衡を保つという任務を遂行しているのであり、そういう意味で、夢やヒステリー形成や神経性の症状に似ているのである。もし偏頭痛がある特殊な目的に供されるのであれば、それは患者にとってある特定の意味をもっていなければならない。それは何かを意味し、ほのめかし、表現しているのである。[16]

病いと痛みに一定の意味を求める試みとして、サックスの姿勢は首尾一貫したものだと言えましょう。しかし、このような捉え方は必ずしも患者自身にとって納得のいく説明になるとは限りません。口腔心身症にかかったある患者は、「歯が痛くなったり、噛み合わせが悪くなったり、舌が痛くなったりするのは、自己防衛本能が働いているとも言えるんだよ。ストレスをまともに心で受け止めたら、あまりにも辛いから、口の中の症状として、そらしているわけだから」という説明を受け、病気の正体がおぼげながらでも分かると、得体の知れない不安感はぐっと減ると述べつつも、他面で一つの疑問をもたずにはいられません。

歯の症状も、それに伴なう倦怠感や、焦燥感や不安感などの神経症状も、今思うと、ストレスそのものよりもずっとずっと辛いものではあったが、それは本来、自分を守るはずの免疫機能がおかしくなって、自分を攻撃するようなものなのだろうか[17]。

ストレスを弱めるために形成された口腔心身症は、それをもたらしたストレスそのものよりも、当人にとって辛いものとなったという逆説は、どのように理解したらよいのでしょうか。

痛みのコミュニケーション

原因が明らかになっても、病気や痛みの理由や意味はそう簡単に理解することはできません。そこから次のような問題が生じると李敏子は指摘しています。

産業化された社会では伝統的社会と異なり、「どのようにして」病気になったかへの答えは与えられても、「なぜ」病気になったかへの答えは文化的に与えられていないために、個人がそれを見いださねばならない。また、病気を社会関係の乱れとして意味づけず、本人あるいは親といった個人に原因が求められる。このことは個人を孤立させ、過大な負担を強いるであろう[18]。

痛みが激しくなると自分の全体を占拠し、他のことが手につかなくなります。屈みこんで身体を丸め、内側に閉じこもらざるを得なくなります。なのに、その痛みを痛みとして直接に感じることができるのは自分だけなのです。こうして痛みは人を孤立させます。それだけでありません。往々にしてその痛んでいることの責任そのものが当人に帰せられるのです。そのことが当人をますます孤独にさせます。ここでは、痛みによる孤立からの解放の可能性について、若干の考察を行ってみることにしましょう。

「私は歯が痛い」という文と「彼は歯が痛い」という文とは真理条件を異にする。こう主張することで、私は先に二つの文の非対称性を強調し、痛みによって人は孤立を深く実感するのだと語りました。しかし改めて考えてみれば、いずれの文にも「歯が痛い」という共通の表現が用いられていることは否定できない事実です。しかも、それぞれの文中におけるその表現の意味は「汚職事件」と「お食事券」のような同音異義語では決してないことを認めざるを得ません。私は、「私は歯が痛い」ということばを有意味な表現として他人に認めてもらうことを期待すると同時に、「彼は歯が痛い」という言葉を、その真偽はともかくとして有意味な表現として受け止めるのです。

どうしてそのようなことが可能なのでしょうか。実は言語そのものが非対称性を呑み込んだ構造をもっているからなのです。私が生まれて初めて痛みを感じたとき、すぐさま「痛い」という発話を行いえたわけではないはずです。誰からも言葉の意味を教えられずに「私は歯が痛い」といきなり語りだす子どもはいません。痛みに耐えかねてうなったり泣き叫んだりしていると、すぐに母親がかけつけてきて私の痛みの部位をさすりながら「痛いねー。痛くさせちゃってごめんねー」などと言うのを聞き、やがて「痛い」という表現を身につけたはずです。「私は歯が痛い」といった言語使用は、他人からその用法を教わることによって初めて可能となるのです。

他人の痛みを私は直接に感じることはできません。反対に私の痛みを直に感じるのはこの私だけです。その意味で共感不可能なものの最たるものが痛みだと言えないこともありません。しかし「痛み」という言葉の獲得の場面において、実はそうした共感不可能性の溝は実際には踏み越えられているのです。共感不可能なものを共感不可能なものとして共感してしまっていることこそが、痛みの文法の、ひいては人間のコミュニケーションの特徴なのです。

大澤真幸は熊谷晋一郎との対談の中で、「傷のもっているある種のポジティヴな可能性というものがある[19]」と述べ、痛みは「ある意味では非常に個人的なのだが、他方でしかし、痛みによってこそ、共同性が確立されもする。〔中略〕共感の不可能性こそが共感だというような逆説があるわけです[20]」と論じています。そのような逆説ゆえに、痛みは、信頼できる他者の物語のうちに場を見出すことができるなら、その強度が減じられる可能性があるのです。他者に信頼を寄せることができるかどうか、他者との関わりにコミットできるかどうかで、痛みの程度は変わってきます。「痛みは神経内部のことのように見えるけれど、実は身体の境界線を越えて、他者との関係の中で痛みの強さ／弱さ、存在／不在が決まってくる[21]」のです。傷は、他者との関わりを更新するきっかけになりうると同時に、他者との関係の中でその度合いと意味を変えていくのです。

以上の考察を通して明らかにできることがあります。それは、証明可能な組織損傷がない場合は痛みとは見なさない、というような態度をとる医師は根本的に倒錯しているということです。三人称の立場と一人称の立場という本来架橋しがたいものを架橋する文法こそが私たちのコミュニケーションを成り立たせる条件だとすれば、当人の「痛い」という発言や苦しみに歪んだ顔を見て、直接にそれに反応するのでなく、検査データや診断所見に照らしてその訴えを否定し、そんなはずはない、痛みは実際にはそこに存在しないはずだと見なすことは、言語活動の可能性の条件を否定しようとする行為であり、コミュニケーションの出自を自ら破壊する暴力だと言わねばなりません。

痛みにおいて人は孤立しますが、だからこそ「痛い」という発語において人は他者に呼びかけ、他者による承認を求めるのです。このように逆説的な仕方で痛みは他人を呼び寄せます。共感不可能なものを介したコミュニケーションがここに始動するのです。

森岡正博によれば、現代社会において人間は自らを家畜化させているといいます。人工的環境のもとにおかれる。食糧が自動的に供給される。自然の脅威から遠ざかる。繁殖を管理される。品種改良される。家畜化によって身体が変形する。死がコントロールされる。今日私たちはこうした束縛を自発的に選びとっているというのです。森岡は、こうした家畜化の傾向が肥大化した現代社会の根本的な閉鎖的特質を「無痛文明」と規定しました。それは、生きる喜びを深く実感することができなくなったという不安の影でただひたすらに快適さと安楽を求め、苦しみや痛みをできるだけ避けようとしている社会の趨勢を意味しています。そう言うことができるとするなら、私たちが回避したいと思っている痛みの経験の中にこそ、あるいは現代社会の閉塞性を乗り越えるヒントが隠されていると期待することも可能なのかもしれません。

痛みの意味への問い

しかし、そう簡単に論を進めることは許されることではないでしょう。痛みを自ら進んで追い求めることは論外だとして、他者の痛みに不用意に触れることもタブーだからです。一つだけ考えられるのは、痛みに苛まれているとき、その痛みを自身の行為として生き抜いていくという可能性です。

精神科医のフランクルのエピソードが格好の手掛かりになるように思われます。第二次世界大戦中ナチスによって強制収容所に連行されたユダヤ人たちは、毎日過酷な労働に追い立てられ、もう身体が動かなくなって立ち止まるとこっぴどく殴られる、それに反抗すると今度はリンチ、ときには虐殺されてしまう仲間も出てくる。そんな地獄のような日々が延々と続いていくと、いつかは解放されるという生きる支えになっていた期待さえだんだん薄れていきます。フランクルとその仲間たちがアウシュビッツの地獄の中を絶望に陥らずに生き延びることができたのは、一つの思想によってでした。

ここで必要なのは生命の意味についての問いの観点変更なのである。すなわち人生から何をわれわれはまだ期待できるかが問題なのではなくて、むしろ人生が何をわれわれから期待しているかが問題なのである。〔中略〕われわれが人生の意味を問うのではなくて、われわれ自身が問われた者として体験されるのである。人生はわれわれに毎日毎時問いを提出し、われわれはその問いに、詮索や口先ではなくて、正しい行為によって応答しなければならないのである。〔中略〕この日々の要求と存在の意味は人毎に変わるし、また瞬間毎に変化するのである。従って人生の生活の意味は決して一般的に述べられないし、この意味についての問いは一般的には答えられないのである。〔中略〕具体的な運命が人間にある苦悩を課する限り、人間はこの苦悩の中にも一つの課題、しかもやはり一回的な運命を見なければならないのである。人間は苦悩に対して、彼がこの苦悩に満ちた運命と共にこの世界でただ一人一回だけ立っているという意識にまで達せねばならないのである。[22]

同様の話として、かつて同僚からこんなエピソードを伺ったことがあります。陣痛に耐えかねている婦人がもらした言葉です。「自分のためだけだったら、この痛みには耐えられない。しかしこの痛みが、生まれてくる子どものためだと思うと耐えられる」、というのです。もう一つ、癌性疼痛と闘う母親が、苦痛に苛まれ自死を考えていた矢先、子どもたちから「お母さんはぼくたちに何でも教えてくれた。今度はどのように死ねばよいかを教えてほしい」と言われます。そのとき、母親にとって痛みの経験の意味が変わり、それと同時に生の意味が変わるのを経験します。痛みはこのとき、単に被るものではなく、生き抜くべきものに変わるのです。痛みとは感受される感覚的な質であるばかりでなく、自らつくり出すものでもありうると先に述べました。その場合、自分が痛みの媒体になっていると言えますが、それとは反対に、痛みによって自分自身が変わるということもありうるのです。痛みは、痛みの意味を求める人間の営みを通して、人生の局面を刷新することがあります。私たちはこのことを肝に銘じておかねばなりませんが、もちろんそれだからといって痛みの緩和が疎かにされてよいということにならないのは言うまでもないことです。

苦痛は有益で教訓的な、より高い価値の創造に欠かせない通過形態でもあるのだし、だから苦痛はそれ自体ひとつの意味と価値を待っており、問題はわれわれが苦痛を待つかどうかではなく、どんなふうに苦痛を受け取るかなのだから。しかしこのような人間的向上と見られる道程でも、身体に起因する障害を除去するのは価値のあることとして、つまり心にとって価値のあることとして承認しなくてはならない[23]。

痛みには人間の成長を促すという可能性が認められます。にもかかわらず、その事実は痛みの除去や緩和を蔑ろにしてよいという理由にはならないというのです。なぜでしょうか。脳卒中で倒れ苦痛に満ちたリハビリを続けていた多田富雄の言葉がその理由を端的に表現しています。「受苦ということは魂を成長させるが、気を許すと人格まで破壊される[24]」。痛みは人間を変える力をもちます。その可能性は必ずしも人格的成長の可能性ばかりとは言い切れません。痛みは、人格を崩壊させる可能性をも秘めた過酷なものとなることもありうるのです。

フランスの哲学者フランソワ・ダゴニエはかつて病気について以下のように語りました。「あらゆる病気は有機体全体が反動的に関わるという事実を含み、そのため有機体は自分を変えて、何か他の規範に基づいた調整を始めます。〔中略〕病気とともに新しい有機体が出現するのです[25]」。この文中の「病気」という言葉を「痛み」という言葉に置き換えてみましょう。痛みとともにこれまでとは別の生の規範が生じ、痛みとともに私は新たな有機体になる。私は痛みをつくりながら、痛みによってつくり変えられるのです。そうしたことが可能なのは、デイヴィド・モリスが言うように、「痛みは変化しない特性を有しているのではなく、むしろ無意味と有意味との両極のあいだを移動しつづける」[26]ものだからです。痛みは私の存在を貫いて痛みの意味とともに生の意味を変動させ続けます。痛みの意味はどこに着地しうるのかという問いに対する答えは、誰かから出来合いのものとして手渡されるものではなく、自分自身の生き方を通して見出すほかにないものなのです。ケアする者に求められるのは、対象となる方が痛み苦しんでいるということに敬意を払い、その方が痛みをともなう生のうちに意味を見出すことができるように、痛みに対するセルフケアを支えることなのです。

二　不安―手術患者の場合

人間とは、単に世界をありのままに写す鏡のように透明な意識でもなければ、世界の中の因果連鎖のうちになすすべもなく巻き込まれてしまう単なる物質的対象でもありません。人間は世界のうちにありながら、自らを世界のうちにあるものとして自覚しつつ、自己形成しようとして絶えず足掻いている存在なのです。人間とは自分自身のあり方を気づかわずにはいられない存在であり、自己とは自己への関係そのもののことだと言ってもよいでしょう。

本節では、人間の存在条件に見合ったケアのあり方を模索するために、人間の存在そのものに備わるセルフケアの仕組みに迫ってみたいと思います。そのために、手術患者が感じるであろう不安という感情の内実に迫るという迂回路を取ることにします。

手術にはさまざまな不安がともないます。手術とは、メスや外科的器機を用いて患部を切開し、医療的処置をほどこすことです。その目的が、検査、切除、形成、移植いずれであるにせよ、患者の身体の病変をそのまま放っておくわけにいかないと判断されたために為される処置であり、それ自身が生体への侵襲を不可避的に伴います。そのため、手術を受けねばならない患者は、病気がどのくらい重いものなのか、果たして治る見込みがあるのか、といった病気や障害に対する不安をもたずにはいられないだけでなく、手術による痛みはどの程度なのか、麻酔による副作用の心配はないのか、手術はうまくいくのか、という手術そのものに起因する不安も感じざるをえないのです。さらに、仮に手術はうまくいったとしても、身体の調子や姿形はどうなるんだろう、仕事に元通り復帰することはできるのか、家族や友人との関係に変化は生じないだろうか、治療費は一体いくらになるんだろう、といった術後の生活に対する不安も抱かずにはいられなくなるのです。

山登りの途中、野生の牛に出くわして崖から滑り落ち、大怪我をして病院に運ばれ、翌日手術を受けることになった脳神経外科医オリバー・サックスは、こう述べています。

気分がだんだん滅入ってくる。ひどく恐ろしくなってきた。死にたいする恐怖だったのだろうか。それもあったことはたしかだが、むしろ暗くて得体の知れないもの、なにか神秘的なものにたいする恐怖だった。悪夢のように不気味で、山で経験したものとはまったくちがっていた。あれは現実がはらんでいる危険にたいする恐怖だった。しかしいまは、なんともいえない歪んだ恐怖がわきあがってくる。[27]

サックスが感じた恐怖と不安の内実は一体何だったのでしょうか。

不安はすべて否定的な価値しかもたないわけではありません。不安にはたしかに「効用もある。不安があるために、よい患者行動をとったり、コンプライアンスがよくなったりする。手術の結果や経過にもよい影響がある」[28]。しかしこの事実は、手術をめぐる患者の不安に対しては何のケアの必要もないという結論を導くものではありません。では、手術患者の不安に対してはどのようなケアが求められるべきなのでしょうか。ここでは、人間にとって不安とはそもそも何を意味するのかという基本な哲学的問いに立ち返り、そこから考察を進めてみたいと思います。不安は単に取り除かれるべき不快な症状だという断定も、効用ゆえに放置してよい状態だという判断も、短絡的な誤認です。不安に対する適切なケアがどのようなものであるべきかを見定めるためには、不安の人間論的意味に関する考察を欠くことはできないのです。

不安の意味

不安とは感情や気分のうちの一つです。では、感情もしくは気分とは人間にとっていったい何を意味するのでしょうか。そこから考察を始めてみたいと思います。

感情とは、既に経験されている世界を付帯的に彩る主観的な情動に過ぎず、重要な知的機能とは見なしえないとする考えがあります。感情は快不快の情感を伴うとともに、移ろいやすく、時を経て揺れ動くため、理性的な判断を歪ませてしまうことさえある、というのです。たしかに怒りに我を忘れて暴力に身を任せることの危険は誰もが知っていることであり、ストア派の哲人たちが「アパテイア（無感動）」を人間の理想として掲げたのも頷けることです。しかし、感情や気分が、理性的に制御されるべき、単に主観的な情動に過ぎないというのは、十分に考え抜かれた理解だと言えるでしょうか。

こうした感情の理解に批判の一石を投じたのは、二〇世紀を代表する哲学者ハイデガーでした。ハイデガーは、感情が人間存在に固有な独自の知的機能であり、冷静な理性的判断などより一層深く世界の成り立ちを開示してくれるものだと考えたのです。私たちは、自分の調子のよしあしを日々感じとっています。このことは私たちがそのつど既に気分によって彩られていることを意味します。ありふれた日常においては、気が抜け、生活そのものがうんざりしたものとして感じられることもあるでしょうが、そうしたことは、対象の知覚や状況の判断によってではなく、自ずと兆してくる気分を通して感じられてきます。私たちは自立した主体として白紙の状態から世界を能動的に把握するのではありません。気がついたら私たちは既に世界へと投げ出されており、そのことを、そのつどの気分を通して感じとっているのです。

この場合、世界とは、存在するものすべてを数え合わせた総体のことでもなければ、存在するものが場を占める物理的な空間のことでもありません。世界とは、私たちがそこに住まうことのできる意味の連なりの全体です。ふだん私たちをとりまいているものはよそよそしい対象というより、手にも目にも馴染んだ親しみと有用性に満ちた道具的存在であることが多く、私たちの行為はたいてい何らかの道具を用いて為されます。例えば、板を打ち付けるためには金槌のような道具がどうしても必要でしょう。その際、道具は他のさまざまな道具と組み合わされずには、有用性を発揮することができません。板や釘がなければ金槌があっても無意味なのです。とすると、金槌で釘を打つとき、私たちは、行為のさなかにおいて暗黙のうちに道具相互の連関を見通していることになります。道具を使うということは、身の回りのものを目的と手段とが幾重にも折り重なった意味の連関として把握する実践的な知識の発動に他ならないのです。ハイデガーによれば、道具の使用を可能にする条件としていつも既に開示されている意味連関の全体こそが世界なのです。私たちは暗黙のうちにそうした世界に帰属しているといえます。

気分とは、こうした意味の脈絡としての世界のうちで、自分自身の存在の様相を感じとらせてくれる、人間存在に固有の知のあり方に他なりません。この点に鑑みてハイデガーは、気分を、人間の存在構造を規定する根本的なカテゴリーへと高め、「情態性（Befindlichkeit）」と命名したのです。私たちは知らないうちに気分づけられてしまっていることによって、世界のうちで自己がいかにあるかを感じとる（sich befinden）のです。

情態性とは、自己のあり方を感じとる働きですが、それは反省によって主観の内面的な心情を主題化することではありません。ハイデガーはこう述べています。

> 情態性は反省されていないどころか、配慮的に気づかわれる「世界」に無反省に身をまかせ、没頭しているときにかぎって現存在を襲う。気分とは襲うものなのだ。気分は「外部」からくるのでも「内部」からくるのでもない。世界の内に存在する様式として、世界内存在そのものから立ちのぼってくる。[29]

ハイデガーによれば、人間は意識のうちに閉じ込められた存在ではなく、むしろ意味連関の全体としての世界へと越え出て、そこに住まう存在です。それゆえに、人間の存在は、「世界内存在」と規定されるのです。人が自分の存在において感じとる感情はその個人の内面における一時的な気分の移ろいとして扱うことはできません。感情は、その人にとっての世界の固有な現れの様式を意味するのです。手術患者の感じる不安は、主観の内面的な情調というより、むしろ患者にとっての世界それ自身の様相に他ならないというべきでしょう。たとえ、術前の不安が手術の成功によって嘘のように消え去ったとしても、不安に彩られた患者の世界が嘘偽りだったということはできません。

ハイデガーの現象学的人間理解は、知の絶対的基盤を自我の自立性のうちに求めようとした近代の人間観とは著しく異なっています。どんなに疑っても疑うことのできない確実な知を問い求めたデカルトが疑いの果てに見いだしたのは、疑いのさなかにおいて疑っているのがこの私であり、そのことはいかにしても疑いえないという、自己意識の明証性でした。「我思うゆえに我あり」という表現は、自我の自立性をすべての知の基盤として打ち立てようとする近代的プロジェクトの宣誓であったとも言えましょう。

これに対し、ハイデガーによれば、私たちが自分自身に関わる仕方は、自己意識の絶対的な確実性といった事態とはおよそかけ離れたものです。むしろ自己は、どこから来てどこへ行くのか分からないまま、既に世界のうちに居合わせているものとして見いだされ、生きねばならない未定の課題として自己自身に委ねられているのです。自分の存在は自分自身のうちに根拠をもつものではありません。自分はいつも自分に遅れて到来し、常に特定の気分を通して課題として立ち現われてこざるを得ません。ハイデガーは、具体的な状況（ここには自身の心身のありようも含まれる）のうちで存在せざるを得ない人間の有限性に目を向けたのです。

人は皆生きている限り、自分としてしか生きることはできません。それゆえ自分の存在は自分にとって最も近しい存在であるはずなのに、曇りなく自明なものとは決して言えません。自分という存在は、常にその存在を気づかわざるを得ないように定められ、具体的な状況下にあって生きねばならない固有の重荷として課せられてくるものなのです。それゆえに、私たちは自分自身であることから逃げ出したくなります。しかし、自分が自分という重荷から逃げたくなるということは、自分の存在が重苦しい気分のうちで自分に対して既に開示されてしまっていることの何よりの証拠です。そこでハイデガーは次のように述べます。「情態性は現存在をその被投性において開示し、しかもさしあたりたいていは回避しながら背を向けるという様式で開示する」[30]と。

患者にとって、手術を受けねばならないという事実は、誰にも代わりを引き受けてはもらえない固有の重荷として立ちはだかってきます。こうした自己の課題性格はどのような感情においても何がしか感じとられているものですが、とりわけそれは不安という感情において顕著です。ハイデガーは、さまざまな感情の中でも、とりわけ不安という感情を重視し、それを根本的情態性と見なしたのです。

不安において私を脅かすのは世界の中に存在する特定のものではありません。世界のうちに存在するものは意味連関としての世界の中に適所を与えられた場合には、有用な道具的存在として用いられますが、不安においては、「そうした適所全体性は、そのものとして総じて重要性をもたない。適所全体性は、それ自身のなかに崩れこむ。世界は完全な無意義性という性格を有することになる」[31]。不安という気分においては、特別な対象が恐ろしいものとして近づいてくるのではありません。不安にはその対象と言えるものは何も存在しないのです。その代わりに、居場所としての世界そのものが私に脅威を与え、胸を締めつけるものとなります。

不安になると、意味連関の場そのものが支えを失い、存在するものからその意義が剥奪されます。不安において「意味されているのは、世界内部的な存在者がそのもの自身にそくしてかんぜんに重要性を欠いており、世界内部的なもののこうした無意義性にもとづいて世界がその世界性においてひたすらなおも迫ってくる、ということなのである」[32]。不安は、世界が意味連関としての世界の中からは決して意義づけられることのない場であることを自覚化するよう迫ってくるのです。「不安になることで、根源的かつ直截的に世界が世界として開示される。〔中略〕不安は情態性の様態として、はじめて世界を世界として開示するのである」[33]。

人が不安になる根本の理由は、あれこれの具体的な事柄が脅かされるためではありません。人間が世界のうちに存在する可能性であることそのものが、不安の理由なのです。不安になると、世間の常識や公共的に認められている価値は自明性を失い、世界全体を理解する尺度を世界の中から手に入れることができなくなってしまいます。不安によって、人間は「そのもっとも固有な世界内存在へと単独化され」[34]るのです。世界とはこういうものだという既存の理解は役に立たなくなり、他者への暗黙の依存が断ち切られます。そのため、不安とは、私たちがさまざまな個別的対象と出会うのに先立って世界に帰属していたことを明らかにするとともに、その世界への自由な開きを人間にもたらし、本来的な実存の可能性に直面させる根本的な情態性なのだ、とハイデガーは結論づけるのです。

不安は、人間を単独化することによって、慣れ親しんだ意味連関の方から自己を理解しようとする惰性を打ちゃぶり、世界内存在としての自己の存在を実存の可能性として開示する根源的な情態性です。通常、不安の気分は抑圧されてしまいがちですが、手術患者は、不安を払拭することが容易ではなく、不安が本来有している可能性を引き受けざるを得ない立場にあります。その意味において、手術患者は本来的実存への促しの中にあり、自己の生の意味をそれ自身において問う可能性へと招かれていると言うこともできるでしょう。

手術患者はさまざまな恐れを抱え、その根底に不安の切迫を感じ取っています。そのとき患者には、世界が世界として開示され、自らの死すべきものという宿命を存在の中心において受け止めざるを得なくなると同時に、世界への自由が生まれます。このような患者の声なき声を耳にするとき、そこに患者への独自の敬意が生じるのです。医療職者が患者に敬意を払うべき理由は、患者が自らの身をもって人間の存在の条件と向き合わざるを得ない者として、自らのいのちの可能性を実現しようとしているからに他なりません。

不安の開示機能

ハイデガーにとって不安は両義的な意味を帯びています。不安は一方では頽落という非本来的なあり方を引き起こす理由になると説明されました。と同時に他方では、頽落している人間を本来的な実存へと促す条件の一つとしても捉えられています。つまり、非本来性的実存への逃避の条件であるとともに、本来的実存の可能根拠としても解釈されていることになるのです。このことは、不安がそれ自身において開示機能を果たすと同時に、隠蔽機能としても働くことを意味せずにはおきません。では、不安の開示機能において明らかになるのはどのようなことなのでしょうか。また不安において開示機能と隠蔽機能とはどのように折り合わされるのでしょうか。ここではハイデガーだけでなく、他の哲学者や精神病理学者の言葉をも手がかりにして考察を進めていくことにしましょう。

不安は、人間が有限なものであることを頭で理解させるのではなく、存在の全体で実感させます。常に既に世界のうちへと投げ出されているものとして自己を見いだすという働きはすべての情態性に等しく認められることですが、不安は慣れ親しんだ意味の連なりとしての世界の自明性を剥奪する仕方でそのことを示すのです。私は、そのことによって自己のうちに存在の根拠をもっていないこと、私はそのつど私に与えられているが、それは私という実体の持続性があらかじめ保証されているからではないことを知ります。そうした存在の無根拠性は、死という可能性が避けることのできない確実なものであることの認識へとつながっていきます。不安は、慣れ親しんだ世界の意味連関の方からは答えが与えられることのない、自己の存在への問いに私を目覚めさせるのです。私がここに存在し、この私に世界が開かれていることは、通常の生活においては、自明の前提ですが、そうした自明性の見かけがすべてはがれ落ち、私の存在は、衆目一致の客観的事実としてではなく、自分自身で担うほかない謎に満ちた重荷として私に課せられてきます。ハイデガーは不安を人間の有限性を自覚させる開示機能だと見なしたのです。

だとすると、生身の個々の人間に関わる医療の世界は、誰にも当てはまる客観的な概念によって記述されうるものではないということになるでしょう。医療の世界に主体性の概念を導入することを訴え、医学的人間学を提唱したヴァイツゼッカーによれば、人間のいのちは世界内の一つの事実として客観的に計量しうるようなものではなく、「パトス的なゆらぎ」として記述されねばなりません。

> 人間はパトス的なもののうちで生き、パトス的なものとして働き、パトス的なものとして存在へと向けられている。人間はあれやこれやであるのではなく、そうあってもよく、あらねばならず、あろうとし、あるべきであり、あることができる。人間は、人間学では存在する存在としてではなく生成する存在として認識され、そして――これがこの学問の誇りなのだが――人間がこのように認識されるときにのみ、この認識は治療という種類の影響を及ぼす上で有益なのである。[35]

パトスとは、受動的状態を意味し、感情、情念、情熱などを指す語ですが、ヴァイツゼッカーは人間が行為主体として能動的に生きる際にも、そのいのちが受動的に生きられており、生が受苦でもあるということを示唆しています。しかも人間は環境との交互作用のうちで絶えず主体性をうち立て直していかざるを得ないという流動性のうちにあるため、そこには固定した客観的な事実（ヴァイツゼッカーのいう「存在」）として記述できることは皆無であり、「せねばならぬ」という強制的な切迫、抵抗のうちで現れる「すべし」という規範的促し、「してもよい」という自由の開示、「できる」という限定された可能性の広がり、自由を消して必然を生じさせる「しようとする」という振る舞い、これらの交錯の中で、人は生きてゆかざるを得ないのです。ヴァイツゼッカーは話法の助動詞を生の現実を表すパトス的カテゴリーへと高めることによって、世界が情動によって劇的に変容する可能性をはらんでいることを明らかにしたのです。

このことは病気についての理解にも刷新を迫ります。ヴァイツゼッカーはこう語っています。「病気という概念を正しく構成しようとすれば、それは存在的な概念としてではなく、パトス的な概念としてでなければならぬ[36]」。病気とは、世界への情動的な関与によって主体性が更新されていく仕方なのです。こうした理解は、カンギレムの病気観とも軌を一にしています。「病気は、生物の積極的革新の経験であって、もはやただ縮小や増幅の事実だというだけではない。病理的状態の内容は大きさの差を別として、健康の内容からひき出されるものではない。病気は健康の次元での一つの変異ではない。病気は生命の一つの新しい次元である[37]」。人は病気になったと感じるとき、別の世界に移行し、別の人間になったと言うべきなのです。

手術患者は、さまざまな恐れを通して、不安が開示する事柄に背を向けることが困難であることに気づき、自らの人生を生き抜くべき課題として引き受けざるをえなくなります。人生は確定済みの事実でも、誰の目にも明らかな客観的対象でもありません。病気になるということ、手術を受けるということ、それぞれがめくるめく自己のパトス的変容ですが、その自己自身に対してパトス的に向き合わざるをえないという切迫の中で、人生は自分自身への問いかけとなります。生のただ中からしか生への態度は生まれませんが、生への態度によって生は情動的に彩られそのつどの気分によって染め上げられます。人間はこの循環から脱することはできないのです。手術患者は不安というパトスを生きることで、自らの生が独自の色合いをもって生自身のうちに映し出されることを経験します。それは世界の変容を通して、有限性の自覚の度合いが深められていく過程だと言うことができるでしょう。

不安は、私の存在に限界があることを示します。このことは私が具体的な状況の事実性から自由ではありえないことを明らかにするのです。大森荘蔵は確率の意味について論じる文脈の中で、独自の議論を展開しています。

私が今コインを投げようとする。そのとき裏がでるか表がでるかは半々だ（1／2の確率だ）、ということは何を意味しているのだろうか。ここで大切なのは、今問題にしているのはこれから投げるというただ一回きりの事件についてである、ということである。これから何十回も投げてそのうち表と裏が半々にでる、というのではないのである。次のただ一回きりの投げが問題なのだ。そこで投げてみる。表が出た。そのことで裏表のチャンスは半々だと言ったことが当ったことになるだろうか。もちろんなるまい。〔中略〕要するに、一回きりの事件では、前もってその確率を云々しても、その予言の当たり外れを言うことは意味をなさないのである。〔中略〕では一回きりの個別的事件の確率を云々することは何を意味しているのだろう。〔中略〕私はそれは単なる予測の命題ではなく、自分が生きる上での心構えの表現であると思う。〔中略〕それらは来るべき人生への賭けの表現なのである。[38]

自分の人生においてやり直しがきかない出来事については、単なる予測というものはありえません。そこでは、自分の人生を賭けることが求められます。この場合、確率は第三者による統計結果の報告とは異なった意味を帯びます。それは、覚悟のほどの表現であり、過去の統計を参照しての賭けなのです。

手術患者は、手術成功の確率が何％、完全治癒の可能性が何％などという情報を求めざるを得ないでしょうが、その数値が何％であれ、その意味を過去の統計結果の把握のレベルにとどめることはできません。統計結果は終わってしまったことを後から俯瞰して取りまとめた数値であるのに対し、患者が受け止めねばならない確率の数値は自分の未来の可能性への賭けなのです。世界のうちに私が存在するという事態そのものが不可能になるという可能性と機能回復して元通りの生活ができるようになる可能性との揺れ幅に翻弄されつつ、患者は宿命の到来を全身で待ち受けねばならないのです。医師の手技に身を委ねる決意ができるまで、患者から不安が消え去ることはありません。

不安は世界を居心地の悪い不気味な様相において開示するものであり、そこに立ちとどまることを困難にさせる情態性です。ハイデガーは非本来的実存様式への頽落の根底に、根本気分としての不安の開示機能を見て取りましたが、それは裏を返せば、不安はそこからの逃避の可能性を準備するものであることを意味します。不安はそのようにしてその理由を隠蔽するとともに、自らを組み替え、症状を形成するものでもあるのです。

不安が別のものに置き換わる可能性について、鋭敏な考察を展開したのはフロイトでした。小林俊三によれば、

フロイトは、人が圧倒的な寄る辺なさを体験する外傷的瞬間から派生してくる不安と、そのような外傷的瞬間が起きそうだと予感する信号としての不安とを区別した。前者は象徴化以前の情緒であり、後者は象徴化可能な情緒である。後者の例として少年ハンスの馬恐怖が挙げられる。ハンスの母親への性愛的愛着は、父親から去勢される不安を惹起し、抑圧されて馬恐怖へと置換された。後者では、語られた不安は本当に恐れられている何かを防衛している。これは現代の不安の臨床では見過ごされがちな点である。[39]

不安が世界の慣れ親しんだ意味の文脈を剥ぎ取り、人を孤独に陥らせるような寄る辺なき経験となる場合、対処が困難になります。そうした場合、不安への対処のために主体は症状を生み出し、不安をもたらす外傷経験から自己を防御する場合があります。もちろん症状を被ることそのものが当人にとって不安をもたらすものであり、不快な経験ですが、それはより危機的な不安から身を守るものでもあるのです。不安には度合いの軽重があり、強度の大きい不安から自らを守るために軽度の不安や恐れへと組変わります。神経症には、不安の置換のメカニズムが秘められているのです。

病的不安の現象学的記述を企てた笠原嘉は、神経症性の不安の場合、不安があってしかるべきなのに不安がないというケースがあると指摘しています。


たとえばヒステリー性の下肢の麻痺がある少女が、当然心配してよいはずの麻痺の原因や予後について全く無関心でいるという事実は、よく知られている。〔中略〕しかし、彼らがその一見無関心な表皮の下に不安という名の病巣を埋め込んでいることは、現実に直面させようとすると不安が突出してくること、よくなるためには不安との直面という苦しい

段階をとおりぬけねばならぬこと等から明らかである。[40]

笠原は、こうした事例を踏まえて、不安の処理の仕方に三通りの仕方を区別しています。一つは、「主観体験化」という方法であり、これはもっぱら心の中で「体験」として加工されるものであって、神経症性不安の正当な解消方向だと述べています。しかし、これとは別に、不安が身体領域へと解放されて四肢麻痺や高血圧などの身体症状をつくる場合があり、これを「身体化」と呼びます。さらに、自殺や引きこもりといった形で不安を発散する「社会行動化」のパターンを形成することもあるといいます。笠原は、この三つの不安処理のうち「主観体験化」を、より高度の処理が可能な対処法だと述べています。「いわゆる自我とか自己の力が強ければ、より高度の処理が可能と考えることができる。〔中略〕児童に成人型の不安が体験されるのは大体十歳に達してからであるという臨床事実もそのことを現している」[41]。

手術患者の場合でも、不安が直接に訴えとして表現されない場合も多く見られます。河野友信によれば、

不安や不安関連の訴えがあれば対処の方法も講じやすいが、間接的な表現であったり、防衛機制としての形をとっている場合にはわかりにくい。症状や状態の背後を読む素養や経験がないと、変形したり修飾された不安を捉えたり理解することは難しい。手術患者の不安にはそれなりの意味がある。医療や医師に対する不信感を抱いているためであったり、周囲を困らせるためであったり、依存欲求が潜んでいたりする。〔中略〕周囲を操作するために、意図的に不安を顕示することがある。よい手術を受けたいという願いが高じて不安になっている場合もある。[42]

不安はさまざまな変容の可能性をもっています。患者の不安がほんとうのところ意味しているものは何なのか、医療職者には、そのことに細心の注意を払うことが求められるでしょう。「病的な不安は患者を苦しめ、心身相関で身体への悪影響をもたらす。〔中略〕マイナスの症状対応行動や療養行動をとったりする場合もある。多くは無用の転医や転院を繰り返したり。無駄な検査を繰り返したりする」[43]。手術患者への適切な看護ケアのためには、不安が病的なものかどうか、不安の程度は

どのくらいか、その意味と影響を診断し、不安の要因をもたらしているものは何か、不安の解消を妨げているものは何かを考察することが求められましょう。

不安のもつ負の力

不安は本来的な実存の可能性を開く根本的な情態性だというのが、ハイデガーの考えでした。しかし不安は人間の可能性をその有限性のありのままの形で十全に開示する機能であるばかりでなく、世界を居場所のない酷薄の地に変容させ、極端な場合には生きることを不可能にしてしまう負の力を及ぼしかねないものでもあります。そこで、不安をより具体的な人間学的な記述において捉え直し、不安のもつ負の力の意味について考えてみたいと思います。

ハイデガーは経験において身体が演ずる役割に言及しませんでした。そのため、気分と身体的現象との関係が不明瞭のまま残されてしまいましたが、実際には両者は不可分の関係にあります。霜山徳爾は、不安を人間存在の条件だと規定した上で、「それ自身として見れば、われわれの『生きられた』身体性における存在の体感（セネステジー）に他ならない。体感としてそれは人間の生の流動の内で不断の条件でもあるし、違和感でもある」[44]と述べ、心理的側面と生理的側面とが切り離しがたく交差する不安現象の特質として、比喩でしか表現し得ない特徴を五つ挙げています。

「第一に挙げられるのは狭窄感である。不安は『胸がせまり』、『胸がふたぐ』、『心をしめつける』である」[45]。不安には胸をしめつけるような狭窄感が伴います。不安症状を呈する患者の多くは、胸を手で押さえたり、かきむしったりして苦悶する姿を示すものなのです。不安は、動悸や頻脈といった形で、心臓への心配に容易に結びついてしまいがちなものでもあります。

霜山は次に、「不安には、この狭窄、圧迫、重圧に対して、これに拮抗し、あるいはこれに促進される『心迫性』、つまり内からこみあげくるあらがい難いうながし、という現象特性がある」[46]ことを指摘しています。今までの人生を振り返って否定的な評価しか得られない人間が、落ち着きと満足を得られない場合、より充足した生を渇望する内的な脅かしが不安となって立ちのぼるのです。心理的な圧迫から不安を伴う憤怒が生じることもあるといいます。

加えて、「体感としての不安の次の特性は、よりどころのない『浮動性』ということである。不安には何か『停泊点のないこと』『基盤のないこと』『立場の喪失の感じ』が伴っているものである」[47]。不安とは、庇護するものを失い、生活空間において安定した地位を占めることができなくなって、眩暈に似た転落感に苛まれる状況でもあるのです。人間にとって、未来が不明であることも未来が遮断されていることも、いずれも不安の条件となりえます。

さらに、「体感としての不安の持つ『浮動性』と連関しているものは、存在への不信感とでもいうべきものである」[48]との指摘がなされています。不安には、おびやかされるといった感じがつきまとっている場合が多く、こちらからは定かでない不安の対象から付け狙われているという一方的な感じが生じ、世界と他者への親しさは損なわれがちになるというのです。「次に、体感としての不安には、更に交感神経緊張にもとづく熱冷感及びそれに伴う気分変様が特徴である」[49]。不安はしばしば顔面蒼白や冷や汗、動悸を伴い、胸騒ぎのする戦慄が身体を貫くのです。

このように不安は狭窄感、熱望感、浮動感、不信感、熱冷感といった不快な体感として経験されます。ヴァン・デン・ベルクが印象深く描いているように、「健康なときには、私は自分のからだのことなどなにも自覚しない。しかし、病気であるいま、私は自分の身体的存在を鋭く自覚するようになる。身体的存在は不快さ、鈍い頭重感、そしてなんともいえないむかつき感のなかで自覚される」[50]。病いは否応もなく注意を身体へと向けさせる。「患者にとっては、自分のからだが自分にとって異物となる。侵入者としての病気がそのからだの司令部となり、からだはその人にとって住みつくことのできないものに変えられてしまう」[51]。病いによって身体感覚が変容し、身体への不安が強まると、体感は、身体内部の状態の変化として意識されると同時に、世界のうちで自己を見いだす仕方の変調として自覚化されるようになるのです。

ラトクリフによれば、体感の変化は状況のもつ可能性の変容と連動し、世界のうちに存在しているという実在感をも変容させます。

私たちが痒みや軽い痛みや胸の締めつけを感じるときはいつでも、表立った感覚が身体についての感覚であるかその他のものについての感覚であるかに関わりなく、世界のうちに存在しているという背景的感覚をすでに所持している。こうした背景もまた体感によって成り立っているのである。身体は、自分自身がそのうちに存在すると感じているその世界を打ち立てるものなのであり、その限りでは、経験された世界のなかで知覚を媒介するものでもなければ、世界のなかの知覚の対象でもない。身体は、その両者が前提としている経験の次元を形づくるものなのである。[52]

身体感覚の変調は、私たちが帰属している世界の雰囲気や実在感をも変容させてしまうのです。

身体を病み、手術を控えて固有の不安を抱えた患者は、体感の変調を感じやすいものです。手術それ自身が、身体感覚の変化を生み、不安をもたらす要因になることも多いと考えられます。そうした場合、患者は、体感の変調とともに、自分自身が帰属する世界それ自身の変容をも感じないわけにはいかなくなるでしょう。このことを裏返して言えば、不安は世界のうちに存在する仕方や様相の体感として感じられ、生理的な現象となって現われるという一面をもつことを意味します。この事実は、患者の示す生理的な現象の特徴を見極めることが、不安に対する適切なケアの手かがりを見出すことにつながることを示唆するとともに、表出された身体の変化がどのような世界の感じ方と連動しているのかをていねいに考えめぐらせる必要のあることをも告げ知らせています。

不安は、頽落から自己を目覚めさせ、新たな生の次元へと人を解き放つ積極的な契機となりえます。しかし不安には度合いがあります。不安に襲われ、そこから逃げるための庇護されるべき場所をもたないとき、不安は人間から何を奪い取ることになるのでしょうか。この点について独自の考察を加えたのは、アメリカの精神分析家サリヴァンです。彼は、フロイトが語った対象喪失不安、去勢不安、超自我不安よりも深刻な不安として、解体不安というものがあることに目を向けます。自分が信じていた世界が不意に崩壊したように感じられ、不安をやりすごすための一時しのぎもできない。サリヴァンは、こうした恐るべきパニックへの防衛として、統合失調症という病が発症するのだといいます。統合失調症を逃れ場所とせざるを得ないような不安とは、およそ世界への定位を不可能にし、自己の解体をもたらすものに他なりません。

ただしサリヴァンは、極度の不安がパーソナリティの解体をもたらすと語る一方で、不安は自己を形成する重要な契機であるとも述べています。サリヴァンによれば、重要な他者との対人関係のうちで自己態勢が形成されるとき、不安が利用されるのです。

小児が言語を学ぶとともに、いままで享受してきた自由に対して多くの制約が課せられる。個人生活の習慣の中には、文化がその成員すべてに遵守するよう命じるものが存在する。その一部を小児に教え込むためにいろいろな制約が使用される。これらの制約によって、〈自己組織 self system〉――人格の非常に重要な一部分なのであるが――の進化が起る。すなわち〈自己組織〉にまったく新しい新式の道具が装備される。〔中略〕実は、それは不安のことである。[53]

サリヴァンは、うちからつき上げてくる不安の源を去勢不安や出産不安に求めたフロイトに反対し、不安は母親などの人生初期に出会う重要他者による拒絶や処罰に由来するものだと考えました。重要人物による承認と不承認が、自己の中に取り入れてよいものとそうでないものとの区別をもたらすのですが、その識別の道具として不安は重大な意義をもつというのです。サリヴァンは次のように述べています。

重要人物からの承認は非常に価値の高いものであり、逆に、不承認は満足を奪い不安を誘発する。〈自己〉がきわめて重要となってくるのはここである。子供の〈自己〉は、承認不承認の原因となる言動に対して非常に鋭く焦点を絞る。〔中略〕〈自己〉にとって好ましくない重大事件、〈自己態勢〉に睨まない重大事件が起こると、不安が出現する。〈自己〉は、人格の内部におけるみずからの独立性を維持するための手段として不安を利用しているのではないか、とさえ思えてくる。〔中略〕〈自己〉が、意識の枠内への表出を認可するものは、両親その他の重要人物による承認不承認を受けたことのある人格部分だけである。〈自己〉は、これ以外の人格部分は一切、その表現のために意識を使用することを、いわば拒絶する。[54]

サリヴァンによれば、自己とは評価の反映によってつくられているものです。自己の意識に入る部分の境界線を踏み出すことは不安を伴うため、境界線は時間を経ても維持される傾向にあります。不安が起きれば、その不安は不安を誘発した場を閉め出そうとする傾向を生みます。それゆえ、「〈自己〉の中に取り込まれた体験が、ほとんどすべて憎しみをはらみ、おとしめの意味合いを含んだものである場合、解離されている部分の方に暖かい触れ合いや友情の体験が集まっていることは想像に難くないだろう[55]」。このように解離される部分が大きいということは、不安の働きによって、不安を生じさせる体験から自己が保護されるということを意味しますが、それは環境への適応を促進する能力を犠牲とせざるを得ません。「この解離の程度が激しく（不安の程度が激烈であり）、解離された体験が自分でないものとして組織化された場合に、それは後の精神分裂病の発症に大きく関わってくるとサリヴァンは考えていた[56]」のです。

不安は、人間の浮動性を開示しながら自由の可能性を告げ知らせる気分であるとともに、不安をもたらす危機的な状況を排除するように仕向けることによって自己態勢の維持を可能にする信号でもあります。しかし不安は、その度合いが強まると、世界への定位を困難にし、自己の解体をもたらすものともなりうるのです。

手術患者は、健康であれば感じないで済むさまざまな不安を感じざるを得ません。サリヴァンの考えをここに適用するなら、その不安は重要他者の意向によって多様な様相を呈するのであり、患者はそうした不安を感じることによって自己の境界線を維持しようと身構え、不安をもたらすさまざまな要因を自己の外へと排除しようと誘惑されていることになります。それは多くの場合、手術を受けねばならないという状況への対処を困難にさせることを意味します。しかし反対に患者が不安に対処することができるなら、それは患者自身の自己態勢を拡大することにもつながります。そのため、医師や看護師には、極度の不安から患者を守り、その不安を対処可能なものへと組み替えるよう努力することが求められるのです。こうした場合、医療従事者が考慮しなければならないのは、手術患者がどうすれば安全保障感を取り戻すことができるのか、不安を和らげるとともに不安に立ち向う力を手に入れるにはどうすればよいか、という課題です。

不安とケア

不安は自由をもたらすとハイデガーは語りました。ハイデガーに深く影響を及ぼしたキルケゴールが、不安を、無が生み出す自由のめまいとして捉えたこともよく知られています。また自己態勢を形成する際に不安が利用されるとサリヴァンは述べました。これらの発言は、不安が自己の形成や自由の可能性の条件となることを示しています。しかし、不安の開示機能に身を委ねることができるためには、不安のうちに立ち続けることができるだけの生への信頼がなければなりません。病気や怪我によって身体に失調を来たし、さまざまな不安を抱える手術患者が、自らの不安に向き合い、健康回復のために前向きの一方を踏み出すことはどのようにして可能になるのでしょうか。ケアについて主題的に論じるのは次章の課題ですが、不安というセルフケアへの考察を通して垣間見ることのできる望ましいケア的支援のあり方についてスケッチしておきたいと思います。

身体には、見たり触れたりできる対象としての一面があります。当然のことですが、そうした面があるからこそ、身体は診断や治療の対象ともなりうるのです。病変や怪我が症状として現われ、機能の異常が検査を通して数値で表現されうるのも、身体が対象として取り扱いうることを物語っています。しかしその一方で、身体は、先に見たように、体感として感じとられ、自分が世界にいかなる仕方で帰属しているかを、身をもって伝えてくれるという独自の知的機能をもっています。身体には、身体と世界との関係を自らのうちで組織化する身体知の機能（embodiment）が備わっているのです。

グレン・マジは、「健康を回復するには身体知の変容を感情に基づいて幅広く理解し、再び関係を取り結ぶ力を手に入れることが必要である。その限りにおいて、生物医学的な身体モデルでは、十分な治癒をもたらすことができない」[57]と述べています。どうしてでしょうか。マジによれば、身体の生物医学的モデルには次のような四つの誤った前提があるといいます。①患者の身体の生化学的・生理学的機能に関する修復だけが医師の仕事である。②患者は感情的葛藤という主観的状態の中に一人閉じこもっている。③人工器官は有機的組織に付け加えられた機械的部品である。④患者の自由は意志や心という抽象的なもののうちにある。しかしマジによれば、これらの前提はすべて大きな問題をはらんでいるのです。

病気や怪我を看るだけではなく、病気を患い怪我に苦しんでいる患者とその生活を看ることが大切だとは、よく耳にすることです。しかし私たちは、その意味を十分に把握しているでしょうか。①患者が自らの身体知を通して自身の身体とその病いや怪我のことをどのように感じているか、また術後の身体とその身体を介して開かれた世界にどのように対処しているかを知ることは、患者の治癒のためのケアには欠くことのできない重要事項です。そのため、医師や看護師には対象として現れる身体だけでなく、患者の感情にも細心の注意を向けなければならない十分な理由があると言えましょう。その際、②患者の感情とは、自身の内面についての情動というより、患者が世界に帰属するその仕方についての身体知です。感情の葛藤や身体知の歪みは、患者の内面の出来事というより、患者とその世界との不調和を意味してしまいます。その不安定さが少しでも和らぐように配慮することはケアの大切な仕事です。また、③手術そのものは成功したとしても、プロテーゼが患者によって生きられている身体のうちに適切に統合されなければ、患者はその身体知を通して違和と苦痛を感じ、不調を訴えるといったことも当然起こりえます。身体知における統合の可能性にまで配慮の目を行き届かせることが望ましいケアの姿です。さらに、④患者が術後の新たな生活に適応できるためには、患者が自身の身体の機能と容姿の変化、また他者や世界との関係のあり方の変化にどのような気持ちを抱いているかを知り、具体的な生活状況の中で患者がどのような選択を行うことが望ましいかをともに考えていく必要もあります。

こうした患者のニーズは、適切なケアのためのヒントとして特別な関心をもって探し求められねばならないはずなのに、身体を対象的に捉える生物医学的モデルを絶対視する限り、見逃されてしまいがちです。そのため、術後の患者が自らの身体に痛みや違和を覚え、それを訴えても、その声を尊重することができなくなるといった過ちが往々にして生じるのです。


「で、サックス、足の具合はどうかね」彼は言った。

「具合はいいようです。外科的に言えば」私は答えた。

「外科的に言えば？　どういうことかね」彼は言った。

「ええと、その」私は婦長を見たが、彼女は石のように無表情だった。「痛みはあまりありません。ええと、腫れもありません」

「それはいい」彼はあきらかに安心したように言った。「では、なにも問題ないということだね」

「ええ。でも一つだけ問題があるんです」スワン医師は厳しい表情になった。私はことばにつまりながらこう切り出した。「あのう、大腿四頭筋を収縮させることができないようなのです。ええと、筋肉に緊張がみられないようで、それに、その、左足がどこにあるのかわからないんです」

スワン医師は一瞬おびえたような表情をみせた。しかし一瞬のことで、はっきりとはわからなかった。

「ナンセンスだよ、サックス」彼はぴしゃりと言った。「なにも問題はない。心配することはない。まったく問題なしだ」[58]

オリバー・サックスが活写しているように、手術は成功したのだから何の問題もないはずだ、不快や違和を感じるのは何かの間違いだ、と医師の方が怒りだす場合さえないとは言えません。しかし、患者の身体は、対象的に把握可能な生理学的機能としての側面だけではなく、患者が置かれた状況に馴染むための手がかりそのものという意味をも有しています。世界への手がかりとしての身体の変調は、多かれ少なかれ世界そのものの変容として受け止められるため、身体が自分にどのように感じられるかということは、患者にとって不安の中で待ち受けねばならない重要な関心事とならざるを得ないのです。医療職者がそのことに少しも関心を向けてくれないと感じた場合、患者は不安と孤独の念を一層強めることになるでしょう。

カイ・トゥームズが言うように、「病いとは、調和、安定性、能力、および安楽を失った状態であり、『慣れ親しんだ世界を失う』ことと関係する」[59]。そのため、病いや怪我を患った患者は、単に病状についての診断や身体への治療的介入を求めるだけではなく、どうすれば身体の変調とともによそよそしくなってしまった世界との間に、再び自らの身体によって調和を築くことができるのかという実践的な問いに答えてくれるような身体知を必要としています。「患者が求めることは、身体症状についての科学的説明だけではなく、生の身体の混乱がどの程度個人の生活へ影響を及ぼすかを理解することでもある」[60]。医療の目的は、生物医学的モデルに基づく身体の診断と治療にあるというよりも、むしろ患者の不安に満ちた状態に注意を向け、身体の統合性を含む、人間としての統合性を取り戻すことにあると言うべきではないでしょうか。

マジによれば、混乱した体感のうちで不安になり世界に住まうことが困難になった患者に、世界に定位する力を取り戻させることを可能にするのは、やはり感情を伴う身体知そのものなのです。

世界の感情的意味は、傷つきやすく、移ろいやすく、変動のうちにある。そこには患者を脅かす側面と患者を励ます側面とが含まれていて、それらは病いと不安を被っている人の経験にとって重要な意味をもつ。身体における安全性の喪失が突如感じられてくるという脅かす側面、つまり深刻な病による頼りなさ、恐れ、痛み、不安感、孤独、そして悲しみは、ひとの生活や能力が脅かされ永久に傷つけられている場合には、明白であり避けがたい。他方、病いや怪我を患うすべての人にとって生気を取り戻させるものもまた、感情の力動的で傷つきやすい次元なのである。しかしヘルスケアの文脈において感情がもつ癒しのポテンシャルが発揮されるためには、注意してそれぞれの患者がそれを発見できるように促さねばならない。患者の生活世界に対し、変容した身体知を通して、感情的に意味のある新たな関係を作り上げるようにすることこそ、健康の実現に他ならない。このように医療的な実践には、感情的側面における身体知の再獲得を促進することが必要なのである。[61]

医療職者は、患者にとって不必要な不安を引き起こさないように心がけながら、患者の抱えている不安に気づき、その不安を緩和するとともに、不安に対処しうるだけの力が患者のうちに形成されるように、手探りで世界への望ましい着地の仕方を求めようとしている身体知の新たな形成に注意を払うべきです。また、そのためには患者と医療職者相互の間で信頼関係の形成を育み、患者が世界のうちで支えを手に入れることができるように支援する方法を模索することがきわめて重要なのです。

カイ・トゥームズは、多発性硬化症を抱えながら生活する中で、医療職者のまなざしの質がどれほど重要であるかを印象深く語っています。

最も怖いのは死ではない。私のことを気づかってはくれないよそ者の支えにすべて依存しなければならないことが恐ろしいのである。癒しの最も力強い働きは、病の進行にもかかわらず患者はケアされるに値するということを患者に確信させることである。このような確信が得られれば、自己に対する身体的脅威も和らぐ。[62]

本節では、不安に襲われた人間が生きる世界とはどのようなものであるかを現象学的に見て取り、不安がいかなる人間論的意味をもつものであるかを考察しました。手術患者はその不安ゆえに人間の生の条件を全身で感じ取り、それに対処しようとしている存在です。そして対処には、さまざまな仕方で他者による支援が不可欠です。支援が適切であるためには、患者が抱く不安の内容と程度をていねいに理解することが求められましょう。もちろん患者の不安を十全に理解することは、決して容易いことではありません。しかし手術患者へのケアにおいて、その不安のありように周到な注意を払い、適切なサポートを講じることは、手術の成功と患者の健康回復、また術後の生活の質の改善のために必要不可欠なことなのです。医療職者には、自らが不安の原因にならないように配慮しながら、生きることを困難にさせる不安を緩和し、患者自らが不安に対処できるように、不安の内容と程度を読み取り、不安の表出を受け止めつつ、患者における新たな身体知の形成を待ち望み、世界が居場所と感じられるようにサポートすることが求められるのです。不安とは人間の生の条件そのものを開示する一つの危機だからです。

三　悲しみ―大切な人を亡くしたとき

ケアを必要とするのは、病気の人だけではありません。大切な人を亡くして悲しみのうちにある人もケアの手が差し伸べられることを求めています。しかし、そうした人の傍らに寄り添うのは、ひどく困難なことです。悲しみの闇が深すぎて、ケアの手が全く届かないように感じられることもあることでしょう。智恵を絞り出して差し出した言葉が、かえって相手を深く傷つけてしまうことだって少なくないはずです。悲嘆のうちにある人がケアを必要としていることは間違いないのに、ケアは決して容易ではありません。グリーフケアが成り立つとすれば、その条件は何でしょうか。本節では、グリーフケアの可能性を、悲しみという情動をめぐるセルフケアに目を向けることによって考察してみたいと思います。

悲しみの志向的意味

大切な人を失うという経験は心身の耐え難い痛みを伴います。それればかりか、大切な人を失ったとき、その人の世界は一変するのです。自分自身の半分が死ぬと言っても過言ではありません。古代キリスト教世界最大の教父アウグスティヌスは若き頃親友を失い、自身の世界が以前とは様変わりしてしまった経験を、そのように表現しました。

じっさい私は、他のもろもろの可死的なものが生きているのを、不思議に思いました。なぜなら、まるで死なない者のように愛していた友人は死んでしまったのですから。また第二の彼であったこの私が、彼は死んだのに生きているのを、いっそう不思議に思いました。友人について「自分の魂の半分」といった人がありますが、うまいことをいったものです。じっさい私は、自分の魂とその友人の魂とは、二つの身体の中の一つの魂だったと感じました。

生が恐ろしくなったのは、半分で生きるのがいやだったからであり、それにもかかわらず死を恐れたのは、あんなに愛していた友人の全体が死なないためであったのかもしれません。[63]

大切な人を亡くした人は、その人なしで生きなければならない残りの人生に絶望し、生きることが苦しみに満ちた試練へと豹変した世界のうちに身を晒すことになります。にもかかわらず、死を選ぶこともためらわれます。それは亡き人への裏切りのようであり、亡き人の存在を分けもった自分が死ぬことは大切な人の存在を跡形もなく消し去ることのようにも思えるからです。生きることにも死ぬことにも希望を見いだすことができないまま、喪失の苦しみを生きなければならない、まるでそれが遺された人の定めであるかのようです。

大切な人を失った人に不可避的に課せられてくるのは、ある種の矛盾をはらんだ試練であると言ってもよいかもしれません。臨床心理学者のキャサリン・サンダースは、それを次のように表現しています。「私たちは自分の魂が彼らを取り戻そうと悲痛な叫びをあげているまさにその時に、愛する人々の死を受けとめ、自分のもとから旅立たせる努力をしなければならないのです[64]」。

喪失の悲しみにはその対象があります。しかし、その対象はもう損なわれてしまってこの世には存在しません。それにもかかわらず、亡き人への思い、つまり対象への志向性までもが消え去ってしまうことはないのです。この世に存在しなくなった人への思いは、その人を、生きている存在として追い求めざるを得ませんが、その意図は常に挫折を余儀なくされます。思い出すたびに、あの人はもう亡くなっていたのだ、と思い知らされるのです。挫折を余儀なくされた志向性を生きざるを得ないことが喪失経験のただ中にある人の苦しみです。

なぜ私たちは魂を引き裂くほどの苦しみを引き受けなければならないのでしょうか。人生に苦しみや悲しみなど無ければ、どれほどよかったことか。――だが、本当にそう言ってよいのでしょうか。人生に喪失の苦しみと悲しみがあること、そのことの意味を改めて考えてみる必要があります。

悲しみの条件

悲しむことのない人の人生は本当に幸せな人生だと言えるでしょうか。このような問いがあることに気づかせてくれる稀有な絵本作品があります。佐野洋子の『一〇〇万回生きたねこ』です。多くの人に愛され、一九七七年に刊行されて以来、版を重ねて読み継がれている名作です。そのストーリーをたどってみたいと思います。

主人公は、一〇〇万年も死なないとらねこです。一〇〇万回も死んだのに、その度に生き返って一〇〇万回も生きています。とらねこの飼い主になったのは、王さま、船のり、サーカスの手品つかい、どろぼう、ひとりぼっちのおばあさん、小さな女の子とさまざまですが、どの飼い主もとらねこのことを大切に思っています。ですから、とらねこが亡くなると、飼い主はみな涙を流し、悲嘆にくれます。誰もがとらねこの遺体を自分の家の庭に埋め、手厚い弔いを行いました。しかしそれにもかかわらず、とらねこの方はいたって冷淡で、飼い主のことなんて、何とも思ってはいません。それどころか、飼い主に対しては「きらい」か「だいきらい」かの思いしか抱いたことがなく、死に別れても何のかなしみも痛みも感じることはありません。死んでもすぐに生き返り、その度に次の飼い主が現れるので、それで何も困ることはないのです。そんな具合に一〇〇万回も死んで、一〇〇万回も生き返ったのです。

ところが物語の後半になると、状況が大きく動きます。まず、とらねこを飼う飼い主がいなくなります。とらねこはのらねこになって、ようやく自分自身の人生を生きることができるようになるのです。彼の周りには死んで生き返ったねこなんて一匹もいませんから、彼はやがてねこ社会の話題の中心に祭り上げられます。それを自慢に大威張りするとらねこの周りに、ちやほや煽てる連中がとりまくという、そんな構図が生まれます。ここでとらねこは、世界のうちでようやく愛すべきものを見いだしたということになります。それは自分自身でした。初めて人のために生きるのを止めることで、とらねこは自分の人生を取り戻し、自尊心をもって生きることができるようになったのです。「ねこは、だれよりも自分がすきだったのです」[65]。

しかし、とらねこにかしずく多くのねこたちの間で、たった一匹、とらねこには見向きもしない真っ白いうつくしいねこがいることに気づきます。とらねこは、その白いねこのことが気になり、気をひこうとして、一〇〇万回死んだことを鼻にかけたり、サーカスの手品使いに飼われていたときに仕込まれた宙返りをしてみたり、さんざん手を尽くしますが、何をしても梨のつぶて。白いねこからは「そう」と素っ気ない返事があるばかりです。挙げ句の果てにとらねこは、「おれは一〇〇万回も……」と言いかけた言葉を呑み込んで、「そばにいてもいいかい」[66]と白いねこに寄り添います。それは、とらねこが自分以外の存在に思いを寄せ、愛を告白した初めての経験でしたが、白いねこはその申し出を受け入れ、二匹は晴れて夫婦になります。ねこは、白いねこのそばに、いつまでもいました。やがてかわいい子ねこが次々に生まれ、とらねこはその様子を見守りながら、「白いねこと、たくさんの子ねこを、自分よりもすきなくらいでした」[67]との感慨をもらします。

しかし、この上ない幸せは永遠に続くわけではありません。子ねこたちが成長し、巣立っていくのを満足そうに見ていたとらねこは、ふと傍らにいて、やさしくのどをならした白いねこを見やり、いつしか彼女がおばあさんになっていたことに気づきます。とらねこも、呼応するようにやさしくのどをグルグルとならし、白いねことといっしょにいつまでも生きていたいと思うようになります。ところが、ある日、白いねこは、隣りでしずかに動かなくなっていました。それに気づいたとらねこは、泣き叫びます。彼が発した初めての泣き声は、慟哭でした。一〇〇万回も泣いて泣いて、泣き疲れた挙句、すべての力を使い果たして、とうとうとらねこも白いねこの後を追うように息を引き取っていくのです。絵本の最後に置かれたのは、たった一言。「ねこはもう、けっして生きかえりませんでした」[68]というフレーズです。

この絵本を読んだ人は、誰もが不思議な読後感をもちます。主人公は死んでしまってそれっきりです。これは、通常のハッピーエンドの物語でないことはもちろん、不条理劇とさえ受け取られかねない筋立てです。なのに、なぜか読み終えた者は不思議なカタルシスを感じるのです。読者は、とらねこが悲しみの果てに、いのちを燃焼し切って死んでいき、そして生き返らなかったことを、むしろ肯定すべきこととして受け入れている自分に気づくのです。

この絵本によって私たちは新たな認識を手に入れたことになります。それは、悲しむという経験が、その人にとって大切な人がいたという事実なしには成り立たない経験だということです。喪失の悲しみには癒しがたい苦しみがまといつきます。しかし、だからといって、悲しむことのない人生を選ぶことは私たちにはできません。悲しむことのない人生とは、愛すべき者をもたない人生であり、人生を分かち合いたいと思う存在を欠いた人生です。悲しむことのない人生とは、もしかしたら生きるに値する意味を欠いた人生なのかもしれない。そんな気にさえさせられるのです。

悲しみの力

悲しみの淵に立たされ、生きる希望を見いだすことのできない人にとって、悲しみは心身を苛む害毒のようなものと感じられるかも知れません。しかし、『一〇〇万回生きたねこ』を介して振り返ってみると、何ら悲しむことのない人生とは決して羨むべき人生などではなく、むしろ愛すべきものをもつことのなかった、生きるに値するとは言えない人生のようにも思われてきます。ただし、たとえそういうことが言えるとしても、このことを認識することによって喪失の悲しみが癒えるわけではありません。ここで先に提起した問いが再び回帰します。大切な人を失った悲しみの破壊的な衝撃に打ちのめされつつも、それに耐え、なおも希望を見出して生きていくことは果たして可能なのでしょうか。可能だとすれば、それはいかにしてなのでしょう。

近代日本を代表する哲学者に、西田幾多郎という人がいます。一般に哲学的思考は「驚き」から始まると言われますが、西田は哲学的思考を促す根本動機を「悲哀」という情動のうちに求めました。彼は固有の哲学的立場である「場所の論理」を確立した後に、『無の自覚的限定』という著作を書き上げ、その中でこう語っています。「哲学は我々の自己矛盾の事実より始まるのである。哲学の動機は『驚き』ではなくして深い人生の悲哀でなければならない」[69]。悲しみは、西田を終生あくことなく哲学的思惟へと駆り立てた根本経験だったのです。

西田の悲しみの経験のもつ独自の意義への自覚は、処女作『善の研究』の刊行以前にまでさかのぼります。その証拠となるのは、西田が友人藤岡作太郎の出版物に寄せた序文です。他人の著作に序文を寄せると言えば、その書物の学問的意義を高らかに宣伝するというのが通例ですが、西田が寄せた文章は、そうした世の慣習から超然として、異様な緊迫感と独自の情動に染め上げられています。西田の文章をたどりながら、悲しみを癒すものはどこに見出されうるのかを考え進めてみたいと思います。

> 回顧すれば、余の一四歳の頃であった、余は幼時最も親しかった余の姉を失うたことがある、余はその時生来始めて死別のいかに悲しきかを知った。余は亡姉を思うの情に堪えず、また母の悲哀を見るに忍びず、人無き処に到りて、思うままに泣いた。稚心《おさなごころ》にもし余が姉に代わりて死に得るものならばと、心から思うたことを今も記憶している。近くは三七年の夏、悲惨なる旅順の戦に、ただ一人の弟は敵塁《てきるい》深く屍を委《まか》して、遺骨をも収め得ざりし有様、ここに再び旧時の悲哀を繰返して、断腸の思未だ消失《きえう》せないのに、また己《おの》が愛児の一人を失うようになった。骨肉の情いずれ疎《そ》なるはなけれども、特に親子の情は格別である、余はこの度《たび》生来未だかつて知らなかった沈痛な経験を得たのである[70]。

時代は日露戦争に始まる長きにわたる戦乱の時代のこと、西田だけが家族の死別に苦しんだというわけではもちろんありません。それにしても、西田の人生は、愛する人との死別の連続でした。姉を失い、弟を亡くします。その悲痛は底知れないものであったのに、幼い我が子に先立たれるに至り、それまで知ることのなかった深甚なる悲しみを経験せざるを得なかったことが虚心に綴られています。このような自身の幾重もの喪失経験に照らして、西田は藤岡に対し、こう語り始めるのです。

余はこの心より推して一々君の心を読むことが出来ると思う。君の亡くされたのは君の初子《はつご》であった、初子は親の愛を専らにするが世の常である。特に幼き女の子はたまらぬ位に可愛いとのことである。情濃《こま》やかなる君にしてこの子を失われた時の感情はいかがであったろう。亡き我子の可愛いというのは何の理由もない、ただわけもなく可愛いのである、甘いものは甘い、辛いものは辛いというの外にない。これまでにして亡くしたのは惜しかろうといって、悔やんでくれる人もある、しかしこういう意味で惜しいというのではない。女の子でよかったとか、外に子供もあるからなどいって、慰めてくれる人もある、しかしこういうことで慰められようもない。ドストエフスキーが愛児を失った時、また子供ができるだろうといって慰めた人があった。氏はこれに答えて"How can I love another Child? What I want is Sonia."といったということがある。親の愛は実に純粋である、その間一毫《いちごう》も利害得失の念を挟む余地はない。ただ亡児の俤《おもかげ》を思い出《い》ずるにつれて、無限に懐かしく、可愛そうで、どうにかして生きていてくれればよかったと思うのみである。[71]

悲しむことに疲れ果て打ちひしがれている人を見るのは辛いものです。どうしても慰めの言葉をかけてしまいたくなります。しかし慰めの言葉は、他者の思いに寄り添うというより、他者の苦しみを見ていられない自分の身を守るために発せられるものとなりがちです。そうした言葉は、相手を慰めるどころか、ときに怒りさえかきたて、その孤独感を一層つのらせてしまうことになるかもしれません。ある人の死は第三者にとっては日常茶飯の一事例に過ぎないものであったとしても、それが掛け替えのない人の死であった場合、取り返しのつかない、理解を拒絶する出来事として立ちはだかってきます。安易な慰めの言葉は、悲しみの底にはとうてい届くことはないのです。

若きも老いたるも死ぬるは人生の常である。死んだのは我子ばかりでないと思えば、理においては少しも悲しむべき所はない。しかし人生の常時であっても、悲しいことは悲しい、飢渇《きかつ》は人間の自然であっても、飢渇は飢渇である。人は死んだ者はいかにいっても還らぬから、諦めよ、忘れよという、しかしこれが親に取っては堪え難き苦痛である。時は凡《すべ》ての傷を癒やすというのは自然の恵《めぐみ》であって、一方より見れば大切なことかも知らぬが、一方より見れば人間の不人情である。何とかして忘れたくない、何か記念を残してやりたい、せめて我一生だけは思い出してやりたいというのが親の誠である。昔、君と机を並べてワシントン・アービングの『スケッチブック』を読んだ時、他の心の疵や、苦みはこれを忘れ、これを治せんことを欲するが、独り死別という心の疵《きず》は人目をさけてもこれを温め、これを抱かんことを欲するというような語があった、今まことにこの語が思い合されるのである。折にふれ物に感じて思い出すのが、せめてもの慰藉《いしゃ》である、死者に対しての心づくしである。この悲は苦痛といえば誠に苦痛であろう。しかし親はこの苦痛の去ることを欲せぬのである。[72]

大切な人を失って悲嘆にくれることは身を引き裂くような苦しみ以外の何ものでもありません。病気やケガの痛みや苦しみならば、誰もがそこから逃れたいと思うはずですが、死別の苦しみについてはそう簡単にはいかないものです。悲嘆の苦しみは耐え難いのに、そのように苦しむことが「せめてもの慰藉」、つまり亡き人に対してできるただ一つの奉献のように感じられてくるのです。喪失経験の苦しみの特徴は、苦しみのうちにありながらそこから逃れたいと思うことができないことにあります。

こうしたことを確認した後、西田は思いがけないことを語り始めます。

とにかく余は今度我子の果敢《はか》なき死ということによりて、多大の教訓を得た。名利《みょうり》を思うて煩悶絶間なき心の上に、一杓《いっしゃく》の冷水を浴びせかけられたような心持がして、一種の涼味を感ずると共に、心の奥より秋の日のような清く温き光が照らして、凡《すべ》ての人の上に純潔なる愛を感ずることが出来た。特に深く我心を動かしたのは、今まで愛らしく話したり、歌ったり、遊んだりしていた者が、忽ち消えて壺中の白骨となるというのは、如何なる訳であろうか。もし人生はこれまでのものであるというならば、人生ほどつまらぬものはない。此処《ここ》には深き意味がなくてはならぬ。人間の霊的生命はかくも無意義のものではない。死の問題を解決するというのが人生の一大事である、死の事実の前には生は泡沫の如くである、死の問題を解決し得て、始めて真に生の意義を悟ることができる。[73]

ここには不思議なことが二つ語られています。一つは、悲しみの感情が、世俗的な成功を願い、それが思いわずらいの種となっているような普段の生活態度、言い換えれば生きていることを当然のこととして前提する、生の条件についての自覚を欠いた生活態度を軽々と乗り越えさせ、心を浄化させるということです。「涼味」とは、知らず知らずのうちにぬるま湯のような価値観のうちに浸っていた自分が清められ、底なしの現実に目覚めさせる働きのことだと考えられます。悲哀のうちには自分自身を根本から組み替えていくような力が働いているのです。

もう一つは、普段は気にとめることさえなかった人々のことが、悲哀を通して、かけがえのない存在として感じられてきて、切なる情愛の念が自分自身の心の奥底から湧き出てくるという自覚です。先に確認したように、悲哀とは情愛と表裏一体になった感情です。喪失を悲しむことが可能なのは、亡くなったその人の存在を愛していて、その人がいた世界を肯定しているからです。死はその人への愛と世界への肯定を打ち消そうとする厳然たる事実として経験されるとともに、その否定の経験を通して、愛の自覚を呼び覚まし、自身の存在そのものが生の意義への問いと化すのです。

西田は、親の悲しみが亡き子の存在意義を証しする出来事であることを以下のように綴っています。

生まれて何らの発展もなさず、何らの記憶も残さず、死んだとて悲しんでくれる人だにないと思えば、哀れといえばまことにあわれである。〔中略〕たとえ多くの人に記憶せられ、惜まれずとも、懐かしかった親が心に刻める深き記念、骨にも徹する痛切なる悲哀は寂しき死をも慰め得て余りあるとも思う。[74]

悲哀は、亡き子の存在の何ものにも替えがたい大切さを身をもって証しする経験です。悲哀は、その意味で、それ自身において親にとっての深き慰めになるのです。亡き子はこれほど愛されていたのだ。そのことの証しは、ただこの私の悲しみ以外のどこに求められよう。このような自覚がこの文章のうちに鳴り響いています。

大峯顯は、引用した西田の言葉について、さらに一歩踏み込んだ見解を述べています。

西田はここで、悲哀の情がその極限において悲哀を一つの慰安へと転ずる不思議のことを語っている。それは、悲哀が中断されて悲哀と別のものによって置き換えられるとか、悲哀の情が喪失するとかいうことではない。悲哀はどこまでも悲哀であることをやめない。悲劇的悲哀を癒す何ものも世界の中にはないのである。悲哀とは別な何かが悲哀を癒すのではない。悲哀そのものが悲哀を癒すのである。悲哀の情動がそれ自身の内にふくむ一種の自己超越の運動、悲哀という情動に固有の根源的な治癒力があるのであろう。[75]

悲しみに耐え、悲しみを癒す力は、悲しむことそのもののうちから与えられます。私自身の少ない経験に照らし合わせてみても、それは確かなことのように思われます。母を亡くしたとき、私にとって一番の慰めとなったのは、母の死を悼んで涙を流してくれる人の存在でした。悲しむ人は自らの存在を亡き人の存在そのものの肯定として生きようとします。そのような人との出会いは、後悔や怒りや妬みなどこころを苦しめるさまざまな迷いがもつ嵐のような力を削ぎ落とし、悲しみのうちに沈潜することを許してくれます。悲しみに心を開くことができるなら、魂はしずかに自らを変容させていき、悲しみ自身のうちに働く癒しの力に触れるのです。

悲しみの場

悲哀は、興奮や怒りや妬みなどから自己を解放させる力をもちます。言い換えるなら、興奮や怒りや妬みなどに身を囚われている限り、大切な人と本当に死に別れることはできません。もちろん訃報に接し、ショック状態にあるときには、そうした心の囚われが痛切な悲しみからの防御壁となって心を守ってくれると考えることもでき、そうした囚われにも一定の意味を認めることはできます。しかし、悲しみに向き合わない限り、喪失の苦しみが癒されることはないのです。

では、悲しむべき理由があるのに、何らかの事情で悲しみの機会が奪われてしまう場合、人はどうなってしまうのでしょう。精神科医の森省二が臨床例として紹介している女児のケースを取り上げて、この問題について考えてみたいと思います。

ある日、五歳半の女児が母親に連れられて受診した。丸顔のかわいらしい女の子である。H子は明るく活発な、幼稚園年中組の女児。母親の語るところによれば、一ヵ月ほど前からときどき夜泣きが見られ、ここ四、五日前からは激しくなり、突然起き上がって、「怖いよ！　怖いよ！」と叫ぶとのことである。朝になって、理由を尋ねてみても、本人はまったく覚えていない。あまりにも長く続くので、心配になったとのことである。

家族は会社員の父親、内職をしている母親、三歳上の兄、それにH子の四人。これといった特徴が見当たらない平均的なサラリーマン家庭である。そして、夜泣きの始まった頃の状況を母親に尋ねてみても、直接結びつくようなことはなく、またH子に家庭でのことや幼稚園でのことを尋ねてみても、何ら原因らしいことが見つからない。彼女は幼稚園でもむしろリーダー的な存在で、いじめられたり注意をうけたりすることはないという。ちなみに、脳波検査では特記すべき異常は認められなかった。[76]

森は、H子の活発な面に注目し、第一反抗期の親子葛藤による衝動性の処理がうまくいかないため、それが夢となって現れるのではないかとの予測を立て、遊戯治療を行います。最初からトランポリンに飛び乗って遊んだり、積み木や人形遊び、ボール投げ、それから箱庭まで、約一時間のうちに幾つかの遊びを次々に行ったそうです。エネルギーがあり余っているのではないかと考えた森は、ゆったりとした態度で応じましたが、三回目の箱庭療法の際、H子は左下に砂山をつくり、そこにやや大きめの石を置き、その前に花を飾り、数人の人を並べ、周囲に二本の木を植えました。その左下の部分だけが不釣り合いだったので、「これは何？」と尋ねると、H子は「お墓よ！」とだけ答えて、すぐに壊してしまったといいます。次の四回目も五回目も、形は少し違っていましたが、同じようにお墓がつくられました。森は箱庭を片づけながら、石の置かれた砂山の中に魚が隠されているのを発見します。いずれの回でもそうだったといいます。その砂山と石は魚のお墓ではないかとの連想に基づき尋ねてみると、H子は「金魚のお墓だよ！」と答えたというのです。そこで五回目の遊戯治療が終わった後、母親に金魚について何か思い当たることはないかと尋ねてみたところ、重大なことが忘却の淵から呼び覚まされてきました。

Ｈ子の家は金魚を数匹飼っていて、彼女が毎朝餌をやる係になっていた。それらはお祭りや縁日に行ったときに、金魚すくいで取ってきたものばかりで、ほとんどが赤い、安物ばかりであった。しかし、なかに一匹黒い大きな金魚がいた。Ｈ子はその金魚をクロと名づけて、金魚の家族のお父さんと思っていた。お祭りや縁日ですくってきた金魚は弱くて、大方が早く死んでしまうが、彼女の世話がよいのか、ほとんどが死なずに一年以上も生きていた。ところが、ある朝、彼女はそのクロが死んでいるのを発見した。彼女は驚いて母親に訴えたが、母親は朝のちょうど一番忙しい時間であったし、内職を期日までに仕上げなければならなかった。後で見てあげるといって、急いでＨ子を幼稚園に送り出した。そして、彼女が幼稚園から帰って母親にクロのことを尋ねると、母親はすでに生ごみと一緒に片づけた後だった。彼女は「クロ、死んじゃったの。クロ、死んじゃったの」と繰り返し聞いたが、母親は「天国へ行っちゃったよ」といって、済ませてしまったのである。[77]

このことを受けて、森は六回目のとき、Ｈ子と金魚クロのことについて話し合います。「クロが大好きだったんだね」というと、「金魚、みんな好きだよ。餌をやると寄ってくるし、とってもかわいい。仲良くしたり喧嘩したり、人形よりもかわいい。クロが死んじゃったので、ウチの金魚にはお父さんがいなくなっちゃったの。お父さんがいなくなってから、お家の金魚はみんな元気がないの」と語ったといいます。「そこで、私は『だから、Ｈ子ちゃんは、お墓を作ろうと思ったのだね。Ｈ子ちゃんも、寂しかったのだね』というと、『ウン』と答えたのである」[78]。

森の分析はさらに続きます。Ｈ子に家族の絵を描いてもらったところ、お母さんの絵に比べて、お父さんの姿ははるかに小さかったそうです。それだけではありません。その顔には、鼻と口がなかったのです。そのことが気になった森は、母親に確認すると、その頃父親の仕事が忙しくなって、Ｈ子が起きるときには既に家を出払ってしまっており、また父が帰宅する頃には今度はＨ子の方が寝入ってしまっている。一つ屋根の下で暮らしていながら、ほとんど顔を合わせる時間がなかったことが分かりました。休日も、父親は上のお兄ちゃんとキャッチボールなどをして遊ぶため、H子との関わりの時間はわずかしかもてなかったようです。そんなときも、父は「疲れた」という言葉を繰り返していたとのことで、H子はこうした生活環境の変化を通して、お父さんがいない、お父さんは死んじゃうんじゃないか、といった不安をつのらせていたのです。

金魚のクロはお父さんと縁日に行き、お父さんに買ってもらった金魚でした。金魚たちの中で一匹だけ黒かったので、H子はクロを他の金魚たちのお父さんだと思い込んでいました。クロはH子にとって父の象徴でもあったのです。その金魚が死んだということは、父の象徴の死を意味します。夜中に飛び起きて、叫んだとしても、誰もH子を責めることはできないでしょう。

フロイトの「快感原則の彼岸」という論文には、「いないいないバー遊び」をする子どもの例が挙げられています。母親がお使いに行ってしまい、ひとり置いてけぼりにされた一歳半の子どもは母が使っていた糸巻きを取り出し、それを放り投げる遊びを始めます。家具の下に入ってしまった糸巻きを探し出しては、喜びの声をあげ、子どもはまたしてもその糸巻きを放り投げるのです。そうした遊戯が何度も繰り返される様子を傍で見ていたフロイトは、その糸巻きが母親の象徴であることに気づきます。子どもは母親の立場になり代わって、母が自分に置いてけぼりをくらわせたことに対する復讐を敢行すると同時に、放り投げた糸巻きが見えなくなってもすぐに見つけだすことで、子どもは母の不在に耐えようとしていたのです。放り出された糸巻きはまた、母親から見た子ども自身でもあります。糸巻きを見つけ出して歓喜する子どもは、母が自分の存在を喜んでくれることを先取りしていることになるのです。「子供は最初は受動的に経験に〈見舞われた〉のであるが、次に能動的な役割を演じて、不快に満ちたこの経験を遊戯として繰り返したのである」[79]。子どもは置きざりにされているという受動的な状態を、糸巻きとの戯れへと能動的に置き換えるという象徴形成によって、母の不在を心の内に受け止めようとしたのです。

H子にとっての糸巻きは金魚でした。金魚のクロは、それ自身が大切なペットであると同時に、不在の父の象徴でもあったのです。父の不在に耐えることを可能にしていた金魚が死んだということが、H子にとってどれほど重大なことだったかが窺えましょう。H子の不幸は、父親の象徴の喪失を心のうちに受け止め直す機会が奪われてしまったことにあります。自分でも訳も分からず夜中に叫び出すH子の姿は、そのことに対する異議申し立ての声でもあったはずです。

　現代社会では死はタブー視されてきましたが、とりわけ子どもに対しては、死は触れさせてはならないものと考えられています。そのため往々にして、大切な存在の死を悼む機会が子どもから奪われてしまいがちになります。しかし、小さい子には死は理解できないというのは大きな間違いです。日頃大切に世話をしていた金魚が死に、悲しみと恐れのうちにあったH子にとってのさらなる悲運は、それが無かったことであったかのように処理されてしまったことなのです。

　この後、森は、母親に対し、H子とともに庭の片隅にクロのお墓をつくってお葬式をすることを勧め、父親に対しては、休みの日だけでもH子のそばにいて一緒に遊んであげるように促したそうです。プレイセラピーや箱庭遊びによって既に衝動の解放ができ、落ち着きを取り戻していたH子は、悲しみの場が用意され、悲しむことが家族みんなに認められた結果、その後は夜驚症を発症することもなくなったと想像されます。それ以後、精神科医のもとに姿を見せることはなかったのです。

出会いとしての悲しみ

　掛け替えのない人を失った人にとって、悲しむ場が与えられることはきわめて大切なことです。キャサリン・サンダースは、葬儀が悲しみの場として重要な意義を有しうることについてこう述べています。

> かつての私は葬式なんて「野蛮だ」と思っていました。式に出席することはありましたが、そのあいだもいやでたまりませんでした。人前で行われるこのような残酷な試練をあえて受けようとする人の気持ちがどうしても理解できませんでした。もちろんそんなふうに感じていたのは、自分の家族を亡くす前のことです。いまでは違う考えを持っています。友人からの精神的な支えの持つ大きな価値を知っていますし、死別による悲しみのプロセスを始めようというとき、彼らがどんなに助けになるかを知っています。また、いまでは葬式や追悼会も多くのプラスの面を持っていると思っています。[80]

サンダースによれば、葬儀には、否定したくなる現実を受け入れる手助けになる、友人や家族が集まるチャンスになる、故人の人生に意味を見出し故人の人生を祝う助けとなる、人生における大きな変化を認識可能にする、故人に対する気持ちを他人に分かってもらう機会になるといったさまざまな意味が認められます。先のH子の例では、悲しみに気づいてもらえず、葬儀の機会が奪われたことが、悲しみの経験を不可能にし、そのことゆえにH子は歪んだ苦しみを被らねばなりませんでした。追悼の場が与えられることの意義はきわめて大きいと言わねばなりません。

ただし、葬儀の場が与えられれば、悲しむことが自ずと可能になるというわけではありません。後悔や罪悪感、あるいは嫉妬や怒りが心に根深く巣食っている場合には、悲しみにたどり着くのは困難でしょう。人間の心は不思議なものです。自分でも気づかないうちに、感情のせめぎ合いに対して抵抗の壁をつくることがあります。養老孟司は、そのような例を、自らの喪失経験のうちに見て取り、鮮やかに私たちに示してくれます。少し長くなりますが引用してみましょう。

私が最初に経験した「二人称の死」は父の死でした。このときの経験は私に大きな影響を与えています。

父は、私が四歳のときに亡くなりました。その頃のことは私の一番古い記憶と結びついています。

父が亡くなったのは結核が原因でした。私のもっとも古い記憶が、その結核で寝込んでいる父の姿なのです。

父の枕もとになぜか赤ん坊のガラガラがあった。なぜ大人の部屋に子供のおもちゃがあるのだろうかと思って見ていたら、父が「これは声が出ないから、人を呼ぶために使うんだよ」と説明してくれました。子供の視線をたどって丁寧に説明してくれる、そういう気配りが出来る人だったようです。

父が亡くなったのは夜中だったので私は寝ぼけていました。臨終の間際に親戚に「お父さんにさようならを言いなさい」と言われました。でも言えませんでした。その後、父は私に微笑んで、喀血して、そして亡くなりました。

幼い頃の私は内気な子どもだったようです。近所の人に挨拶が出来なかった。挨拶が苦手な子どもでした。

父の死については、よく思い出していました。しかし、それを本当に受け止められたのは、三十代の頃だったと思います。きっかけはおそらく、その頃身内の通夜や葬式をやった。それが子供の頃の追体験のようなものになったのではないかと思います。当時、身内といろいろと揉めて感情が不安定だったことも影響していたのかもしれません。その頃、ふと、地下鉄に乗っているときに、急に自分が挨拶が苦手なことと、父親の死が結びついていることに気づいた。そのとき初めて「親父が死んだ」と実感したのです。そして急に涙があふれてきた。[81]

養老は挨拶が苦手だということは自覚していたものの、それがなぜなのか知ることができずにいました。ところが、身内の葬儀を通して、父の臨終の場面が想起されたことを機に、挨拶が苦手だったことと父の死が深く結びついていたことに思い至るのです。

もう父の死からは三十年近くたっていたにもかかわらずです。私はその時点まで父が死んだということが実感できていなかったのです。頭ではわかっていても、無意識にそれを否定していたのです。父の死を実感して、その死についていろいろと考えていくうちに謎が解けてきました。挨拶が苦手なことと、父の死の記憶は直結していたのです。

私は父が死ぬ直前に、挨拶を促されたがしなかった。父はその直後に亡くなった。私は無意識に、自分はまだ別れの挨拶をしていない、だから父とはお別れをしていない、と思っていたのです。それはつまり、父の死を認めていないということです。だから、地下鉄で泣き出すまでは父の死を実感できていなかったのです。

また心のどこかで、人に挨拶をすると、相手が死んでしまうというような意識もあったのかもしれません。そういうことを無意識のなかで思っていたのでしょう。

その解釈が正しいと思えるのは、それがわかってから、挨拶というものが気にならなくなったからです。[82]

死の受容と口で言うのは簡単ですが、それが何を意味するのかは、受容が可能になった後で初めて分かる。受容とはおそらくそのようなものです。それまでだって養老は、父の死を受容できていないとは思っていなかったはずです。しかし、挨拶が苦手な理由と父の臨終に立会った幼少時の経験とが結びついていることに偶然気づいたとき、抑止されていた悲しみの表出が初めて可能になり、落涙と同時に、死の受容が実現されるのです。死の受容とは亡き人との出会い直しを意味します。このことを理解するために、私たちには自ら受容の経験をくぐり抜けることが必要なのです。ところが、受容とは、相当の時間を要する主体の変容の出来事に他なりません。ですから、死別の苦しみのうちにある人に、「まだ受容できてないのね」と言うことは暴力以外の何ものでもありません。ケアしようとする者に求められるのは、死の受容を性急に促すことではなく、悲しみが可能になるまで見守り続けることです。

独創的な情動論を展開した精神科医の杉谷葉坊によれば、喪失経験による悲しみはそれ自身が喪失なのではなく、むしろ対象喪失における達成目標でさえあるといいます。

「悲哀＝悲しみはわれわれ人間にとってかけがえのない能力であり価値であって、この能力＝価値がさまざまな条件のもとで損なわれる」と考えるのが自然である。〔中略〕あらゆる情動はそれぞれに特異的な能力を保有しており、それらのなかのひとつが〈悲哀能力〉だと考えればよいだろう。《悲哀》はときとして喪失される能力であって、《悲哀》それじたいが喪失なのではない。精神分析家がいう「対象喪失」状況において《悲哀》は最大の獲得目標なのである。それまで涙を見せなかった人が悲しみの涙にくれるならば、彼はその涙と引き換えになにかを得たというべきである。そのなにかとはおそらく「主体と世界の出会い」である。[83]

悲しみは喪失ではなく、むしろ一つの能力の実現であり、獲得目標でさえあるという杉谷の考えに、私は共感を覚えます。悲しみは、触れてはならないタブーでも、打ち倒すべき敵でもありません。悲しみを通してこそ、人は、死を受容しうるようになります。悲しみは、死に別れるという形で、亡き人との出会い直しを可能にする、おそらく唯一の条件なのです。

長谷正當は、この間の事情を、先に引用した西田幾多郎の言葉に寄り添う形で、次のように説明しています。

愛するものの現存が喪失において感じられるところに悲哀の感情がある。有るものが喪失において現存するとき、あるいは不在という形において現存するとき、その現存は超越的次元における現存である。そこに悲哀の治癒力がある。親が子を永遠に失ったということと、そのような仕方で子供が親のもとに現存するという相容れない二面が、悲哀に含まれている。後に西田が「無限に離れていて片時も離れず、常に面していて永遠に別れている」という言葉で表現したような矛盾した事態がそこにある。断絶の苦痛と繋がっている平安、傷とそれを癒すもの、という相反する二つの要素が同時に経験されているところに、悲哀の感情がある。[84]

相反する要素を内に含むという点で、悲哀は「複合感情（コンプレックス）」だと言えます。しかし、長谷によれば、悲哀は宗教的とも言いうる独特なコンプレックスなのです。

一般にコンプレックスといわれる感情は内へ折れ曲がって、自らを縛っている自己閉鎖的な情念であるのに対し、悲哀はそのような自己閉鎖的なコンプレックスを溶解し、心を縛っている鎖から解き放つ方向に働く解放性を有している。そのような開放的な性格をもったコンプレックスが、宗教的感情と名づけられるものである。[85]

悲しみは、宗教的とも言い得るような超越的な開放性をもつ、亡き人との出会いの形なのです。
「ほぼ日刊イトイ新聞」を主催する糸井重里は、写真家荒木経惟との対談の中で、荒木が妻、陽子の葬儀の折に「俺はいま、せっかくいい感じで悲しんでんだから、励まさないでくれ。もうしばらく、このままで行きたいから励まさないでくれ。これがなくなっちゃうと寂しい」と語ったことを取り上げ、「すごく感心したんです」と述べています。[86]「悲しみがなくなっちゃうと寂しい」とは、一体何を意味するのでしょうか。﨑川修が言うように、「ケアの対象となる〈ひと〉は、『ケアされる人』であると同時に、死者に対して本質的な意味で『ケアしようとする人』でもある[87]」のです。大切な人を失い、身を切られるような悲しみのうちにある人が願うことは、その悲しみから解放されることではなく、悲しみのうちで世界が未知なる相貌を示すそのさなかにおいて亡き人と出会い直すことです。亡き人を、死の事実が無かったかのように、生き返らせることはできませんが、亡き人の願いに心を澄ませ、亡き人を死者としてこの世界に新たに迎え入れることはできます。荒木は、愛する人との死別という、写真には映らないはずの世界と主体の変容の出来事に自分自身を委ね、死者が世界の中に新たな場を与えられることそのものを写し出そうと専心してきた写真家です。悲しみになり切り、死者と出会い直そうとケアすることによって、世界はそれまで想像し得なかったような奥行きを携えて送り返されてくるのです。おそらくグリーフケアとは、そのようなケアをケアすることでなければならないはずです。

「悲しむ人は幸いである、その人たちは慰められる」[88]という聖書の言葉があります。この言葉は、悲しんでいる人はいつか慰められるときがくるだろうから幸せになりうるのだということを意味しているのではないと、私は思います。むしろ、悲しみのうちに悲しみを癒す力が働き、悲しみのうちにあることがそのままで慰めを受けているという経験の次元があることを意味しているのだと理解すべきではないでしょうか。

慰めは、悲しみの中にこそ与えられるのです。必要なのは、悲しみの外から慰めを与えようとすることではなく、悲しみを通して悲しみの中から悲しみを癒す力に触れることができるように、悲しむ人を支えることではないでしょうか。ケアはセルフケアへのケアでなければならないという真実は、グリーフケアにも当てはまるのです。

注

1　ウィトゲンシュタイン（一九七五）：青色本・茶色本（大森荘蔵訳）、ウィトゲンシュタイン全集6、大修館書店、一二一―一二三頁
2　森本昌宏（二〇〇五）：痛いの痛いの飛んでけ、産経新聞出版、一六頁
3　同上、二一頁
4　山田規畝子（二〇〇四）：壊れた脳　生存する知、講談社、一五九―一六〇頁
5　東山篤規・宮岡徹・谷口俊治・佐藤愛子（二〇〇〇）：触覚と痛み、ブレーン出版、一三七頁

6　V・S・ラマチャンドラン（二〇〇五）：脳のなかの幽霊、ふたたび、角川書店、三三頁
7　同上、三四―三五頁
8　同上、三〇―三二頁
9　Simon Blackburn (1994)：Pain, in: "The Oxford Dictionary of Philosophy", Oxford University Press, p.275
10　東山篤規・宮岡徹・谷口俊治・佐藤愛子（二〇〇〇）：触覚と痛み、ブレーン出版、一二九頁
11　横田敏勝（二〇〇〇）：漱石の疼痛、カントの激痛、講談社現代新書、一三頁
12　森本昌宏（二〇〇五）：痛いの痛いの飛んでけ、産経新聞出版、二八頁
13　岡堂哲雄・上野矗・志賀令明編（二〇〇〇）：病気と痛みの心理、至文堂、九六頁
14　オリバー・サックス（一九九〇）：偏頭痛百科、晶文社、六一―六二頁
15　同上、二八二頁
16　同上、三三一頁
17　大塚ひかり（二〇〇六）：歯医者が怖い―歯の痛みは心の痛み?、平凡社新書、一〇〇頁
18　李敏子（二〇〇二）：「意味」の臨床、新曜社、一二二頁
19　熊谷晋一郎ほか（二〇一三）：ひとりで苦しまないための「痛みの哲学」、青土社、二七頁
20　同上、三三―三四頁
21　同上、四四頁
22　ヴィクトール・フランクル（一九七一）：夜と霧（霜山徳爾訳）、みすず書房、一八三―一八四頁
23　ヴィクトール・V・ヴァイツゼッカー（二〇〇〇）：病いと人、新曜社、一九一頁
24　多田富雄（二〇〇七）：寡黙なる巨人、集英社、一一六頁
25　フランソワ・ダゴニエ（一九九八）：病気の哲学のために、産業図書、一三頁
26　デイヴィド・B・モリス（一九九八）：痛みの文化史、紀伊國屋書店、六一頁
27　オリバー・サックス（一九九四）：左足をとりもどすまで（金沢泰子訳）、晶文社、四九頁
28　河野友信（二〇〇〇）：手術患者と不安、新興交易医書出版部、三八頁
29　ハイデガー（二〇一三）：存在と時間（二）（熊野純彦訳）、岩波文庫、一六一―一六二頁

30 同上、一六〇頁
31 同上、三六三頁
32 同上、三六五頁
33 同上、三六八頁
34 同上、三七〇頁
35 ヴィクトーア・フォン・ヴァイツゼカー（二〇一〇）：パトゾフィー（木村敏訳）、みすず書房、一二一頁
36 同上、一一六―一一七頁
37 ジョルジュ・カンギレム（一九八七）：正常と病理（滝沢武久訳）、法政大学出版局、一六四頁
38 大森荘蔵（一九八一）：流れとよどみ―哲学断章、産業図書、一一一―一五頁
39 小林俊三（二〇一一）：不安［精神分析］、加藤敏・神庭重信・中谷陽二・武田雅俊・鹿島晴雄・狩野力八郎・市川宏伸編、現代精神医学事典、弘文堂、九〇一頁
40 笠原嘉（一九八三）：不安・ゆううつ・無気力―正常と異常の境目、飯田真・笠原嘉・河合隼雄・佐治守夫・中井久夫編、岩波講座 精神の科学3、岩波書店、二一三頁
41 同上、二一四頁
42 河野友信（二〇〇〇）：手術患者と不安、新興交易医書出版部、三七頁
43 同上、四八頁
44 霜山徳爾（一九七五）：仮象の世界、思索社、一一七頁
45 同上、一一九頁
46 同上、一二五頁
47 同上、一三〇頁
48 同上、一三五頁
49 同上、一三六頁
50 ヴァン・デン・ベルク（一九七五）：病床の心理学（早坂泰次郎・上野須矗訳）、現代社、一〇頁
51 同上、四一頁

52 Matthew Ratcliffe(2008)：“Feelings of being. Phenomenology, psychiatry and the sense of reality”, Oxford. p.107
53 H・S・サリヴァン（一九七六）：現代精神医学の概念（中井久夫・山口隆訳）、みすず書房、二九頁
54 同上、三〇―三一頁
55 同上、三九頁
56 横井公一（二〇〇三）：ハリー・S・サリヴァン「現代精神医学の概念」、福本修・斎藤環編、精神医学の名著50、平凡社、六四頁
57 Mazis, G. A. (2001)：Emotion and Embodiment within the Medical World, in: S. Kay Toombs (ed.)：“Handbuch of Phenomenology and Medicine”, Dordrecht, p.197
58 オリバー・サックス（一九九四）：左足をとりもどすまで（金沢泰子訳）、晶文社、一二一―一二二頁
59 カイ・トゥームズ（二〇〇一）：病いの意味―看護と患者理解のための現象学（永見勇訳）、日本看護協会出版会、一八八頁
60 同上、二一一頁
61 Mazis, G. A. (2001)：Emotion and Embodiment within the Medical World, in: S. Kay Toombs (ed.)：“Handbuch of Phenomenology and Medicine”, Dordrecht, p.197
62 Kay Toombs, S. (1995)：Healing and Incurable Illness, Human Medicine Vol.11, No.3, pp.98-103.
63 アウグスティヌス（一九七八）：告白（山田晶訳）、第4巻第4章、『世界の名著16 アウグスティヌス』中央公論社、一四〇頁
64 キャサリン・M・サンダース（二〇一二）：家族を亡くしたあなたに―死別の悲しみを癒すアドバイスブック（白根美保子訳）、ちくま文庫、五六頁
65 佐野洋子（一九七七）：100万回生きたねこ、講談社、一八頁
66 同上、二二頁
67 同上、二四頁
68 同上、三〇頁
69 西田幾多郎（一九四八）：西田幾多郎全集第6巻、岩波書店、一一六頁
70 西田幾多郎（一九九六）：西田幾多郎随筆集（上田閑照編）、岩波文庫、七四頁
71 同上、七五―七六頁
72 同上、七五頁
73 同上、七六―七七頁

74 同上、七七―七八頁
75 大峯顯（一九九六）：宗教と詩の源泉、法藏館、九二頁
76 森省二（一九九五）：子どもの悲しみの世界、ちくま学芸文庫、一一〇―一一〇頁
77 同上、一一二―一一三頁
78 同上、一一三―一一四頁
79 ジークムント・フロイト（一九九六）：自我論集（竹田青嗣編・中山元訳）、ちくま学芸文庫、一二八頁
80 キャサリン・M・サンダース（二〇一二）：家族を亡くしたあなたに―死別の悲しみを癒すアドバイスブック、二九七頁
81 養老孟司（二〇〇四）：死の壁、新潮新書、一七五―一七六頁
82 同上、一七七―一七八頁
83 杉谷葉坊（一九九八）：情動論の試み―主体と世界のポリフォニー、人文書院、三三二頁
84 長谷正當（二〇〇三）：欲望の哲学―浄土教世界の思索、法藏館、一二六―一二七頁
85 同上、一四九頁
86 ほぼ日刊イトイ新聞「荒木さん。」第二回「励まさないでくれ」(http://www.1101.com/araki_nobuyoshi/2015-11-06.html)
87 﨑川修（二〇一三）：沈黙をともに聴く―グリーフケアと言葉の哲学、上智大学グリーフケア研究所『グリーフケア』創刊号、一五―三三頁
88 マタイによる福音書 第五章第四節（訳文は、共同訳聖書実行委員会（一九九〇）：新共同訳聖書、日本聖書協会より）

参考文献

第一節

池田喬（二〇一六）：言葉を使って痛みを他人に伝えることはできるか、看護研究第49巻4号、二七六‐二八四頁
河本英夫（二〇一〇）：臨床するオートポイエーシス―体験的世界の変容と再生、青土社
河本英夫（二〇一四）：損傷したシステムはいかに創発・再生するか―オートポイエーシスの第五領域、新曜社
花岡一雄・田上惠編（一九九六）：痛み概念の整理、真興交易医書出版部
人見眞理（二〇一二）：発達とは何か―リハビリの臨床と現象学、青土社
丸山一男（二〇一四）：痛みの考え方―しくみ・何を・どう効かす、南江堂

村田純一（二〇一五）：痛みの体験パラドックス、東北哲学会年報、第31号、八九‐一〇六頁
V・S・ラマチャンドラン（二〇一一）：脳のなかの天使、角川書店

第二節

内海健（二〇〇八）：うつ病の心理―失われた悲しみの場に、誠信書房
笠原嘉（一九九六）：軽症うつ病―「ゆううつ」の精神病理、講談社現代新書
キェルケゴール（一九七九）：不安の概念（斎藤信治訳）、岩波文庫
坂部恵（二〇〇一）：理性の不安―カント哲学の生成と構造、勁草書房
土藏愛子・草柳かおる編（二〇一四）：患者に寄り添う手術看護―周術期患者・家族の心理とケア、医歯薬出版
原田憲一（二〇〇八）：精神症状の把握と理解、中山書店
成田善弘（一九九三）：心身症、講談社現代新書
W・ブランケンブルク（一九七八）：自明性の喪失―分裂病の現象学（木村敏訳）、みすず書房
ロロ・メイ（一九六三）：不安の人間学（小野泰博訳）、誠信書房

第三節

入江杏（二〇一三）：悲しみを生きる力に―被害者遺族からあなたへ、岩波ジュニア新書
清水哲郎・島薗進編（二〇一〇）：ケア従事者のための死生学、ヌーベルヒロカワ
曽野綾子・アルフォンス デーケン編（二〇〇〇）：生と死を考える、春秋社
高木慶子（二〇一一）：悲しんでいい―大災害とグリーフケア、NHK出版
田畑邦治（二〇〇五）：悲しみを支える言葉―古事記から芭蕉まで、佼成出版社
藤川幸之助（二〇〇八）：満月の夜も母を施設に置いて、中央法規
山形孝夫（二〇一三）：黒い海の記憶―いま、死者の語りを聞くこと、岩波書店

第四章　ケアをめぐる主体形成の倫理学

ケアがケアであるためには、それはセルフケアへのケアでなければなりません。こうした視点から、ケアの対象となる方のセルフケアの諸相について見てきました。最終章では、セルフケアへのケアはいかにして可能になるのか、またケアの主体はいかにして成立するのか、という問いを追求してゆきたいと思います。主体性の確立は暗黙の前提ではなく、その条件を問わねばならないというのが本書の立場です。

一　インフォームド・コンセントと擁護—ケアされる主体の形成

人間は他の人間のために奴隷として扱われたり、他者の暴力的支配に屈服させられたりすべきものではない。一人ひとりが自身の幸福を追求しながら人生を自分の人生として生きることができ、人生の岐路においては自由に自己決定しうる権利を所持している。——こうした考えには人類が思想的闘争の歴史を通して勝ち取った重要な人間観が含まれています。しかしながら、人生の重大事に関する適切な自己決定は、誰にとっても可能だというわけではありません。胎児や乳幼児、また認知症のお年寄りなど、決定のために必要な能力が不足しているケースは言うまでもなく、決定すべき事柄について経験や知識が欠けている場合、また健康を害し気分的に落ち込んでいる場合などは、判断力をもっているはずの大人であっても当人にとって適切な自己決定は困難です。そうした場合、往々にして見られるのは、当事者であるのに蚊帳の外に置かれてしまい、第三者の手で決定が誘導されてしまうといった事態です。自己決定権の尊重がこと改めて論じられるようになったのも、度重なるそうした局面への反省に基づくものだとさえ言えるかもしれません。

しかし第三者による代理決定によって当事者の意向が無視されてはならないからといって、単に当事者の自己決定権を尊重すべきだと言っただけでは、何も問題を解決したことにはなりません。自己決定の重要性が際立つのは、自己決定が困難な場合なのです。自己決定を尊重すべし、というかけ声は、周到な配慮を欠いた場合には、自己決定することが困難な者に自己決定を無理強いし、過重な責任を負わせることを意味するものともなりかねません。当人を孤立させ、生きる力をそぎ落とすことになる危険も大きいと言わねばならないでしょう。このように考えるなら、自己決定とは、あくまで当事者本人による決定でありながら、他者との協力関係を不可欠の条件とするものであることが理解できます。自己決定の倫理性が問われる局面においては、自己決定の主体の成立は決して自明の前提とされてはならないのです。

それでは、自己決定の主体は、どのように形成されるべきなのでしょうか。本章では、医療におけるインフォームド・コンセントをめぐる考察を通して、患者の主体性はいかにして成り立ちうるのかを追求してみたいと思います。インフォームド・コンセントの議論を、セルフケアのケアを本質とするケアリングの概念に接続させてみたいというのが、本節の狙いです。

インフォームド・コンセントの歴史的背景

医師は、古来より、患者のいのちを預かる専門職者として、特別の倫理的責務を負うべきだ、と考えられてきました。既にヒポクラテスの時代には、「私が自己の能力と判断に従って医療を施すのは、患者の救済のためであり、損傷や不正のためにはこれを慎むでありましょう」[1]という綱領が述べ伝えられていたといいます。医療行為は、多かれ少なかれ患者の身体への侵襲を伴う行為であり、危険をはらむものです。それだけに、専門的な知識と技術をもち、身体への侵襲をもっぱら患者本人の健康回復のために行うと見なしうる者だけに、医療行為を行うことが認められてきたのです。

こうした伝統的な責務に加え、今日では、「インフォームド・コンセント」という医師患者関係を規定する新たな倫理的指針が医師に求められるようになりました。「インフォームド・コンセント」という言葉は、患者の人権を守るためのキーワードとして広く知られています。医師は、患者に対して危害を加えてはならず、患者にとって最大の利益になるように治療を行うと約束するだけでは足りない。医師は、患者に対し、病状や治療方法について十分に事実を理解してもらえるように説明を行った上で、患者の意向を尊重し、治療に際しては患者の同意を得ることが必要だというのです。ビーチャムとチルドレスは、医療倫理の原則として、患者に危害を加えるべきでないという「無危害原則」、患者に利益をもたらさなければならないという「善行原則」、利益と負担を公平に分配せよという「正義原則」に加え、患者の自律的な意思決定を尊重すべきだという「自律尊重原則」を唱えました。[2]「インフォームド・コンセント」は、患者の自律性を尊重することが医師の倫理的責務として不可欠だという認識に基づいて提起されたのです。

では、「インフォームド・コンセント」という、医師と患者の間のコミュニケーションに関する倫理的概念は、どのような歴史的経緯をもち、どのように私たちの社会に導入されていったのでしょうか。まずは、その点を押さえておきたいと思います。

第一に着目すべきことは、医療における人体実験のあり方をめぐって繰り広げられた倫理的な問いかけです。第二次大戦中、ナチス・ドイツにより、戦争捕虜を被験者とした数多くの人体実験がなされていたことが戦後明るみに出ました。低体温症予防を目的とする凍結実験、マラリア治療の免疫調査のための感染実験など、被験者となった戦争捕虜たちは、実験について事前に何も知らされず、それゆえ無論同意をとりつけられることもなく、その多くが実験の犠牲者となっていのちを落としました。連合国側はニュルンベルクにおいて戦争犯罪を裁く国際軍事法廷を開きましたが、それを補う形で、アメリカは医師裁判をも行いました。その結果、判決とともに示されたのが、「ニュルンベルク綱領」です。医学研究において人体実験は有用であり、ある段階では必要不可欠でさえあるが、実験を行う際には被験者の自発的同意が絶対に欠かせないということが宣言されたのです。被験者は法的な同意能力を有する者に限られる。同意は、強制されず、自発的に行われたものでなければならない。被験者は十分な情報の提供を受け、実験の内容や方法やそのリスクについて理解することが必要とされる。こうした条件をすべて満たす被験者の自発的同意がない場合は、人体実験は倫理的に不当だと見なされたのです。「インフォームド・コンセント」という理念は、人体実験を実施するために不可欠の倫理的条件として提示されたものだったのです。

なお、第二次大戦中の捕虜に対する人体実験という忌まわしい事実は対岸の火事ではなく、わが国でも七三一部隊による蛮行が知られています。人体実験による研究成果をアメリカに引き渡すことを条件にその罪が不問に付され、全データをアメリカが占有したため長く隠蔽されてきましたが、近年当事者による証言により、残虐な行為の数々が次々と明るみに出ています。

このような被験者の人権を無視した人体実験の事実は、残念ながら戦時中に限られたものではありませんでした。第二次大戦後も、「ニュルンベルク綱領」の原則に悖る人体実験の企ては後を絶たなかったのです。ナチス・ドイツを裁いた当のアメリカにおいて、感染性肝炎の感染力を研究するために、精神遅滞児を人為的に肝炎に罹患させたり、梅毒患者の病状の経過を観察するために、ペニシリンの有効性がはっきりしていたにもかかわらず、いっさいの治療が施されなかったりといった事件が告発されました。こうした事件を受け、医師に対する不信感が社会に広まっていきます。どんな治療が患者にとって最善であるかは、医師が最もよく知っているのだから、患者は医師を権威として仰ぎ、おとなしく聞き従っていれば間違いないという考えは、その信頼性を急速に失い、やがて「パターナリズム」というレッテルを貼られて断罪されるに至りました。これに代わって登場したのが、「インフォームド・コンセント」です。「インフォームド・コンセント」は、「人体実験」の倫理的条件としての位置づけを越え、医療一般における患者の権利を守るための倫理的支えとして受け止められていくのです。

こうした時代の流れは、医療過誤をめぐる裁判を通して、さらに強化されていきます。香川知晶によれば、「一九五七年、大動脈造影によって下半身麻痺に陥ったマーティン・サルゴは、検査を担当した医師と病院の責任者を麻痺の危険性を警告しなかったとして訴えた。この裁判の判決の中で、カルフォルニア州控訴裁判所は、治療の同意を得るために必要な情報をすべて提供する義務があったことを認め、初めてインフォームド・コンセントという言葉を使用した」[3]。その後の展開において、医師が患者に開示すべき情報は、「専門家からみて必要な情報ではなく、患者の福祉に関連するあらゆる情報、可能な代替手段とその各々の危険性でなければならない」[4]と考えられるようになっていきます。治療の方針を選ぶのは、医師でなく、患者本人であり、こうしたインフォームド・チョイスを可能とする情報開示が医師に義務づけられるようになったのです。患者は自らの身を守るために立ち上がり、医師に対して訴訟を起こし、医療における自己決定権を勝ち取ったのであり、それが「インフォームド・コンセント」だったと、とりあえずまとめることができるでしょう。

インフォームド・コンセントの落とし穴

自己決定の権利を社会に訴え出て要求したのは、もちろん患者たちに限りません。第一次大戦後の民族独立運動を牽引した「民族自決」の理念、性と生殖に関する自由をスローガンに人工妊娠中絶の合法化を勝ち取ろうとした「フェミニズム」の運動、支援を受けながら自己選択に基づいて地域で生活することを目指す、障害者の「自立生活運動」など、さまざまな動きがあります。中西正司と上野千鶴子によれば、それらの企ての底に通じているのは、当事者主権の考え方です。「当事者主権の考え方は、何よりもこの専門家主義への対抗として成立した。〔中略〕当事者主権とは、社会的弱者の自己定義権と自己決定権とを、第三者にゆだねない、という宣言でもある」[5]。一人ひとりの個人が、自らの人生の責任ある当事者として生きる権利を認めさせせることができた背景には、各自のニードを明らかにしてきたという実践があります。

> 問題を生み出す社会に適応してしまっては、ニーズは発生しない。ニーズ（必要）とは、欠乏や不足という意味から来ている。私の現在の状態を、こうあってほしい状態に対する不足ととらえて、そうではない新しい現実をつくりだそうとする構想力を持ったときに、はじめて自分のニーズとは何かがわかり、人は当事者になる。ニーズはあるのではなく、つくられる。ニーズをつくるというのは、もうひとつの社会を構想することである。[6]

専門家や社会があてがうお仕着せの定義を疑問に付し、自らのニーズを発見し、それを認めさせせることによって、当事者主権は初めて確立するのです。

立岩真也は、こうした企てにおいて、なぜ「自己決定権」をことさらに言い立てねばならなかったかを問うています。「ではなぜ今さらのように、言い出さなければならなかったのか。その時点で、その時点でもまだ、自己決定ができなかった、できなかったから主張されたわけですね。それはなぜかって考えると、一番素朴な答えは、その人たちに決定権を認められたら、その周囲は都合が悪い、そういうことはめんどうくさいっていうことなんですよ」[7]。当事者の自己決定権を認めることは当事者以外の多くの者にとって煩わしいことであり、そのため、その権利はそれまで押さえ込まれていたというのです。当事者たちは、不当に自由を制限されていた状況を打開するために、あえて声に出して、自らに自己決定の権利があることを主張し、その権利を社会に認めさせねばならなかったのです。

では、自己決定の権利を認めることは面倒を引き受けることになると分かっているのに、なぜ医療の世界ではそうした自己決定権を認めるように移り変わっていったのでしょうか。「インフォームド・コンセント」というテーマに立ち返って、考えてみたいと思います。一言で言えば、医療の場に大きな変動が起こり、医師たち自身が「インフォームド・コンセント」を必要とするようになっていったからだというのが、その答えです。

一つは、疾病構造の中心が感染症から慢性疾患へとシフトするとともに、新しい療法の開発により治療法の選択肢が多様化されたため、治療法が一意的に決めにくくなり、治療法を選択する意思決定の余地が生まれたことが挙げられます。また、医師に口を挟むと誠実さを疑っていると思われはしないかと気づかって何も言えない立場に置かれがちだった患者のもとに、メディアを通して病気や健康に関する多くの情報が伝わるようになり、医師と患者を隔てる知の壁の厚みが幾分かは薄くなったということもあるでしょう。しかしそれだけではありません。香川知晶が指摘するように、「現代では、疾患によってもたらされた状態をいったんさらに悪化させてから治療するという形が一般的である」[8]ため、「現代医療は治療という目的の善性によって自動的に正当化しうる範囲を大幅に越えた侵襲性を身につけてしまったのである。だが同時に、侵襲の度合いを予測する手立てもかなり整ってきた。現代医療の侵襲的性格とその予測可能性を自覚すれば、医療陣が治療に際してインフォームド・コンセントを無視することは許されない」[9]のです。こうした実情は、インフォームド・コンセントという概念が、問題解決の決め手になるというより、新たな問題を生み出す要因に堕してしまう危険をはらんでいることをも暗示しています。次にそのことを見ていきましょう。

ここでまず、確認しておきたいのは、自己決定と自己決定権とは異なるものだということです。小松美彦は、次のように述べています。

自己決定権というのは、自己決定することを、社会や国家が、個人の権利としてみとめるということです。『する』、あるいは『せざるを得ない』のが自己決定であるのに対して、『認められる』、あるいは『するために使う』のが自己決定権であると言ってていいかもしれません。〔中略〕自己決定権は、普遍的だと措定されている抽象的な規範です。あるいは、場合によって単なる規則です。普遍的な規範や規則ですから、個々の具体的な場面の悩みや葛藤には、はじめから配慮していません。配慮は、法や権利そのものにではなく、その運用にまかされるということになります。[10]

自己決定権の尊重という理念をうちに含んだインフォームド・コンセントの考えにも、このような危うさが見て取れます。自己決定権は、言葉によって普遍化された人為的な権利であり、思弁によって客観化された制度であり、さらには個別の実相を他人事に変えてしまう装置であり、したがって、いつでも政治的な恣意によって道具にされるという危険をもったものなのです。[11]

このことは、香山リカが指摘するように、インフォームド・コンセントが医師の責任逃れの口実になりうることを意味しています。

しかし、残念なことにインフォームド・コンセントが「よい医療のため」ではなく、「患者との法的なトラブルを避けるため」に行われているのではないか、という例も目につく。〔中略〕専門家として「これが正解」というのがわかっているにもかかわらず、一方的に「あなたまかせ」にしようとしている。〔中略〕経験や知識がないばかりに「じゃ、これで」と明らかにリスクの大きい治療法を選択する患者を前にしても、にこやかな表情で「はい、承知しました。では、ここにサインを」と承諾書をさし出せる医師もいるのだろうか。患者の主体性はたしかに守られてはいるが、これでは医師の主体性の放棄だ。[12]

医師は、悪い結果について話しておきさえすれば、実際にそうなっても、その治療法を選んだのは患者なのだから、責任は患者の側にあるのだと弁解することができます。「インフォームド・コンセント」は、医師が患者の訴訟から身を守るための防護壁ともなるものなのです。医師による患者の自己決定権の承認は、最悪の場合、医療過誤の隠れ蓑になる可能性も否定しきれません。ジョン・スチュアート・ミルは、自由主義の思想をはっきり定式化した思想家として名高い人です。ミルによれば、判断力のある大人ならば、自分の生命・身体・財産について、他人に迷惑をかけない限りは、たとえ自分にとって不利益になろうとも、自己決定する自由をもっています。香山が危惧しているのは、患者の選択が患者自身にとって甚大な不利益をもたらすということが医師の目に明らかな場合、医師は患者の決定権を尊重するのだと言い張って、患者の愚かな決定をそのまま実行に移してよいのか、こうした問題なのです。

神田橋條治も、自己決定権の尊重という建前のもと、患者と医師の関係が歪んでしまいがちな実情を次のように指摘しています。

「あなたの手術をこのようにします。こういう危険があります。だけどやりましょう」と医者が伝えて、患者が「それを承諾しました」というのがインフォームド・コンセントの契約です。契約とは、一つの目標に向かってチームを作ることなんです。ところが今、行われているインフォームド・コンセントは、まったくその反対なの。「ここの領分から撤退します」と、敵対関係にある両者の停戦交渉のようなインフォームド・コンセントが行われている。いろんなことが書いてあって、「あなたが訴えるかもしれんから、訴えないようにしてこれを承諾して、サインしてください」と、敵対関係になる可能性のある相手との取り決めになっている。全然チームじゃない。[13]

権利を尊重するという建前を超えて、それをどう運用するかが問われているのです。

患者の自己決定権が社会に広まる要因の一つとして、消費型資本主義が医療の世界に浸透してきたことを挙げることもできるでしょう。立岩真也は、次のように語っています。

本人が決めない、決められない場合に、誰が決定するかという問題があります。〔中略〕患者に決定が存在しないとして、じゃ医者に決定権が存在するのかって言われて、その答えは端的にノーです。〔中略〕患者と医者の関係、〔中略〕その二人のあいだの関係というのは、供給者と消費者の間の関係なんです。そして供給者サイドと消費サイドの利害は一致しないことのほうがふつうなんだと考えられる。〔中略〕その中で、どこまで消費サイドの力を対等に持っていくのかということがテーマになってきます。[14]

消費者には、安全である権利、知る権利、選ぶ権利、意見を反映させる権利があると一般に考えられていますが、医療の世界では患者は弱者の立場におかれがちです。消費者の権利を拡張させる運動を医療の世界にも広げていくべきだという考えには、確かに一面の真理が含まれていると言うこともできそうです。

しかし医療がサーヴィスとして捉えられ、患者が消費者と見なされるならば、患者は医療サーヴィスの注文者となり、サーヴィスをキャンセルする権利をもつ者だということになります。消費社会においては、商品は消費者のニーズにあわせてデザインされ、生産されます。消費が落ち込めば、消費者のニーズそのものを産出して、新たな市場を切り開くことが求められてきます。しかし、医療の世界は人間のいのちを守ることを本義とするはずです。だとしたら、医療は他の商品と同列に扱われてよいはずがありません。医療すべてが美容整形のように消費者の欲望によって動かされてしまったとしたらどうでしょう。患者の自己決定は、消費社会における消費者の意見と同列に扱われるべきではないのです。

小松美彦は、自己決定権の承認が愚行権の社会的容認に堕してしまう危険について、次のように述べています。

いったん自己決定権を盾にしてしまうと、さまざまなことに関して、自分のことは自分で決めればいいのだから、他人には口を出してほしくないという壁ができてしまい、結果として自己決定権が他者同士のコミュニケーションを遮断・排除する道具として機能する危惧があるのではないかということです。〔中略〕そうすると、自己決定権は自分勝手とどう違うのだということになります[15]。

他人によって個人の自由が損なわれ、その人権が侵害されるという状況下において、個人の自由を保障しようと努めることは重要な仕事ですが、ひとたび承認された自己決定権を、個人主義的な欲望の追求権として誤認するならば、それは社会にとってもまた当人自身にとっても愚かな振る舞いとなりかねないのです。

また、養老孟司は、自己決定権の主張が医療に必要な信頼関係に水を差す可能性について指摘し、こう語っています。

私は、インフォームド・コンセントなど、本音では信用しない。インフォームするのは、ことばだが、手術が必要なのは、たとえばおなか、つまり実物である。いくら医者に不信を抱いたところで、やっぱり手術を自分でするわけにはいかない。任せるほかないのである。それなら、どこかで信用するしかない[16]。

患者が医師に不信感を抱き、医師から身を守るために自己決定権を主張したとしても、実際に医療行為を行うことができるのは医師のみです。重要なのは、患者が権利を主張し医師に認めさせることではなく、患者が医師との間で信頼関係を築いて医師に望ましい治療を施してもらうことのはずです。それにもかかわらず、インフォームド・コンセントは、その適用次第で、そうした信頼関係を醸成する可能性をもつ反面、かえって敵対関係を生み出してしまうことさえありうるものなのです。

患者が医師から身を守るための楯としてインフォームド・コンセントによりかかるとき、医師もまたそれを楯に患者を突き放すといったことが起こりえます。香山リカによれば、「すべてを患者や家族に伝えたときの心理的動揺についても、考慮されていない場合が多い。〔中略〕『医師の説明を静かに受け入れ、理性的に自分にとって最適の治療内容を選択する』という理想的な患者モデルだけが想定されている。それ以外の反応をする人は。『問題のある特殊なケース』と考えられ、すぐに精神科受診がすすめられる」のだと言うのです[17]。

加えて、日本社会固有の事情もからんできます。内田樹はこう語っています。

自分の病気について資料を読んで調べて、賢い患者になって、医者と対等に渡り合おうなんて。病人にそんなことさせたら、治る病気も治らないって。インフォームド・コンセントというのは、アメリカではたしかに治療効果はあっただろうと思うんですよ。だって、アメリカというのは徹底した『自己決定』の国ですから。それがたとえ間違った決定であったとしても、『自己決定した』という事実だけで本人は確実なアチーブメントを獲得できる。だから、仮に誤った治療法を採用した場合でも、『この治療法を選んだのは私だ』という心理的効果でぐいぐい治るということがあり得るわけです。でも、日本人の場合は無理でしょう。[18]

医師と対等に渡りあわねばならないという状況そのものが患者の生まれ育った文化に馴染まない場合には、当人にとって多大なストレスになり、健康回復のための自然治癒力の発動を阻害するというのです。

患者の自己決定権を尊重するはずのインフォームド・コンセントには、このようにいくつもの落とし穴が空いていることを見逃してはなりません。

アドボカシーと信頼

自己決定権の承認要求が倫理的な問題としてクローズアップされるのは、いのちに関わる決定、例えば自分の死の自己決定に関わるときでしょう。いわゆる安楽死をめぐる問題です。立岩真也によれば、「安楽死は自分の力で死ねない時の自殺[19]」ですが、安楽死を希望する人は、「自分が自分（の身体）を制御できない状態に耐えられないことによって死を望んでいる[20]」のです。安楽死を選択するという自己決定権を特定の社会において承認するということは、他者の自殺を容認することを意味します。そのため、この特異な自己決定の権利については生命倫理学の重要なトピックとして議論が戦わされてきた経緯があります。

ここでは、インフォームド・コンセントの問題点をさらに掘り下げるために、立岩が言及しているＡＬＳ患者の松本茂の言葉に耳を傾けてみましょう。

私は、呼吸器を着けるとき、もうすべて人生が終わった。後は器械のなせるまま、身動きもできないのだと嘆いたものだった。ところが、呼吸器を着けて一年、二年と慣れるにしたがい、行動半径も広がり、こんなに楽しい人生があったのかと、新しい発見に驚いている。[21]

ＡＬＳ患者には、病いの進行の過程で、人工呼吸器をつけるかつけないかという選択が否応も無く突きつけられます。この場合、つけないという選択をすることは、死を人為的にもたらす積極的安楽死に賛同することを意味するわけではありません。この二つは明確に区別されるべきことです。しかし、人工呼吸器をつければ、はっきりとした意識を保ったまま生存を維持できるのに対し、つけないと決断することは結果的に死を早めることになります。そのため、この決定を消極的な安楽死と見なすことも可能だと思います。ここで着目してみたいのは、選択に先立って伝えられていた情報と選択の後で自身の身体全体で知り得た情報との落差です。病気の進行に沿って、また人為的介入の段階に応じて、状況は大きく変わっていきます。それに伴い、行為選択についての自己評価も移り変わっていくはずです。こうして見ると、インフォームド・コンセントは、一回行われればそれでよいというものではなく、持続的な取り組みとして為されねばならないことが明らかとなります。

ビショップとスカダーもまた、インフォームド・コンセントが一回限りの行為ではなく、関わりの持続であるべきだと述べています。そのため、本来はインフォームド・コンセントという表現よりも、インフォーミング・コンセントの方が適切だと指摘するのです。

インフォームド・コンセントの「それを私にすること」というのは、盲腸を取るときみたいに「一度限りの」処置ということを前提としているわ。看護においては、説明しながら同意を取る informing consent ということは、インフォームド・コンセントよりももっと多くの意味を持っているわ。看護師は、患者に常に、自分たちが患者に対してまた患者とともに何をしようとしているのか説明し続けねばならないわ。また、明白ではなくとも患者から常に同意を取り続けなければならないわ。説明しながら同意を取るということの目的は、患者と看護師の間にある協力的な関係を強化することにあるのよ。単に患者の権利を尊重するということだけではなくてね。[22]

インフォームド・コンセント本来の理念は、患者個人の意向を尊重するだけでなく、医師や看護師が協力的な関係を構築していくことをも含みもつものなのです。

小松美彦は、安楽死を認める自由主義の国オランダの実情に触れ、自己決定権承認への要求の陰で真に求められているものは何であるかを問いただしています。

オランダでは、自己決定権による安楽死が認められているのですが、不思議なことに、安楽死の主張が受け入れられると、多くの人が、安楽死ではなく、自然死を遂げていくという実態があります。〔中略〕これは、たぶん安楽死を望む当人は、あえて自己決定権による安楽死を訴えなければならない荒涼とした寂寞感があるとか、あるいは人知れず死や病気との闘いを続ける苦しさがあるとか、そういった差し迫った状況なり気持ちを、家族や社会や国家にもきちんとわかってほしいという切望の反映であって、そのことを他人に知ってもらい、気持ちが届いたと感ずることができたときには、訴えの原因になっていた寂寞感と孤独感自体が、かなりの程度解消するという事実を示しているのではないかと思います。つまり、安楽死はあくまで自己主張の手だてにすぎなかったのであって、ほとんどの場合は、本当の目的ではなかったという気がするのです。[23]

自己決定権を主張する声は、自己決定の行使を社会に認めさせることを要求するものというより、孤独のうちに封じ込められた苦しい思いを理解して欲しいという切実な願いに他ならないのかもしれないというのです。

川口有美子は、ＡＬＳ患者である母親の介護記録である『逝かない身体』のうちで、「書面には生きるほうがつらい、死んでしまいたいとはっきり書いてある。でも、死なないでほしいと望まれていたかったのは間違いないのだ。もし家族が死に同意すれば、それはそれで不本意だったのである」[24]と書き記しています。身体中の筋力が衰え、決断とその表出が次第に困難になっていく患者は、自身の身体をめぐる決断を娘と医師に委ね、娘は母が望むであろうと考える選択を手探りで見つけ出しながら行為選択を行っていきます。患者の行為主体は、娘の介護に完全に身を委ねることでかろうじて成立するものなのであり、ここで問われているのは、個人の自由意志による自己決定というよりも、むしろコミュニケーションを確立させて新たな主体を立ち上げることなのです。インフォームド・コンセントの成否は、個人の自己決定を尊重できたかどうかによって決まるというより、むしろ当事者と医師やケアする者たちが互いに納得のいく形で協同決定に至りえたかどうかなのではないでしょうか。

自己決定の主体は患者のうちに当然のように備わっているものではありません。自己決定の能力は、それを積極的に擁護しようとする他者からの助力に基づき、互いの協力関係のうちで、初めて形成されるものなのです。世界医師会が一九八一年に採択した「患者の権利に関するリスボン宣言」には、「患者は、自分自身に関わる自由な決定を行うための自己決定の権利を有する」という文言があり、加えて、自己の情報やセカンドオピニオンを得る権利や、尊厳とプライバシーを守る権利をもつことが記されています。一九八八年に日本看護協会によって作成され、二〇〇三年に改訂された「看護者の倫理綱領」でも、知る権利や自己決定の尊重に一条が割かれていますが、表現は一歩踏み込んだものになっています。「看護者は、人びとの知る権利及び自己決定の権利を尊重し、その権利を擁護する」と表現されているのです。尊重するだけでなく、当人がその権利を全うできない場合には、例えば患者の自己決定権を家族あるいは医師が脅かしているようなケースにおいては、積極的に身を挺してその間に割って入り患者の自己決定権を「擁護する」ことが看護師の倫理的指針として表明されているのです。そればかりではありません。この第四条に先立ち、第三条には「看護者は、対象となる人びととの間に信頼関係を築き、その信頼関係に基づいて看護を提供する」という文言が設けられています。看護行為が患者にとって有益な行為となりうるためには、患者との間で信頼関係を醸成することが不可欠であるという認識が示されているのです。インフォームド・コンセントにおける自己決定の主体の形成は、それを擁護するものがそこに居合わせてくれることを条件とするものなのです。

医療者と患者の間で信頼関係の形成が不可欠である理由について、行岡哲男は、「医療の不確実さ」という新たな論点に基づいた提言を行っています。例えば、ある患者が細菌性肺炎として診断され、抗生物質で治療可能と判断された場合、その判断の正しさは治療の結果を見届けるまでは分からないと言います。医療がまだ不確実性な段階であるから正しい判断ができないのではなく、そもそも医療の現場では原理的に言って正しい判断はできないというのです。

「正しい判断」の不可能性が曖昧なままに、医療現場に導入された「説明と同意」が、医師には承諾書への患者署名という免罪符的価値を、患者には期待した結果への保証書的価値を与えるという誤解があれば、医療の危うさは一気に拡大します[25]。

そこで、行岡は、医療におけるパラダイムチェンジを主張します。病因除去を目指すことと治療を求めること、それに正しい判断を求めることが加算された医師患者関係というものから、互いの納得を確認しあう関係への転換が急務だと述べるのです。そして、こうした転換が可能となるためには、その前提として信頼関係が必要不可欠だといいます。ただし、

信頼とは文字通り「信じて頼りにすること」ですが、この説明が「正しい判断」という発想のもとでは、厄介な事態を招くことになります[26]。

というのは、必要かつ十分な注意を払い職務にあたっても、結果が期待を裏切ることがあり、その場合、思わしくない結果は正しい判断がなされなかった証拠として受け取られ、信頼が損なわれて紛争に至る場合もあるからです。正しい判断が

不可能なのは、他者の能力や人柄に関する判断の場合でも変わりません。

相手への信頼の確信は、納得と同じように、相手も自分と同じような存在と捉えることが前提となります。すなわち、お互いに「正しい判断」は不可能であることを承知し、ともに「正しいと確信する判断」を目指すことができる相手か否かが問われるということです。[27]

信頼関係形成の必要性とその根拠についての重要な提言だと思います。

小泉義之は、「生命倫理は、医療者の側に立つ思想である。あるいは、医療者の側に立って、患者の傍らに立つ思想である。生命倫理は、病人の立場に立つ思想ではない」[28]と述べ、生命倫理において重視される自己決定の内実に批判のまなざしを向けています。

病人は実に多くのことを諦めるし諦めさせられる。場合によっては、完治を諦めるし、延命を諦める。そのとき、病人には、ＱＯＬ向上以外に何の選択肢もありえないのだろうか。〔中略〕病人にとってのトラウマ的な核は、「自力でトイレに行けない」肉体を受肉しているということである。病人にとっての問題は、この肉体との根源的な齟齬、生き難さ、生き辛さをどうするかということである。これは、生活の困難をどうするかという問題、ＱＯＬを生活化して立てられる問題とは区別されるべきである。その上で問いたいのは、病人にとっての根源的問題がどうして、バルン・カテーテルを留置するか否かの選択問題に還元されてしまうのかということである。〔中略〕肉体的な闘病を心理化して、肉体的な闘病を諦めさせること、これが、「患者のため」と称しながら、生命倫理が行っていることである。[29]

患者とその家族や医療職者が信頼関係を形成するためには、患者のニーズを第三者の言葉で定義して済ますのではなく、そのニーズを共同で患者自身の生きられた経験のうちに探し求め、発見したニーズをそれにふさわしい形で言語化するところから始めなければならないのです。

協同決定としての自己決定

個人は共同体の一員であるだけでなく、固有の自己性をもった個人として存在します。そのため人権は共同体の一員としての資格ではなく、個人の資格において社会によって保障されなければなりません。ただし、こうした考えを認めることは、個人主義を容認することとは異なります。個人は他者へと開かれ、他者とつながっているのです。他者との結びつきなしには、人間は生きていくことができません。個人は個人主義の意味で互いに孤立した存在ではなく、自己理解を形成するためにも他者とともにあることを不可欠とする存在なのです。

神田橋條治は、こんな例を挙げています。ある看護学生が母親に連れられてきました。学生はかつて自分がいじめを受けたその中学校の教室で首を吊って死にたいと言ってきかなかったといいます。それに対して、神田橋は、そのように考えることは正常な考えだと言って学生の思いを支持した上で、フラッシュ・バックが病気だからと言って漢方薬を処方しました。四回の治療を通して、学生はよくなり、やがて看護学校にも行けるまでに回復します。その際に、神田橋は、いじめられて辛い思いを味わったから患者の辛さが分かるだろうという言葉をかけたそうです。その後、半年して学生が再び訪れてきました。看護学校の講義で発達障害のことを学び、球技が苦手とか、文字が同じ大きさでかけないといった特徴が自分にそのまま当てはまることに気づき、診断を求めに来たのです。依頼を受けて診断したところ、やはり「発達障害」だったそうです。

ボクのところに来た看護学生は、「発達障害」という知識を得たことによって、自分のこれまでの歴史を、その知識を基に再点検して、そこから「ああ、自分はそういうことだったんだ。いじめもそういうことでおこっていたんだ」というプロセス、いちばん最初にボクのところに来たときの、首を吊ろうと思ったことに至ったプロセスを自分で解明できた。それは本人がしたわけで、そのきっかけになったのは発達障害という、こういう障害があるんだという知識を得たことで、それによって考えられるようになった。[30]

神田橋によれば、ここにはインフォームド・コンセントの主たる目的の実現が見られます。患者が知識を得たことで、自分で首を吊りたいと思うに至った一連のプロセスを自分で理解できるようになり、それによって自身の生活上の課題もはっきりと把握できるようになったのです。情報を自分のものとして理解することによって、病いや障害に立ち向かうための主体性が形成されたのです。

いくら自己決定権が社会的に承認されたとしてもそれだけでは自己決定の主体を立ち上げることにはなりません。自己決定が可能になるには、知識の提供とともに支援が必要ですが、支援が支配にならないように、権威をもった者が自身の意見を押しつけないようにしなければなりません。患者が自己を認識し、自己決定の主体となりうるためのサポートが医療職者には求められるのです。その機微について、神田橋は次のように述べています。

ここに病気があって、病人がいて、治療者がいて、インフォームド・コンセントが行われて、病人が病についての知識を得ることによって、病と病人が一体であったものが、病と病人が切り離されて、そこから病人はこの病を治療者と一緒に眺めて、いろいろと意見が作れるようになることが、本当はインフォームド・コンセントの主たる目的なんです。[31]

情報を共有した二人が病について意見を出しあうことができるようにすること、それがインフォームド・コンセントなのです。個人の自己決定は、信頼関係の上に立った協同決定の形において初めて全うされます。本来のインフォームド・コンセントとは、患者に自由と絆とを同時に与えるものなのです。

当事者運動の推進に尽力してきた人としても著名な、脳性マヒを患う小児科医の熊谷晋一郎は、「私のことは、私がいちばんよく知っている。私が何者であるか、私が何を行なうかは、私が決める」という標語に、何度も助けられてきたと語っています。

水を飲むタイミングも、トイレに行く段取りも、果ては生きていていよいのかどうかさえ、介護者の顔色を見ながら決めなければならなかった。〔中略〕そういった歴史を〔中略〕ひりひりと背中に感じ続けて生きている障害者たちにとっては、自分についての知や統治権を、確かに我がものであると確認し続けることが、生き延びるために必要不可欠なのである。[32]

しかし、やがてこんな疑問が生じてきたそうです。「この標語について『これで十分である』と言い切れる者は、知らず知らずのうちにある前提条件を享受している相対的な強者であるということも、また事実だろう」[33]。自分のことを自分で決めることができるのが相対的な強者であることを条件とするのなら、そうした条件が満たされない場合、自己決定はいかにして可能なのでしょうか。

障害者かどうかにかかわらず、生きていれば「自分が何者なのか」「何を望んでいるのか」「何を行うべきなのか」について、しばしばわからなくなり、立ち止まってしまうことがある。そのとき、私たちはこう言わなくてはならない。私は、私のことをよく知らない。私が何者であるか、私が何を行なうかを、仲間と共に探る[34]。

それぞれの自己決定の主体を共につくり上げること。孤立した自己決定を放置するのではなく、また多数派の社会規範を無理強いするのでもなく、当事者が自らのニードを発見し、それを自らの言葉で表現し、自身の重荷を自分で背負っていくことができるように信頼関係を築きあうこと。その重要性がここには語られています。

私たちは、自己決定する主体を形成するために相互的なケアが必要であるという考えを、インフォームド・コンセントの中核に刻み込まなければならないと考えるのです。

二　傷つきやすさ—ケアする主体の生成

「傷つきやすさ」は、英語ではVulnerabilityといいますが、この語は脆弱さとも訳されます。コンピューター用語としても用いられ、その場合には、システムやネットワークのセキュリティ上の欠陥や設定ミスを指します。「傷つきやすさ〈Vulnerability〉」とは、もとをたどれば皮膚が外的暴力にさらされていることからくる身体の壊れやすさ・傷みやすさ・苦しみやすさを示す言葉であり、こうしたことからも明らかなように、もともとは弱さ、脆さ、儚さといった否定的な価値を意味する語だと言えます。今日の日本の社会では、傷つきやすいという形容詞は、自信のなさや自尊心の欠如ゆえに、ささいな叱責や注意を、自分の存在そのものが否定されたように感じるという過敏な被害者意識という意味で用いられることも多くなっており、こうした用例のうちにも「傷つきやすさ」という語が人間のもつ弱さ、脆さ、儚さを表示していることが分かります。

ところが意外なことに、こうした否定的な価値を表す「傷つきやすさ」という概念が、現代思想の流れの中では、固有の人間理解を示す積極的な概念として鋳直されているのです。先に、痛みが人間にとって何を意味するかを考察しましたが、痛むことができるということは、人間がその本質において傷つきやすいからに他なりません。本節では、現代思想において人間の「傷つきやすさ」が注目を集めてきた理由を展望し、この概念のうちに込められた独自の倫理的な意味とそこに示唆される新たな人間像の特徴を明らかにしたいと思います。ケアが成り立つためには、ケアの対象となる方の主体性が確立することが重要ですが、ケアする側の主体性の確立ももちろん欠くことはできません。本節では、「傷つきやすさ」がケアする側の主体性の確立にとって大切なポイントとなることを明らかにしたいと思います。

人権論の文脈における「傷つきやすさ」

最初に注目してみたいのは、「傷つきやすさ」という言葉が人権論のキーワードとして用いられるようになっているという事態です。人権とは、人間が生まれながらにしてもっている権利であり、そのため人権を保障する道徳的根拠は、すべての人に共通する本性のうちに求められてきました。そうした人間本性の例としては、神によって神の似姿として創造された存在であること、理性を有していること、自律した行為主体であることなどが挙げられます。こうした概念と並んで、「傷つきやすさ」が近年、人権論のキーワードとして挙用されているのです。以下、主に岩本一郎の示唆[35]に沿って簡単にその動向を整理してみましょう。

法哲学者H・L・A・ハートは一九六一年に刊行された『法の概念』の中で、「最低限の自然法」を基礎づけるために人間の一般的属性としての「傷つきやすさ」に言及しています。「かりに人類が相互の傷つきやすさを失ったとすれば、『汝殺すなかれ』という法および道徳の最も特徴的な規定の明白な根拠が失われることだろう[36]」と言うのです。また、倫理学者ロバート・グッディンも、人間の「傷つきやすさ」の観点から、ある特定の関係の中にいる当事者同士に特別の道徳的責務が生ずることを主張していました[37]。例えば、ある人を車で撥ねてしまった運転手には負傷した人を救護する義務が生じますが、加害者だけでなく事故現場をたまたま通りがかった人もまた、事故で傷ついた人を容易に救助できる状況にある限り、負傷者を救護する義務があるのだといいます。その際に、この道徳的義務を基礎づけるものとして提示されたのが「傷つきやすさ」の概念だったのです。

「傷つきやすさ」をさらに前面に出して人権を論じる動向としては、特にマイケル・イグナティエフの議論が注目に値します。イグナティエフによれば、アウシュビッツ以後、人権という概念は、戦争、テロ、貧困などによって「傷つきやすい」状況におかれた人々のために、あらゆる権力に向けて異議申し立てを行うための言葉として再生したのだといいます[38]。一人ひとりの人権とは他者の人権と不可分のものなのであり、そのため他者の人権侵害は、それを自己の人権侵害と受け止めて行動する責任を私たち一人ひとりに課しているというのです。

イグナティエフが「傷つきやすさ」の概念によって論じたのが生命・身体の安全を中核とする消極的権利にとどまったのに対し、社会学者ブライアン・ターナーはその議論をさらに先へと推し進めています。ターナーは、普遍的人権の可能性を否定する文化相対主義を厳しく批判し、規範的社会学の立場から、普遍的人権を擁護しようとしています。「私たちは、文化相対主義の立場から人間同士の差異を強調すべきではない。むしろ、個々人を苦痛と屈辱という共有された経験の実存的文脈のうちで統合する共通の基盤を強調すべきである。苦痛を感じる能力こそが、普遍主義に重要な基礎を与えてくれる」[39]。人間という存在が共通にはらんでいる「傷つきやすさ」を基礎にして人権を根拠づけようとするのです。もちろん人間はその「傷つきやすさ」ゆえに生じるリスクを軽減するためにさまざまな社会的な制度を考案しますが、そうした制度は濫用の危険をはらんでおり、不安定さを払拭することはできません。ターナーは人権を存在論的に基礎づけることによって、この不安定性に対処しようとしたのです。

「傷つきやすさ」とは、苦痛や屈辱にさらされて生きざるを得ない人間の存在条件を意味しますが、以上の議論においては、そうしたネガティヴな条件がむしろ個と個を統合する普遍的な経験の文脈を開き、自分の人権と他者の人権の不可分性を裏づける証拠として捉えられていることが分かります。「傷つきやすさ」は人間に遍く及ぶその否定性ゆえにかえって積極的な意義を与えられるのです。

また、川本隆史によれば、「傷つきやすさ」の概念は、互いに異なる倫理的原理を統合する視座を切り開くのに一役買っています[40]。説明がやや長くなりますが、お許しください。

コールバーグは道徳の問題を、自律した個人間の諸権利の競合から生じるものと見なし、形式的・抽象的思考を獲得して諸権利間の優先順位を決定できるようになることを道徳的発達の目安としました。こうした「正義の倫理」に対し、ギリガンが「ケアの倫理」を対置し、新たな道徳発達理論を提示したことはよく知られています[41]。伝統的な発達心理学においては、子どもの心理的成熟は自立性の獲得、個人主義的な権利主張の能力、抽象的基準に基づく正義の判断の能力などの指標に照らして判断されてきましたが、そのような指標とは別に、人間関係への文脈的理解、他者への配慮（ケア）などの資質もまた重要な成熟の指標たりうると論じたのです。

ギリガンの所論は、師であったコールバーグへの批判から成り立っています。コールバーグは、以下のような事例について児童がどのような道徳的判断を行うか調査を行い、道徳性の発達に関して一つの学説を唱えました。その事例では、ハインツという男がいて、その妻が重病であり、妻の命を救うには自分の資力ではとても買えない高価な薬を盗むしかないと想定されています。そのとき、ハインツは盗むべきか否かという問いを一一歳の子どもたちに提示して、どのような答え方をするかを聞くという面接実験を行ったのです。ジェイクという男の子は、いのちはお金よりも尊いからという理由で盗むことを肯定しました。その際、ジェイクは法を単純に無視するわけではなく、法律の意義を認めた上で、価値の高低を比較して高いものを低いものより優先するという判断を正当化したのです。何が正しいかについて社会的コンセンサスがあるはずだと彼は考え、これもその例だという風に推論したわけです。これに対し、エイミーという女の子の答えは直線的には進みません。盗んではいけないけれど、妻を死なせてもいけないという状況を前にして戸惑います。その際、盗んではいけないとする理由は法が禁じるからという形式的理由よりも、盗んだハインツが刑務所に送られるなら妻の病気は一層重くなるかもしれないという人間関係的・文脈的なものでした。エイミーは世界を自立した人々からなるというよりも関係性からなるものと捉え、規則のシステムによってというより人間関係によって結びつけられていると考えるのです。こうした関係性はしばしばディレンマを生むため、彼女は自分の考えについて問いただされるとうろたえたり、混乱したりします。そのことゆえに、コールバーグは、ジェイクに比べて「成熟していない」と判断したのです。コールバーグの道徳発達段階論は抽象的なルールおよびその適用という思考法の習得が基準となっているため、この例ではジェイクの方が発達度においてエイミーよりも優れていることになります。

しかし、人間関係への洞察と配慮という基準を立てるなら評価は異なってくるはずです。コールバーグが後者を考慮に入れなかったのは、女子に多く見られる心的傾向への無理解による、というのがギリガンの批判でした。ギリガンによれば、他者のニーズにどのように応答すべきかという問いこそがより重視されるべきであり、道徳の問題の核心となるのは諸権利の間の葛藤というより、むしろさまざまな責任の間の葛藤なのです。このように論じた上で、その葛藤を克服するために必要なのは、自分たち以外の複数の声に耳を傾け、他者のニーズに心を配り、文脈や情況を踏まえた物語的思考を形成することだと言うのです。人は誰しも、誰か他の人に対して依存しており、相互依存関係のうちにあります。とりわけ傷つきやすい人たちは、行為選択によってどれほどの影響を受けるかという点で特別に配慮されるべき存在です。こうした人たちの利害関心を考慮するためには、細かな状況とその文脈に注意を払うことが必要であるとギリガンは論じ、ケアの倫理を提唱したのです。

それでは「正義の倫理」は「ケアの倫理」によって置き換えられるべきなのでしょうか。この点について、アネット・ベイアーは、ギリガンの主張を積極的に評価し、正義は社会的徳性の一つに過ぎないと断じつつも、正義の倫理は決してケアの倫理によって置き換えられうるものではなく、むしろ正義の倫理とケアの倫理との統合が求められねばならないと指摘しています。その際、両者の統合の必要を根拠づけ、その可能性を模索するために、分析の対象とされたのが「信頼」であり、また外ならぬ「傷つきやすさ」だったのです。[42] 傷つきやすさが、異なる倫理的原理を統合する視座を切り開く概念として捉えられていることが分かります。

倫理学の歴史を振り返ってみれば、既に功利主義者ベンサムが、痛みを感じることに道徳的な意義を見いだしていたことが確認できます。ベンサムは、暴虐の手から身を守る権利として、推論できるかどうかでも、話すことができるどうかでもなく、苦しむことがありうるかという点にその根拠を求め、存在を尊重されるべきとする権利を人間だけではなく動物一般にまで広げようとしていたのです。この論点は今日ピーター・シンガーによって継承・展開されていることはよく知られています。「傷つきやすさ」は、人間の社会の外部にある動物たちの権利を擁護する議論の後ろ盾ともなっているのです。

翻って考えてみましょう。そもそも傷つけられて痛むという経験はそれを感じる個体を孤独にさせるものです。他人の痛みや苦痛をその人が感じているままに感じ取ることは決してできません。痛みとは共有不可能性をその本質とするものではなかったでしょうか。だとするならば、「傷つきやすさ」の概念によって、すべての人に等しく人権を認めたり、すべての動物に尊重されるべきだという権利を与えたり、あるいは正義の原理とケアの原理の統合を実現しようと企てたりするような発想は、実はそう簡単に受け入れることのできないものだということにならないでしょうか。「傷つきやすさ」という概念ははたして普遍主義的な人権論や互いに異なった倫理観の統合原理のためのキーワードたりうるのでしょうか。この問いに答えるために、改めて苦痛という現象に目を向けてみることにしましょう。

「傷つきやすさ」のモード転換

「傷つきやすさ」とは、とりわけ外界にさらされた皮膚がはらむ特徴であり、感覚的な痛みの大きい場合にことさら体感される身体の特質です。しかしそれは同時に、言葉やまなざしによる耐え難い暴力を受けたときに感じる情動の経験でもあります。それでは情動としての苦痛は他のさまざまな感情との関係においていかなる位置を占めるのでしょうか。

精神科医の杉谷葉坊は、感情モードの地図を作成するというきわめてユニークな仕事を企てました。気分が世界を開示する機能をもつことを示したのはハイデガーでしたが、杉谷はその洞察を感情全般にまで広げ、感情相互のモード転換の実際についても詳細な考察を加えたのです。繊細な細部に富むその分析全体を、幸いなことに、中井久夫と山口直彦が的確に要約してくれています。少し長くなりますが、ここに引用してみましょう。

> 以下の話は杉谷氏には不満な単純化であろうが、いままでだれも書かなかったユニークな情動の地図をまず頭に入れていただきたい。
>
> A軸はそれぞれ他の人々との関係をあらわす。A軸の歓喜、満足、怒り、興奮は放出せずにはおれない情動である。喜びはこころにしまっておけない。怒りや興奮も同じである。これらが適切に放出できないのは不自然である。これらをコントロールしないで放出するとか（たとえば躁状態）、逆に無理に自分の中に閉じこめているとか（たとえばPTSD）は病的である。
>
> 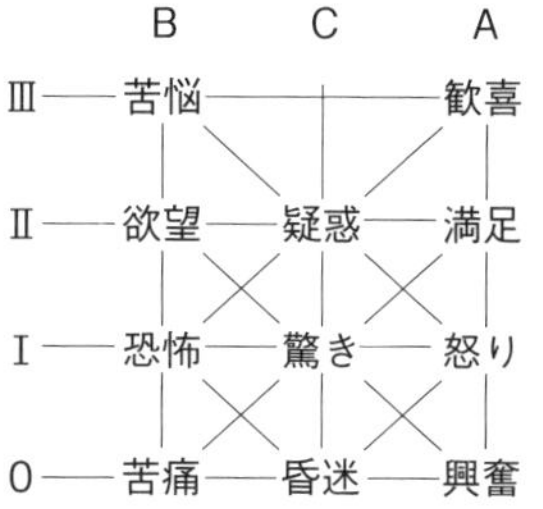
>
>
> 逆にB軸の情動は、放出できずに自分の中に閉じこめて「一人で膝をかかえて」緊張しているときの情動である。
>
> C軸はその中間で、A軸とB軸の情動との通路でもあり、AB両極のあいだで不安定で流動的である。苦悩と歓喜のあいだにはC軸はない。この二つはひとつづきである。愛は苦悩をも喜びをも生む。
>
> では、Ⅲ、Ⅱ、Ⅰ軸は何であろうか。それぞれが対になっている。苦悩と歓喜、欲望（欠乏感）と満足（感）、恐怖（感）と怒り（感）、苦痛と興奮は対になっている。それぞれは自分（自己）と世界（人間世界、自然世界）との関係のあり方が違う。それを次にまとめ

てみよう。

〈苦悩と歓喜〉は世界を受け容れるだけでなく、世界にむかって自分を明けわたし、自分と世界との区別ははっきりしない（第Ⅲ軸）。

これにたいして、〈欲望—満足〉は、世界を二つに分ける（世界分割）。好きなものと嫌いなもの、白と黒に分ける。欲望（感）は好きなものが手もとにないときの感じであり、この不足を感じて緊張している。満足はそれが満たされた「言うことなし」の状態である。満足はすべて自己満足であるけれども、自分以外の人間から見て、満足に値しない状態に満足していると自己満足と言われる。

〈恐怖—怒り〉は、世界が腕の中に入ってこない。世界を、拒みたい、否定したい、なくなってほしい。しかし、拒絶し否定したい能動的な自分（自己）というものはある。

〈苦痛—興奮〉となると、これは自分も世界もない。こころの世界と生理（身体）の世界の境界である。しかし、意識している（受動的な）自分はある。

つまり、Ⅲ、Ⅱ、Ⅰ、0と下がってゆくにつれて、人間的な自由な感じが少なくなり、理解しにくくなってくる。[43]

感情には、自己を他者へと解放して自己表出を促したり、反対に他者を拒否し自己のうちに閉じ込もらせたりする独自の機能があることが分かります。ABCそれぞれの軸は、他者への解放のモードの違いによって配列された感情の類別を表しています。ABC軸が他者への自己表出のモードの違いを表していたのに対し、ⅠⅡⅢ軸は自己が世界へと開かれる解放モードの違いを表示しています。感情には、世界と自己とを分節し統合する働きがあることが見事に示されていると言えます。

では、苦痛に目を向けてみましょう。さまざまな感情の中で杉谷が苦痛に与えた位置づけは、世界に対する自由が奪われ、自己が全くの受動性のうちに置き去りにされるという状況でした。痛みは、痛みを経験する人から自律した個人としての輪郭を奪いつつ痛みのうちに封じ込めます。痛みはそのような意味で人を孤独にするのです。

痛みあるいは傷つきやすさは、自律を奪い、人を孤独にする現象だとすると、それを人権の根拠にすることは果たして可能なのでしょうか。杉谷によれば、〈歓喜〉は、〈満足〉から〈怒り〉、〈興奮〉へと「墜落」することがあり、〈苦悩〉から〈苦痛〉までも同じように墜落しうるのだといいます。それでは反対に〈苦痛〉から〈苦悩〉へと至る道、つまり痛みの感情が世界へ向かって自分を明け渡す自由へと転じる道はあるのでしょうか。人権の根拠の可能性を求めて、そのような道が存在するかどうか模索を続けてみたいと思います。

その大きな一歩について、独創的な思想を紡いだ哲学者がいます。レヴィナスという二〇世紀後半にフランスで活躍したユダヤ系哲学者です。彼は、痛みという現象に一人称の性格だけではなく、固有の意味で二人称の性格をも認め、苦痛が苦悩に変換する仕方について粘り強い思考を重ねました。その考えをていねいに辿ってみたいと思います。

痛みとは感覚の一つですが、レヴィナスによれば、感覚とは単なる表象作用ではなく、多くの場合「享受」を意味します。

私たちは「おいしいスープ」、大気、光、風景、労働、観念、睡眠、等々によって生きている。これらは、表象の対象ではない。私たちはそれらによって生きているのである。それによって私たちが生きるものはまた、ペンがそれによって書きしるされる文字に対して手段であるように「生の手段」なのではない。コミュニケーションが文字の目的であるように、生の目的となるのでもない。それによって私たちが生きるさまざまなものは、用具ではなく、ことばのハイデガー的な意味での道具ですらない。私たちがそれによって生きるものの存在は、ハンマーや針や機械の存在のように、その存在を素描する有用性の図式によって汲みつくされることがないのである。[44]

享受としての感覚は、単に感覚されるものを対象として表象するのでも、またそれを道具として用いるのでもなく、直接にそれを味わい、それによって生きることを意味します。

~によって生きるとは、生を充たすものをたんに意識することではない。生を充たす内容は生きられる。それは生を養うのである。ひとはその生を生きる。生きるとは他動詞であって、生を充たすさまざまな内容が、生きるという他動詞の直接補語である。しかもその内容を生きる活動が、それ自体として生の内容なのだ。〔中略〕糧にあっては、対象との関係があると同時に、ひとは対象との関係に関係しており、この関係との関係それ自身もまた生を養い、生を充たす。ひとはじぶんの悲しみや喜びを実存するだけではない。悲しみや喜びによって実存するのである。活動がみずからの活動性そのものによって養われるこのしかたが、享受にほかならない。[45]

享受されるものは単なる意識の対象であるのではなく、糧となって人の生を満たすものです。それは単に私たちがエネルギーをそこから得て消費するということを意味するのではありません。むしろ私たちは糧によって自らの自存性を手に入れるのであり、それは私たちが幸福であることを可能にするものなのです。

或るものによって生きることとは、生のエネルギーをどこかで汲みとることにつきはしない。〔中略〕生とは、呼吸と糧によって供給される燃料をもとめ、それを消費することではない。言ってみれば、生とは地の糧と天の糧とを消尽することなのである。生がこのようにそれ自身は生ではないものに依存しているにせよ、そのような依存は結局のところ、その依存を無化する裏面をともなっている。それによって私たちが生きるものは私たちを隷属させるのではなく、私たちがそれを享受するからである。〔中略〕享受は生にとって他なるものである糧との関係のうちにあるが、それは一種独特な自存性であって、つまりは幸福という自存性なのである。[46]

しかし、享受による幸福は自己のうちで閉じています。他者への関わりを欠いているのです。

享受することにおいて、私は絶対的に私のために存在する。私はそのとき他者へのかかわりを欠いたエゴイストである。孤独であることもなくただひとりであり、無垢なままにエゴイストなのであって、たったひとりで存在している。他者たちと敵対することも、「私のほうは」と口にすることもなく、他者に対して完全に耳を閉ざし、いっさいのコミュニケーションと、コミュニケーションすることへの拒絶のすべてをはなれて、空腹に聞く耳なしという状態で存在するのである[47]。

感覚とは享受であり、享受とは対象についての距離を置いた理論的知識でないばかりか、道具使用において発揮されるような実践的知識でもなく、むしろ糧によって生きることを意味します。享受によるその生の特徴はひとり自存することです。痛みも感覚の一つであるとすれば、否定的な仕方ではあれ、それもやはり享受であり、享受する当人のうちだけに座を占めるものだということになるでしょう。しかしそこには大きな違いがあります。痛みのうちには、糧というべきものは存在しないからです。港道隆は、レヴィナスを引用しながら、痛みという感覚について次のように述べています。

身体空間に場所を定めうる小さな部分に感じる痛みにおいても、〈私〉の全存在が問題になることがある。確かに、苦痛をノエシス、ノエマ、能作などの現象学の言葉で記述することができるであろう。しかし、苦痛のなかには、志向的な「〜についての意識」に対する過剰が含まれている。苦痛は、その苦痛を逃れることの不可能性に由来するからだ。苦痛は、何ものかを感じるばかりでなく、自己を耐えがたいものとして感じるところにある。それはもはや志向的行為の一つではなく、世界との関係を妨げる「被る＝堪え忍ぶ」ことの受動性なのである。〔中略〕「苦痛の現象それ自体において、内在的に、苦痛は無益だということ、苦痛は『何のためでもない』こと、これはしたがって苦痛について言いうる最小のことである[48]」。

痛みが感覚であり、感覚が享受としての性格をもつならば、痛みも享受として捉えうることになるはずですが、しかし痛みには糧がありません。痛みはどこまでも無意味なのであり、それによって生きるということができません。痛みは感覚でありつつも、決して享受とはなりえないのです。

レヴィナスは、感覚が享受であるだけでなく、苦痛でもありうることに着目します。痛みという直接的な感覚においては、享受のもつ自存性が傷つくのです。『存在の彼方へ』の中でレヴィナスは次のように述べています。

感覚によって引き受けられる認知論的役割には還元されることなき、感性的なるものの直接性は、傷と享受への曝露——享受のうちでの傷への曝露——であって、だからこそ傷は、自足し対自的に自己措定する主体の主体性を傷つけうるのだ[49]。

苦痛は感覚でありながら享受ではなく、むしろ享受の自存性を傷つける経験です。このことはいったい何を意味するのでしょうか。レヴィナスは「無用の苦しみ」（『われわれのあいだで』所収）という論文の中で次のように述べています。

苦しみという苦痛——この根源的受動性、無力、放棄、孤立——は、引き受けることのできないものでもあるのではなかろうか。このようにある秩序や意味の統一性に統合されないものであるがゆえに、苦しみという苦痛はある逃げ場の可能性、より正確に言うなら、嘆き声や叫び声やうめき声の通路であるような逃げ場の可能性なのではなかろうか。嘆き声や叫び声は、別の自我による助けを、治療を、救助を求める初原的な訴えであり、別の自我の他性、その外部性が救済を約束するのではないだろうか。〔中略〕その本性からして無意味で常軌を逸した純粋な苦しみ、出口もなくおのれに縛りつけられた純粋な苦しみのなかで、間・人間的なものにおけるある彼方が素描される[50]。

傷つきやすさとは、出口なしの苦痛のうちに閉じ込められる経験の可能性を意味するがゆえにこそ、そこからの救いを求めるべく他者への呼びかけが生まれ出ることが語られています。傷つきやすさは苦痛の耐えがたさがはらむその閉鎖性ゆえに反対に他者への超越となりうるのです。

しかし、傷つきやすさには、もう一つのより重要な側面があります。この点について、港道隆は次のように論じています。

可傷性［＝傷つきやすさ］とは、この苦痛のなかで、他者に晒され、他者から暴力を被り、他者によって傷つけられる可能性である。すでに見たように、他人は〈私〉の死の場所に現われ、〈私〉を脅かし、〈私〉を傷つけ、〈私〉を殺すことがありうる。可傷性は、否定できないこの可能性を確認する。

可傷性の概念はしかし、この第一の意味に尽きるわけではない。それは、他者の悲惨に、他者の苦痛に晒されていることをも意味する。レヴィナスの新たな解釈の要がここにある。他者へと防備なしに晒されていること、すなわち、他者の暴力によって傷つくばかりでなく、とりわけ他者が暴力によって傷つくばかりでなく、とりわけ他者が被った傷によって、他者の苦痛によって、他者の死によって傷つくことである。〈私〉は他者の悲惨に傷つきやすいのだ。[51]

港道の分析から、「傷つきやすさ」には二つの側面があることが分かります。人間は他者からの暴力にさらされうる存在です。そのときに感じられる痛みは、志向的意識がもつ対象との距離を無化し、世界への関わりを妨げるものだと言えるでしょう。痛みは、それを引き受けるかどうか選択する余地なく襲いかかってくるものであり、襲いかかられたら最後、それが意識の全域を占め、その人を孤立させてしまいます。こうした痛みに意味を認めることは困難です。

しかし、レヴィナスはもう一つ別の「傷つきやすさ」を挙げています。それは、人間が他者の苦痛（悲劇）にさらされていることです。私は自分の痛みにさらされるだけではなく、他者の痛みにも傷つくのだというのです。もちろん他者の痛みを当人が感じているのと同じように痛むことは私にはできません。にもかかわらず、あるいはむしろそれゆえにこそ、私は他者の痛みに傷つくのです。この第二の意味の「傷つきやすさ」は「受苦性」と呼ばれています。それは苦しみに対する「感受性」であり「臣従性」であり「感応性」です。「受肉としての、感受性の主体性は自己に戻ることなき自己放棄、他者のために苦しむ身体としての母性であり、母性としての身体は受動性にしてかつ断念であり、純然たる受苦することである」[52]。

田中智志は第二の傷つきやすさに注意のまなざしを向け、次のように述べています。

受苦性としての傷つきやすさは、自律的個人という近現代的な生き方になじんでいる人、自分のことで精一杯で他者が風景に見える人にとっては、信じられない現象だろう。しかし、「自己表現」「自己実現」といった近代教育が讃えてきた自己へのこだわりを捨てるとき、この受苦性としての傷つきやすさが露わになる。

傷つきやすさをめぐるレヴィナスの考え方とターナーの考え方とのあいだには、大きなちがいがある。レヴィナスが傷つきやすさを語るとき、彼はターナーのように人間一般を保護すること（社会的天蓋）を求めているのではなく、他者に訪れたものであれ、自分に訪れたものであれ、悲劇に耐える力（悲劇の感覚）を暗示しているからである。

悲劇に耐える力は、自分・他者の悲劇に慣れることではない。悲劇に慣れることは、悲劇に鈍感になることであり、苦しみを引き受けることではなく、それを忘れ去ることである。悲劇に耐える力は、悲劇を悲劇として感じつつ、それから逃げないことである。

たとえば、すぐに治る病気なら、悲劇に耐える力はいらないが、治らない病気になった場合、悲劇に耐える力がいる。山口恒夫が論じているように、病気は逃れえない現実として突然に私たちを襲うが、このとき、この病気を受けとめ、病気とともに生きるなら、人は、自分をかけがえのない存在として了解することもできるし、自分をかけがえのない他者へと開くこともできる。機能性（有用性）の目隠しがはずれるからである。病いは、他者との関係性に編み込まれた自分を再確認する契機になるのである[53]。

田中は、「傷つきやすさ」の第二の側面を悲劇に耐える力として肯定的に記述しています。では、レヴィナス自身は、どのように論じているのでしょうか。論文「無用の苦しみ」の言葉に耳を傾けてみましょう。

苦しみに苦しむこと、他の人間の無用な苦しみへの苦しみ、他者を襲う理不尽な苦しみに対する私のうちでの正にその苦しみが、間‐人間的なものの倫理という展望を苦しみに対して開くことになる。このような展望のなかでは、他者における苦しみと私における苦しみとが根底的に区別される。前者の苦しみは、私にとっては許容できないものとして、私に懇願し、私に訴える。一方、後者の苦しみは、その組成からして元来無用なものである苦しみが意味を得るような私固有の冒険である。誰か他の者の苦しみ――たとえばそれが容赦ない苦しみであるとしても――ゆえの苦しみと化すことで、私における苦しみのみが耐えうる苦しみと化すのだ。[54]

痛みを感じている私に他者の痛みが訴えかけ、私が他者の痛みに傷つくとき、私の痛みは他者ゆえの痛みと化します。このとき私の痛みは初めて意味をもち、耐えうる痛みに変わるのです。この点について、鷲田清一は次のように述べています。

苦しみとはそれが贖われるわけではないかぎりで、あるいはより深い癒しを受けるためのきっかけとなりえぬかぎりで、理不尽なものである。無益なもの、無意味なものである。そのような赦しがたいもの、認めがたいものとして、わたしは他者の苦しみにふれる。他方、そのような他者の苦しみにふれることでわたしを襲ってくる苦しみはしかし、別の意味でも（つまりわたしがそのことで苦しむいわれはないという意味でも）理不尽でありながら、しかし他者の苦しみにふれること――他者の苦痛を感じないではいられないこと――で、そこには意味がある。そこではわたしはわたしの苦しみに「反して」でも他者の苦しみを苦しむからである。この「反して」がわたしの無益な苦しみに意味をあたえる。この無関心でいられないこと（non-indifférence）が、わたしの無益な苦しみに意味をあたえる、とレヴィナスは考える。いいかえると、もし他者の苦しみとの関係がなければ、わたしの苦しみはどこまでも、ただそれが消え去ることをわたしが願うだけの無益なものでしかないのであって、そこには意味が欠けている。

他者の苦しみ、他者の悲惨を感じないではいないということ、つまり無関心でいられないということは、関心（interest）と呼ばれる利害関係の外に、そういう相互関係（inter-esse）の外にある、ということである。[55]

他者の痛みに対する「傷つきやすさ」は私の痛みに初めて意味を与えます。しかし、その意味とは、私の利害関心を満たすということでは決してありません。むしろ、私を利害関心の外に立たせ、他者との間に倫理的関係を形成するという一点において意味を与えるのです。アーサー・フランクは「傷つきやすさ」が倫理的原理に高められる理由について次のように論じています。

個人は、自分自身の苦しみに何ひとつ意味を与えることができず、他のいかなる人物もその個人にかわってこの苦しみを引き受けることができない。この「他者のうちなる苦しみ」は、ただ「見過ごしがたいもの」として目撃されるだけなのである。この苦しみは「私を請い求め、私に呼びかけ」、私のうちに「苦しみのための苦しみ」を呼び起こそうとする。ここに、苦しみの第二の領域が始まる。それは、「他者の正当化されえぬ苦しみのための、私の中の正当な苦しみ」である。この正当な苦しみは意味を担うことができる。その意味は、「他者に対する注意」、レヴィナスが言うところの、「至高の倫理的原理にまで高められた人間的主観の紐帯そのもの」である。[56]

傷つきやすさはときとして他者の痛みに対する感受性として、痛みの痛みというういわば重層的な形態を取ります。そしてそのときに初めて、痛みは意味をもつことができるようになるのです。苦痛はこのとき苦悩に変わり、他者に対する責任という倫理的関係を形成するものとなるのです。

とすれば、「傷つきやすさ」という概念によって人権概念を基礎づける道が開かれうるようにも見えます。しかし実際にレヴィナスが歩んだ道は、それとは全く異なるものでした。その経緯をくわしくたどってみましょう。

レヴィナスの主体概念

レヴィナスは一九〇六年にリトアニアに生まれ主にフランスで活躍したユダヤ系哲学者でした。自分の人生について語ることはむしろ少なかったものの、彼の思考の課題を定めた出来事として広く語り継がれている事実があります。ユダヤ人であったレヴィナスは、第二次世界大戦勃発後、ナチスによるユダヤ人大虐殺を前に、一九三九年フランス軍に応召しましたが、翌年ドイツ軍の捕虜になり、捕虜収容所で過酷な抑留生活を送った後、生還を果たしました。その間、妻や長女は友人宅に匿われて無事でしたが、その他の親族はみな強制収容所の中でいのちを落としていたのです。後からそれを知ったレヴィナスの脳裏から以来決して去ることがなかったことがあります。それは、なぜ自分は生き延びたのか、残された自分の人生にいかなる意味があるのかという疑念でした。彼の思索は苦悩に満ちたものにならざるをえませんでしたが、それは次の文章のようにその文体にもにじみ出ています。

可傷性［＝傷つきやすさ］、侮辱への、傷への曝露――どんな忍耐よりも受動的な受動性、対格としての受動性、人質の迫害にまで至るほどの告発の外傷。〈自己〉――〈自我〉の自同性のこのような破損ないし敗北。これこそがその極限に至った感受性である。主体の主体性としての感受性である。他人の身代わりになること――他人の場所に座を占める一者――贖い。

〈他者〉に対する責任――私の自由に先だち、現在ならびに再現に先だっている――は、いかなる受動性よりも受動的な受動性であり、他人に対する曝露、当の曝露を引き受けることなき曝露であり、留保なき曝露、曝露の曝露であり、表出であり、〈語ること〉である。[57]

ここには、私が自由な主体として成立するのに先立ち、「傷つきやすさ」において他者が私のうちに踏み入ってしまっており、私は他者への自由な態度決定に先立って既に他者から呼びかけられているという事態が語られています。「傷つきやすさ」は、自己の自同性を打ち破る経験として、その全面的に受動的なあり方が強調され、自由な決断に先立って他者に対して責任を負ってしまっていることが論じられています。レヴィナスは「傷つきやすさ」という現象による全く受動的な責任主体の生成に倫理性の根拠を賭けようとしたのです。自由な自律的主体の成立を前提とする普遍妥当的な「人権」概念を確立するのとは全く別の仕方で、倫理性の基礎づけを行おうとしたのです。

港道隆は、他者の痛みに対する「傷つきやすさ」のうちで問い質される私の責任の独自のあり方について、次のように述べています。

可傷性［＝傷つきやすさ］は確かに、可能性である。だが能力ではない。他者の苦痛へのこの感受性は、〈自我〉の自由のイニシアティヴに依存しないからだ。さもなくば〈私〉は、他者の悲惨を前にして、極限においては、苦しむことも苦しまないこともできることになるだろう。

なるほど〈私〉は、状況によっては他者の苦しみに反応しないこともある。レヴィナス自身が言っていたように、窓から見る他者は、すでにして客体になり始めている。だから、〈私〉が事実的な孤独のなかで暮らし、世界で何が起こっているのかを知らなければ、極度の悲惨にも感応することもない。だが、他者の顔との対面状況においては、他者の顔の呼びかけに感応しないことはできない。他者の悲惨に居合わせたとき、〈私〉は事後的に（自由に）眼を背けることはできるが、このことは、すでに〈私〉が当の悲惨を否応なしに「受け入れた」ことを前提にしている。否応なしに、といってもそれは、動物としての〈私〉の（無）条件反射ではない。反射でも自由な選択でもなく、可傷性は、意識化＝自覚以前に、〈私〉の主体性の構造のなかに刻み込まれている。「保護と防備を記すゼロ点の手前で、感受性は非－現象による触発である[58]」。

通常、責任とは私の自由に行った行為の結果について問われるものです。しかしレヴィナスの責任＝責めの概念はそれとは異なります。私の自由な決断以前に成立する全く受動的な主体のありようにこそ、レヴィナスは倫理的原理としての責任を見いだそうとしたのです。

傷つきやすさのなかに責任の根を求めるレヴィナスの思想について、鷲田清一は以下のように説明しています。

他者の苦痛に対する苦痛、他者の悲惨とその切迫を感じないでいることができないということ、このことがレヴィナスのいう〈傷つきやすさ〉の意味である。なるほどわたしは後になって他者のこの傷から眼を背けること、見て見ぬふりをすることもあるかもしれないが、そういう選択以前に、わたしはその傷にふれ、その傷に感応している。そういう選択以前の応答（réponse）、そういう他者の苦しみに苦しむわたしの〈傷つきやすさ〉のなかに、〈責任〉（responsabilité）というものの根があるというわけだ。[59]

責任は引き受けられたり引き受けられなかったりするものではありません。他者との関係において逃れがたく責めを負うことのうちで私は初めてこの私となるのです。

この関係のうちで、私が負う責任＝責めは無限です。この点について、熊野純彦は以下のような説明を加えています。

なぜ〈責め〉であり、なぜ「無限」なのか。関係の絶対的な出発点がこの私であり、私が逃れようもなくほかならない私でしかない以上、〈呼応〉しないこと、応答をこばむこと自体が、関係の内部での一個の反応になってしまい、関係から逃れようとすることそのものが関係への回答になってしまうからである。つまり「呼応可能性」としての〈責め〉からは逃れようがなく、〈責め〉は終わることもなく、完結することもない。[60]

この無限な責め＝責任のうちで、私の主体性は、その自同性に安住することはできません。傷つきやすさにおいて私は他者への完全に受動的な応答によって構成されているため、私の主体性はほつれています。レヴィナスは傷つきやすさについて語ることで、新たな主体性の概念を提示しようとしたのです。この点について、さらに考察を進めてみたいと思います。

「傷つきやすさ」において成立する主体性の構造

レヴィナスは、事後的な選択の自由に先立って他者の痛みに感応してしまっているあり方に、責任主体の生成を見届けようとしました。『他者のユマニスム』の中でレヴィナスは次のように語っています。

傷つきやすさ、それは、他人によるオブセッションであり、他人の接近である。それは、刺激要因の他者の背後の、他人のためである。他人の表象にも近接性の意識にも還元されない接近である。他人によって苦しむこと、それは他人を負担し、他人を支え、その代わりとなり、他人によって衰弱させられることである。反省された態度としての、隣人に対する一切の愛あるいは憎悪は、それに先立つこの傷つきやすさ、すなわち慈悲、《臓腑からの呻き声》を仮定している。感受性があるや否や、主体は他者のためにあり、すなわち身代わり、責任、償いである。しかし、それは、いかなる瞬間においても、いかなる現在においても私が引き受けたわけではないような責任である。私の自由以前にあるこの問い糾し……、この明け放し以上に受動的であるようないかなるものもない。[61]

「傷つきやすさ」とともに成立する責任は、私がそれに対してイニシアティヴをとることが決してできないという意味で、全く受動的なものです。この全き受動性において私が他者に対して責めを負うことのうちで私の痛みは初めて意味をもつようになります。レヴィナスはこのように考えたのです。

レヴィナスの考えは、「傷つきやすさ」を人権の根拠と見なそうとする論者たちの想定とは全く異なります。人権が理性的な自律的主体の成立をどこかで前提とした上で、人格的存在としての人間一般に遍く妥当する概念として捉えられるのに対し、レヴィナスは自己と他者の同質性を否定し、あくまで非対称的な責任が生じることによって主体が生成することを強調したのです。

自我《モワ》、比類なき唯一のもの。なぜなら、自我は類の共通性や形式の共通性から放逐《ほうちく》されているからだ。だからといって、自我は自己のうちに休らうことも自己と合致することもできない。平静ならざるものなのだ。このように、自我という唯一性における自己の外、自己との差異は、無関心ならざることであり、《se》（自己自身、彼自身）という再帰的代名詞の尋常ならざる再帰なのだ。[62]

「傷つきやすさ」においていっさいの受動性よりも受動的な受動性として私は他者に対して否応なしに責めを負います。

私は具体的な他者とのこの倫理的関係によって初めて自らの唯一性を獲得するのです。そのためこの関係は、互換的なものでは決してありません。その結果、「正義」という倫理的概念についても伝統的な思想とは全く異なった考えが提示されるに至るのです。熊野純彦はこの間の経緯について次のように述べています。

他者との関係がそもそものはじまりから非対称的で不均等なものであるならば、他者との〈正〉しい関係、つまり「正義」とは「普遍性」という均衡状態ではない。他者との関係が私のかぎりない〈責め〉でおわるかぎり、そもそも〈配分的な正義〉がもはや文字どおりの意味ではなりたたない。むしろ「正義は、〈私〉を、正義の直線のかなたへとおもむくようにうながすのであり、そのあゆみの終点を、なにものもしるしづけることはできない」のである。正義もまた、おわりのありえない関係である。無限に、つまり果てしなく他者に応答しつづけていくことのほかに、正義をかたるべき場所はない。正義とは、〈他者をむかえいれること〉(hospitalité) 以外のことがらを意味することができない。[63]

無防備に他者の痛みにさらされて動揺していることのうちでのみ正義は実現しうるのであり、それはホスピタリティとしてのみ成立します。このことが意味するのは、「傷つきやすさ」において成立する責任性は全く受動的で、この私にのみ固有の非対称的なものであると同時に、他者との無媒介の関係において成立するものだということを意味します。鷲田清一はこの点について次のように語っています。

［私の自由以前にある］このような問い糺しにふれないでいることはできないということ、その意味での受動性もしくは受容性こそが、ホスピタリティの核にあるということである。それへの対処を考えるということそのことが、すでに他者の切迫にふれているということにほかならない。「意識に先立つ強迫の関係にあらかじめもとづくことでのみ、意識は出来する……。強迫を廃棄することは、いかなる意識にもできない。意識のほうが強迫の一変容なのだ」。わたしはすでにもう切迫に応えているのであり、それに相対するような距離は、接触が絶たれたあとに生まれるのだ。他者の

このような切迫にふれつつそれを忘れること、判断を停止することは、それだけでもう他者への暴力となりうるわけだ。わたしは動揺させられる。客の客として、いわばわが家から追い立てられる。わたしはここでいわば「剝きだし」にされるのである。これは、媒介者ぬきの接触という出来事である。人びとのむすびつきは、しばしば「ともに」（フランス語のavecやドイツ語のmit）ということばで表わされる。しかし、このようなにかを共有するというかたちで実現される、あるいは共通のなにかを分有することで達成されるむすびつきは、だれかとだれかの関係、複数の主体間の関係ではあっても、それは他者との関係ではないとレヴィナスはいう。[64]

通常、他者との関わりは、お互いの間に共通するものを媒介として営まれると想定されています。しかし「傷つきやすさ」において、私は剝き出しの形で全く無媒介に他者に接するのです。意識に先立って他者からの強迫にさらされていることこそが、「傷つきやすさ」を形づくるのです。

だがこの無媒介的接触は、対象との距離のない一致を意味するものではなく、それゆえにまた現在における充足とは全く異なります。むしろそれは「留保なしにすでに供されてしまっていること」を意味するのです。

「留保なしに供されてしまっていること」であって、能作としての自己供与の寛大さでは決してない。自己供与としての寛大さは、感受性の無制限な受苦をすでに前提としているからだ。「留保なしに供されてしまっていること」という表現においては、過去の不定法が、感受性の非現在を、感受性における始まりとイニシアチヴの不在を際立たせている。[65]

「傷つきやすさ」という感受性は、現在における所与ではなく、いつももう間に合わないという仕方で私は既にそのうちに立たされてしまっています。熊野純彦は、この間の事情を次のような例を挙げて説明しています。

大気の変容に気づいたときすでに変容した大気を吸引してしまっている以上、嗅覚による感知は現在では－ない。あるいは現在に追いついてはいない。ゆびさきの痛みを感じるときもう皮膚が裂けてしまっているかぎり、触覚の感受ははじまりでは-ない。爆音が耳を切り裂くとき、聴覚にはイニシアティヴがない。感受性における現在への遅れ、端緒の不在、イニシアティヴの欠落は「いっさいの現在よりもふるい」受動性を示している。[66]

私は「傷つきやすさ」において他者との関係に否応なく巻き込まれてしまっています。それはいっさいの受動性よりも受動的な受動性であり、主体的に引き受けることができない受動性なのです。しかし自己のうちにおける安息が妨げられ、自己が他者のための存在におきかわることこそが、主体の主体性を形づくるのです。レヴィナスはこのように考えています。

同一性のこのような破産——存在から意味ないし身代わりへのこのような変容——、それが主体の主体性であり、森羅万象に対する主体の忍従、主体の感応性、主体の可傷性、つまりは主体の感受性なのである。[67]

「傷つきやすさ」において私は自己への安住から離脱することを余儀なくされます。レヴィナスにとって、主体性とは「〈他〉によって不安をかきたてられた〈同〉の動揺[68]」に他ならないのです。他者との関係なしには私の主体性は成り立ちません。にもかかわらず私の主体性にとって不可欠である他者の近さは、「近づけば近づくほど踏み越ええないものと化す隔たり[69]」に他なりません。〈他〉を〈同〉へと還元することはできないからです。反対に〈同〉は〈他〉へと開かれ、自らの同一性は絶えず問い質されるのです。

「傷つきやすさ」のうちに踏みとどまり、私たちが文字通り傷つくものになるとき、感じられている痛みや苦痛は、苦悩へと変わっていくとともに、そこには悲哀や悲しみといった様相も兆しているように思われます。他者は〈同〉のうちには回収されず、絶えずそこから過ぎ去っていかざるを得ないからです。最後にこの点について、再び杉谷葉坊の言葉を手がかりに考察を加えてみましょう。

〈悲哀〉はわれわれの情動体験の極北である。ミッチャーリッヒ夫妻は「悲哀能力の欠如」という視点から集団行動を分析したが、ここでも「悲しみ」という情動が見失われてはいない。「悲哀というものは、ある失われた対象がそれ自体のために愛されていた時に、成立する。または、別の言葉でいえば、悲しみは、ただ、ある個人が他の個人に感情移入をできる場合にのみ、成立する。この他の存在はその他在性によって私を豊かにする」。

またシュルテは精神科の臨床場面で実際に表現される「悲しみ」の情動に着目して、メランコリー患者における「悲哀・悲しみの不能」を指摘した。「悲哀＝悲しみはわれわれ人間にとってかけがえのない能力であり価値であって、この能力＝価値がさまざまな条件のもとで損なわれる」と考えるのが自然である。〔中略〕あらゆる情動はそれぞれに特異的な能力を保有しており、それらのなかのひとつが〈悲哀能力〉だと考えればよいだろう。〈悲哀〉はときとして喪失される能力であって、《悲哀》それじたいが喪失なのではない。精神分析家がいう「対象喪失」状況において《悲哀》は最大の獲得目標なのである。それまで涙を見せなかった人が悲しみの涙にくれるならば、彼はその涙と引き換えになにかを得たというべきてある。そのなにかとはおそらく「主体と世界の出会い」である。

「会うことは別れの始まり」ともいう。出会いにおいて別離が準備されはじめている。もっといえば、出会いがすでに悲哀なのだ。悲哀の価値は出会いである。[70]

喪失経験を経ても悲しみを感じない人は決して幸福な人ではありません。その人はむしろ何かが達成できないでいるのです。もちろん悲しむことは、できれば避けたいことです。それは明らかに不快な情動と一つに結びついているのですから。しかし、対象喪失の場面において悲哀は獲得すべき最大の目標であると杉谷は語ります。悲哀は、他者の不在を不在として受け入れるという仕方で、他者と「出会う」ことを可能にする情動なのです。

「傷つきやすさ」において、私は他者の痛みにさらされます。その痛みを痛み悲しむとき、私はその他者と無媒介に出会っているとと言えます。しかし、それは他者が私に現前しているということではありません。私は「傷つきやすさ」において常に他者に遅れてしまうのです。他者は常に過ぎ去ってしまっています。私は悲哀をはらんだ「傷つきやすさ」において、他者と出会うということがどういうことであるかを自覚するのです。

レヴィナスの主体概念は、私たちが個人として自らの自由を確立する以前に、否応なく他者にさらされ、責めを負うことによって成立するものでした。その思考は、自己と他者を痛むことのできる人格的存在として同質化することによって「傷つきやすさ」の概念を人権論のキーワードと見なした論者たちの思考とは全く異質のものです。レヴィナスは、他者の痛みと私の痛みの共有不可能性を踏み越えてしまうようなことはありませんでした。〈他〉を〈同〉のうちに回収するのではなく、むしろ〈同〉が〈他〉へと無限に開かれる可能性を追求し、他者の痛みを痛まざるを得ないという受動的な事態のうちに倫理的主体の成立を見届けようとしたのです。このとき「傷つきやすさ」は、その弱さ、脆さ、儚さのままで、他者との出会いの場としての強靭さを身にまとうことになります。「傷つきやすさ」は、現代社会では自己の心の弱さとして内にこもる心的傾向を意味することも多いようですが、レヴィナスはそのベクトルを反転させ、他者への無限な開けとしての責任という新たな主体性概念へと組み替えようとしたのです。

私は、他者が傷つくことに傷つく。こうした傷つきやすさを抱えることによって、私のうちにケアの主体が生成する可能性が生まれるのです。ケア主体が他者との関係に先立って存在していて、それがときおりケアを行うというのではなく、他者への脱自的な責任がケアの主体を初めて成立させるのです。

三　ケアの相互性―ケアの条件

私たちにとって毎日はケアの連続です。ケアとは、自分自身の生や、自分が何らかの責任を負っている特定の他者の生を配慮して為される行為であり、平日も休日も変わりなく、人が生きていくために必要な営みだということができます。呼吸、摂食、排泄、睡眠といった生命を維持するための活動が滞りなく営まれるためには、換気、調理、掃除、洗濯、ベッドメーキングや消灯といったケアを欠くことはできません。生を支え、生活を営むことは、日々繰り返されるケアの連続としてのみ可能なのです。ハイデガーは、ケアリングとは自己の存在のことを気づかわざるを得ない人間の存在様式そのものを意味すると論じました。

もちろんホームレス、被虐待児、いじめられっ子、戦争被害者、難民などの存在は、こうした考えを脅かすものです。ケアの不在は歴然としています。「ケアリングは、人間的な事象のなかでの存在によってではなく、むしろその不在によって明らかなものとなっている[71]」とさえ言うことができるでしょう。ケアが必要な人にケアが与えられないという場合にこそ、ケアの何であるべきかが際立って示されてくるのです。しかしこう述べるローチ自身が指摘しているように、「人類は、ケアにたずさわる人々が常に存在し、ケアリングを継続してきたが故に生き延びてきた[72]」ということもまた事実なのです。

私たちはみな、生まれてきたものとしてこの世界に存在し、主体として生きるあり方を更新し続けて今に至っています。この事実は、自然な生命現象としてのみ理解できることではなく、私たちが他者からケアを受け、養われ、育まれるとともに、自らも自身の存在をケアし続けてきたという証しでもあるのです。ケアは人間の生の条件であり、誰もがケアを受け続けているとともに、誰もがケアの主体となりつつあります。生きることは、ケアを介した自己と他者の交流としてのみ可能なのです。

もちろん、生きてさえいれば、それだけでケアは十分になされているということの証明になるわけでは決してありません。ケアは、自己と他者が互いに生を継続し更新していくための存在の交流であり、それゆえにその行為は必ず生身の人間同士の相互的な接触という側面をはらんでいます。ケアは、ケアすることとケアされることとの接点において成立するものであるだけに、その交流のあり方と質が問われなければならないのです。

本論では、ケアの相互性についていくつかの角度から哲学的な考察を行うことで、ケアとは人間にとって何を意味するのか、また、望ましいケアとはいかなるものであるべきかを明らかにしてみたいと思います。

ケアの主体とは誰か

近代的な人間観においては、行為の主体は個人です。個人は、自らの理性的な判断により、自律的に行為の選択を行うことができるように要請されています。しかし、私たちの行為選択の実情はなかなかそのようにはなりませんし、そうするのが最善だとも限りません。私たちは行為選択の困難な状況に出くわした場合、それを決断できないまま先送りし、成り行きまかせにしてしまうことも少なくないでしょう。ＡＬＳ患者である母親の介護記録である川口有美子の『逝かない身体』を例にとり、村上靖彦が詳細に論じている通り、「患者と介護者は双方ともときに優柔不断であったりあるいは両義的な感情のあいだで戸惑っていたりするのだが、そのようなあいまいさが有効な行為となる[73]」場合だってあるのです。川口は、ＡＬＳ患者である母親との困難なコミュニケーションの中でさまざまな葛藤を抱えます。「母は口では死にたいと言い、ＡＬＳを患った心身のつらさをわかってほしかったのだが、死んでいくことに同意してほしくはなかったのである[74]」。死にたいという患者の言葉にうろたえつつも、周りの者たちから生きていて欲しいと思われたいと思っているはずだと思い直し、ていねいに介護したいと心がけようとする一方で、その介護にほとほと疲れ切ってしまいます。川口によれば、介護疲れというものの実情は次のようなものでした。「在宅での人工呼吸器は、大げさではなく休憩がまったくとれない連続した介護を私たちに要求した。それは予想をはるかに超えた労働だった。介護疲れとは、スポーツの疲労のように解消されることなどない。この身に澱のように溜まるのである[75]」。そのつどの行為は、疲弊と感情の揺らぎの中で逡巡しながら結果的に選び取られていくのです。身体中の筋力が衰え、決断とその表出が次第に困難になっていく患者は、自身の身体をめぐる決断を娘と医師に委ね、娘は母が望むであろう選択を手探りで見つけ出しながら行為選択を行っていきます。決断できずに迷いながら選び取られた行為によって、状況はそのつど大きく変わっていくのです。

川口有美子は、ＡＬＳに罹患した初期の段階において、患者である母親から、介護に対する抵抗を受けます。「お願いだから介護に協力してほしいと何度本人に訴えたかわからない。しかし、こちらの提案はめったに受け入れてはもらえない。まったく協力しないのだ[76]」。だが、最初はわがままと感じられたこの抵抗は、やがてケアの主体が誰であるかについての母親からの意志表明として理解され、自らのケアを患者の意向に沿った形に組み替えていくためのヒントとして受け取られるようになります。「重度障害者としての生き方を母は学びはじめていた。私たちになされるままになることに徹底的に抵抗を示すことで、ケアの主体の在り処を教えてくれていたのである[77]」。抵抗の経験は、ケアの主体が介護者の側にあるのではないことを思い知らされる経験となるのです。しかしこのことは、ケアの主体が介護者から患者である母親個人へと反転したということを意味するものではありません。患者の願いは、娘の介護に完全に身を委ねることでかろうじて成立するものだからです。ここで問われているのは、個人の自由意志ではなく、むしろ複数の人間の間でコミュニケーションを確立させて、新たな主体性を立ち上げる可能性ではないでしょうか。村上は、ケアの主体の成り立ちについて、以下のように述べています。「ケアの主体とは『わがままを言う人』のことではなく、患者と介護者との共同作用のこと、二人三脚で成立する一つの主体のことなのである[78]」。

このようにケアの現場において、行為を成り立たせるには、ケアされる者とケアする者二人の意思をつなぐ必要があります。しかし、患者の筋力は次第に衰え、患者の思いや感情を読み取ることは困難になっていきます。しかしそれだからこそ、「周りの者は、日ごろからよい反応が出そうな話を選んでは話しかけ、微細な表情を呼び起こしては、その意思を読み取ろうとしている。〔中略〕そうしているうちに、介護者は笑顔だけではなく、憤りや悲哀の気持ちも読み取れるようになる[79]」。介護者は意思表明の困難な患者の身体的反応に対する感受性の質を高めていくことによって、患者に受け入れてもらえるようなケアができるようになるのです。

佐藤幹夫が指摘するように、「〝慣れる〟とか〝信頼関係〟ができるということは、ケアする側の身体感度が上がっていくことを意味する[80]」のです。私たちはみな傷つきやすい身体をもっており、それゆえに傷ついた身体からの呼びかけを感知することができます。「障害や病気疾患をもつ子どもであれ、高齢者であれ、ケアをするためになさなくてはならない最初の仕事は、『弱さが発信する微弱なシグナルをあやまたず聴き取ること』のできる受動性の高い身体に、自らを鍛え上げること[81]」なのです。

このことは、患者の側から語るならば、「介護者の力を通して自分の能力を知り、人手を借りてできることの限界を見極める[82]」ことにつながります。それまで自分一人でできたことができなくなるとき、人は自らの尊厳が傷つけられたように感じるものですが、そうした尊厳意識を塗り替え、生活上の優先順位も入れ替えることができて初めて、患者は紙オムツをはじめとする介護用品や医療機器の真価に目覚めていくのです。

これは「障害受容」などという言葉ではとうてい表現できない、介護者との共存のための妥協策である。ALSの人はみずからの身体をどうしたら健康で安全に維持できるかを学び直し、主体的に介護者を使いこなして初めて地域で暮らせるようになるが、障害者運動の活動家たちはこのようなことをこそ「自立」と呼んできたのである。[83]

ここで言う自立は、自分一人でできることという意味での通常理解されている自立とは全く異なります。それは、介護を、自らの身体機能を拡張し、世界に住まうことを可能にするものとして受け入れることであり、いわば行為主体を更新させる営みに他ならないのです。「他者への信頼に身を投げ出すことは、ALSが母に授けた最後の才であった」[84]と、川口は語っています。患者の「自立」と介護者の身体的感度の高まりとのシンクロのうちに介護行為としてのケアは実現されていくのです。行為主体とは、個人の存在のうちに自ずと成立するものでは決してなく、複数の人間のコミュニケーションの間でそのつど新たに形成されるべきものなのです。

もちろん、このような身体相互のシンクロやコミュニケーションは予定調和的に実現が見込まれるものではありません。川口は介護における葛藤の一端を次のように述べています。

患者は自分の気持ちをうまく伝えられない。しかし、慢性疲労でいつも不機嫌な介護者は気長ではないし、優しくなどしてくれない。わずかに伝えた言葉も、家族が勝手に意味を類推して、自分のいいように納得している。疲れた家族は文字盤さえまともに取ってくれないのだから、患者は不平を「しにたい」と手短に表現するしかない。だが患者のそんな悲痛な叫びも、追いつめられている家族には余裕がないから、「そんなに死にたいのなら、そうしてあげるのがいいのではないか」とばかりに、殺意さえわき上がってくるのである。〔中略〕このような状態が長く続けば、介護者には患者と自分の境界がだんだん見えなくなってしまう。患者と共依存関係に陥ってしまった家族の気持ちは、「自分のせいで患者を生きさせてしまっている」というもので、そのような後悔は患者にも伝わり、悲しみは倍増して双方をますます満たしてしまうのだ[85]。

憎しみや悲しみは愛を育むのと同じ土壌の中に巣食うのであり、ケアを受ける者とケアする者とが閉じた関係に陥ってしまい、互いを自分の自由を脅かす厄介な存在として感じ始めると、ネガティヴな思いは反響しあって関係そのものが重圧としてのしかかってくるのです。

関係がうまくいっている場合であっても、佐藤幹夫が述べているように、「日常生活支援が重要性を増せば増すほど、支援者と被支援者が〝対（ペア）の関係〟に入りきってしまい、他の支援者を入れなくなってしまうという事態が生じかねない[86]」。この人をサポートできるのは私だけなのだから、他の人は口を出さないで、という閉じた関係になりやすいという危険が、ケアの関係には潜んでいるのです。閉じた関係は、弱い立場の者を支配する権力関係や治癒を不可能にする共依存の関係に陥りやすく、そうした閉じた関係がさらに暗転して、互いがネガティヴな思いを映しあうようになると、ケアの場は暴力の温床に変わってしまいます。川口は率直に認めています。「私が母を危《あや》めずに済んだのは、大勢の人々の手助けが与えられていたからだ。我が家の介護は大勢の人に開かれていた。だから私と違う考え方をする人も当然いたし、いろいろな考え方をする人が出入りしていたので、それで母は守られていたというところがある[87]」。ケアする者とケアされる者とのコミュニケーションを二者関係で閉ざしてしまわずに、第三者へと開いていくことはきわめて大切なことなのです。専門職者の立場から言い換えるなら、「家族が落ち着いていれば、患者さんも落ち着きます。家族が不安で患者さんへの介護がうまくできないとき、患者さんも不安定になります。だから家族に対するケアも、患者さんへのケアと同じように大事なのです[88]」ということになるでしょう。

佐藤は、「相手をあくまでも『ひとりの全存在』として見届けようとする姿勢[89]」を「ケア・マインド」と呼んでいます。しかし、「全存在とは矛盾に満ちている。だから、矛盾したものを矛盾したものとして抱え込みながら、ひとりの全存在に接していこうとする姿勢にやどるものが、『ケア・マインド』であるといってもよい[90]」。ケアする者がそのケア・マインドを保つためには、第三者へとケアを開き、いつでも第三者からのケアを迎え入れる用意ができていることが必要なのです。

ケアの困難を通して自覚されること

ケアとは、他者や自己の生を気遣い、互いの生活を支えるためにそれぞれの生活に介入することです。生身の人間全体に関わる行為であるだけに、ときとしてそこには多くの困難が立ちはだかります。ケアしなければならないという事実が自分の自由を奪うように感じられるという困難。ケアしようとしてもケアを受け入れてもらえないという困難。また、ケアしようにもどのようなケアが適切かが皆目分からないという困難もあります。どうケアするかをめぐって当事者間で意見調整がうまくいかずに対立するという困難が生じることもあるでしょう。ケアしケアされるという関係の中で互いを傷つけあってしまい、修復の道筋が見えなってしまうという困難が生じることも想像できます。こうしたさまざまな困難の経験は、いずれも人間の有限性の自覚を深く促す契機となるはずです。ケアの関係に入ることは、自己と他者をその有限性の側面から思い知ることなのです。脚本家の山田太一が子育てについて語った次の言葉は、この間の事情を明らかにしてくれます。

たとえば大学生の頃には、他人に対して、結局のところ鈍感でした。恋愛すると、そのひとが自分をどう思っているかということに、思い過ごしをするほど敏感になったりします。つまり他者の気持を一所懸命想像しようとする。自分はどういう存在なのかを、はじめて他者の目から考える。しかし、社会へ出て仕事につくと、恋人の目などより更に冷静な、時には意地悪な他者の目にかこまれるんですね。自分がいたらないのにびっくりしてしまいました。仕事はできない、礼儀を知らないで、なにも知らないことに情けない思いをしました。そこで結構、他人に揉まれたと思っていました。ところが結婚をすると、これはもう他者と一つ屋根の下に暮らすのですから会社の他者よりまるごとつき合わなければならない。そこでまた他者というものについては、随分な経験をした気でいたんです。とんでもなかった。子供というものは、はじめコミュニケーションができない他者ですものね。言葉が通じない。なにを要求しているのか、なにを泣いているのか分からない。子供は、なによりも我慢を教えてくれました。赤ん坊の頃はどうにもならない壁のようでした。たとえば泣くのをやめろといってもやめません。極言しますと、殺す以外に止めようがない。いかに暴力が虚しいかということを悟りました。[91]

自分以上に大切な存在だと感じられるにもかかわらず、相手の思いが理解できず、どうすればそのニーズを満たすことになるのかが分からない。相手が無力であってこちらのケアを必要としていることは火を見るよりも明らかなのに、私にはどうすればよいかが見えてこない。相手は無力であることの強さでもってこちらを振り回し、私はケアを与える者としての脆弱さをとことん自覚せざるを得なくなるのです。「育児についての情報は溢れています。しかし、わが子についての情報はない。なぜこの夜中に泣くのをやめないのか、というようなことは、本をひっくりかえしても簡単には分かりません」[92]。このようなやるせなさと孤立は、しばしばケアについてまわる困難だと思われます。死なせてはならないという思いと、出口のない苦しさの解決は死しかないという思いとが隣接しあうのが切羽詰まったケアの実情であり、この点から見ても、ケアしケアされるという関係が人間の有限性を浮き彫りにするものであることが分かります。もちろん、先に述べたように、こうした場合も、関係を第三者へと開いて閉塞化を防ぐべきであり、また相手からの悲鳴を自分の自由を妨害する災厄と見なすのではなく、ケアの必要と可能性を知らせてくれる呼びかけだと考えて、身体の感度を高めていくことが求められることは言うまでもありません。

ケアは生きるための欲求を自分で満たすことができない身体への介入であり、ケアする人の価値観の変容さえも要求する、いわば丸裸での出会いであるために、ケアの場は、互いを傷つけあう場ともなりかねません。人間の心身の傷つきやすさは、他者の傷つきやすさへの感受性の窓であると同時に、他者の言葉や振る舞いを、痛みを与える刺として感じる臨界点ともなりうるのです。西村ユミは、看護学生が感じた患者とのコミュニケーションの失敗や、前向きに治療に専心しているように見えていた白血病患者に自死されてしまった看護師の傷に目を向け、それを「引っかかり」と表現して、以下のように述べています。「何に引っかかるかは、それまでの経験やその患者とのかかわりの文脈によって異なるであろうが、いずれにしても引っかかるという経験は、看護師たちの何かに向かおうとする志向性を踏み留めさせたり、前のめりのその動きに躊躇や戸惑いを生じさせているのである」[93]。痛みとして感受される引っかかりは、ケアの自然な流れを押しとどめるものですが、それは同時にこれまでのケアのあり方を振り返る契機ともなります。「その際、引っかかりの相違、つまり彼らの患者とのかかわりの姿勢の違いは、協働の中に多様な実践の共存を可能にし、見えてくる映像に追いつく動きの中に他の見え方の可能性を拓く。それが実践に、さらに新たなかたちを与えていくのであろう」[94]。村上靖彦によれば、こうした引っかかりは、「本人にとってはポジティヴな意味を持つこともない〈傷〉であり続けるにもかかわらず、しかしその後の行為を方向づける核となる」[95]。傷としての引っかかりによって、既存の行為の型が否定され、ラディカルな再編が促されていくのです。ケアの困難はケアの挫折や危機を意味すると同時に、ケアの主体が新たに創設され、ケアが更新されていく機縁ともなりうることを意味しています。

ケアすることがケアする者にとって人格的な成長の機会になると語ったのはメイヤロフでしたが、そもそもケアが成長の機縁になる一つの背景には、ケアが人間の有限性の自覚を促し、ケアする者自身にそれまでの価値観の否定を突きつけ、人生の展望の改変を要求してくるものだからだと言えます。相手の方だけを変えることによって事態を乗り越えようとすることは、暴力ないしは権力の発動に他ならず、それはケアの失敗を意味せずにはおかないでしょう。ケアはケアされる者のニーズに応え、ケアされる者のリズムと呼吸に合わせて為されるべきものであり、そこには自ずとケアする者の身体的あり方の変容が求められます。山田太一が論じた育児というケアの場合、ケアはケアされる者が親の手を借りずに自立できる者となるようにケアすることであり、どこかでケアする者との離別や死別を予想しているところがあります。子どもの自立を願ってなされる養育のケアは、親が死を迎える存在であることを子どもに伝える営みだと言うこともできるでしょう。離別や死別と言えば、介護もまたどこかで看取りを予感しながら為されるものであり、一般にケアとは生を支える営みでありながら、同時にそれはどこかで、死にうる者への関わりとして自覚されているのです。

ケアはこのようにケアする者とケアされる者の有限性の自覚をはらんだ行為であり、それが失敗した場合には、ケアを必要とする者を死なせてしまうこともあるわけですから、ある意味では、死の可能性を予感しながらなされる行為だと言うこともできます。それだからこそケアする者には、死にうるもののいのちのかけがえのなさを守り、いのち本来の心地よい充足感が感じられるように働きかけることが求められるのです。

心のケア

ケアとは、いのちのかけがえのなさに配慮し、自力では満たすことのできなくなったニーズを察して、それを充足させようとする行為ですが、そこには、身体への配慮だけでなく、心のケアも求められるように思われます。心のケアについては、どう考えたらよいのでしょうか。一九九五年の阪神・淡路大震災や二〇一一年の東日本大震災で心のケアに携わった加藤寛が繰り返し痛感したこととして以下のように述べているのは、とても印象的です。「心のケアはあまり歓迎されないということです。確かに支援の必要性を認識するうえでは象徴的な言葉ではあるけれど、実際にお話ししてみると、やんわりと断られることの方が多いという状況に何度も遭遇しました。受け入れてもらうには、心のケアを強調しないこと、現実的な支援をしながら地道な関係作りをすること、そして何よりも害を与えないこと、これらの基本的な態度が重要でした[96]」。緊急時において最も大切なのは、生活そのものの再建と安定であり、日々の暮らしを少しでも安定させる支援がまずなによりも求められるのです。

もちろん、このことは心のケアが不要だということを意味するわけではありません。災害に会った人の心的過程について、以下のような研究成果が報告されています。

恐怖を体験した後は、茫然としてなにも感じない、すべての感覚が麻痺したような状態になることがあります。その後、脳が過剰に興奮して気持ちが高ぶり、人によっては過剰反応が起こることがあります。その結果、被災したコミュニティ全体が、妙に昂揚した気分に支配されたようになる。避難所はとてもなごやかだし、変ないい方になりますが、活気にあふれ、リーダーみたいな人が自然に役割を引き受けて統制していく。一致団結してこの苦難を乗り越えよう、という雰囲気になります。これが、災害のもたらす精神面の後遺症について考察したビヴァリー・ラファエルの『災害の襲うとき――カタストロフィーの精神医学』に描かれている「災害ハネムーン」とよばれる現象です。〔中略〕その後、次第に災害の全体像が把握され、失ったものの大きさと再建する上での困難に気づいて失望し、幻滅していく時期に移行するといわれています。そして、時間が経つにつれて徐々に個人も社会も再建のプロセスに入り、精神的な影響もおさまっていくというのが、ラファエルの示した被災社会のたどる経過です。[97]

こうした経過をたどりうるためには、「安全・安心とプライバシーのある暮らしがまず始まらないといけなくて、それがその人を回復に向かわせる原動力になるのです」[98]。「支援者はたいそうなことをする必要はない。テーブルが汚れていたらそっと拭き取るような、あたりまえの気遣いがあればいいんです。ほとんどの人が自立で回復するのだから、そばにいるよというメッセージだけ伝えて、そっと見守る。なにもしないでいるというのは結構勇気がいることなんですよ」[99]。自立性の回復こそがケアの目指すところなのであって、お世話し感謝してもらうことが目的なのではないのだから、ときには何もしないでいることに耐えながら、見守りに徹することがケアとなることもあるのです。ケアされる者の自立のために身を低くすることがケアする者の心構えとして重要になります。心のケアの困難についての証言は、人間の有限性について新たな視座を私たちに与えてくれるように思います。

生活の再建、安全・安心の確保といった言葉から連想されるのは、マズローによるニードの階層論です。この学説が看護学をはじめケアの理論に及ぼした影響には計り知れないものがありますが、一般に理解されているところでは、人間の欲求には重層性があり、生理的欲求や安全・安楽の欲求が満たされても、所属と愛の欲求、承認の欲求、自己実現の欲求が満たされることがさらに求められる、そのためケアに際しては、さまざまなニードの側面に目を向けねばならない、おおよそこのように受け取られることが多いように思われます。しかし、これまでの議論は、それとは別の解釈の可能性にも気づかせてくれます。生理的欲求や安全・安楽の欲求といったいわば下位に位置するニードへのケアは、そこに内在するコミュニケーションの質次第で、所属と愛の欲求、承認の欲求、自己実現の欲求をも同時に満たすケアとなりうる、という見方です。表立った心のケアには立ち入らず、生活の下支えと安全・安心のみを気づかい、後は寄り添い、見守り、待つこと、こうしたことは目に見える行為としては何もしていないようでありながら、それが心のケアになり、上位の欲求をも満たすことになるという事態も想像できるのです。

ケアの条件としての相互性

ケアを必要とする者のいのちは、ケアが与えられなければ守られません。この事実は、ケアする側に、ケアしてあげているという意識を植え付けてしまいがちです。しかしケアが成り立つためには、相手にケアを受け入れてもらう必要があります。ケアは多くの場合、相互行為としてのみ成り立つものなのです。

今、目の前にある人の苦しみは自分にとって謎であり、容易に同情することが許されないと感じることがある。どのようにして相手に関われればよいのか途方に暮れることがある。けれども、その場を平静な気持ちで離れることも難しい。相手を理解し援助できるという安定した場所に、自分がいないことの苦しみに襲われてしまう。そんな自分に、共にいることを許してくれる人に出会うとき、相手を見守ることが始まる。[100]

看護師の西川勝はこのように述べています。ケアとは、ケアする者がケアされる者に対し、一方的に与えるものでは決してないのです。「お互いに支えあっているのがケアの実相なのかもしれない。厚かましくも、自分たちをケア・ギバーと言えるのは、いつも相手はこちらが送った以上のものを返してくれているのに気がついていないからだ[101]」。ケアは、ケアされるべき者の痛みに傷つき、ケアへと呼びかけられることによって始まりますが、ケアの条件はそれだけでなく、ケアされる者によってケアする者の存在が許され、認められることをも必要とするのです。

しかし、ケアが相互的なものでなければならない理由は、これだけではありません。これまで繰り返し述べてきましたように、ケアはケアされる者のセルフケアへのケアとしてのみ可能だという意味でも、相互性をその本質にしていると言うことができます。西川は次のような印象深い経験を記しています。

不自由な手で食事する人に、取ってあげるのは簡単だが、その人にとって自分で食べられない悔しさが解決されるわけではない。相手に代わって何かをしてあげるのは、ケアする側の苦しみを解決するだけの場合もある。〔中略〕ケアが一方的になされる場合、ケアを受ける者は力を奪われ、自らの無力を諦めるように追い詰められる。何かをしてあげるケアから身を引いて、相手を見守るには、相手の力を信じることが大切になる[102]。

ケアがケアされる者のセルフケアを奪い取ってしまうならば、それはケアの名に値しません。ケアは、ケアされる者自身のセルフケアをすべて肩代わりしてしまうのではなく、セルフケアの志向的意味に配慮し、セルフケアがセルフケアとして全うできるようにサポートすることのうちに成立するものなのです。

こうした条件が整うとき、ケアされる側だけでなく、ケアする側もケアされる側からケアされているということが実感できるようになります。

リウマチで変形した不自由な手で、ようやくスプーンを口元まで運んだ人が、好物のゼリーに目を丸めてぼくに喜びを伝える。ハラハラして見ていたぼくにも嬉しさがこみ上げる。相手の喜びを理解したからというのではない。ただ見ているだけ、というぼく自身の弱さから救われた喜びである。そのぼくを見て、相手の目がさらに輝く。一人でがんばった相手も、人の手を借りずに自分で何かを達成できた満足と共に、不安げに見守っていた人に喜びを与えられた、という誇りも得ることができるのだ[103]。

この事例において、ケアすることはそのままケアを受けることでもあります。そうしたケアの相互の交流が喜びとともに実現されていることが生き生きと伝わってきます。ケアする者は、ときとして、ケアされている人に助けてもらい、守られているという感覚をもつことがあるのです。佐藤幹夫によれば、「あるひとつの〝いのち〟を守ることで、じつは守られることになるのは自分の〝いのち〟かもしれず、言い換えるならば、社会や誰かとつながっていることによって、そこに生じてくる〝いのち〟の守り合いが、ケアという行為である[104]」。ケアを通して生身の全体としての人間に関わり、ケアの関係を通して社会とつながるとき、そのつながりそのものがケアする者を生かす力になっていることに気づかされるのです。

それでは、ケアすることは、ケアする者自身にとって何を意味するのでしょうか。そのことをさらに考え進めてみたいと思います。先に述べたように、ケアの関係に入ることは、ケアする者にもケアされる者にも変容を迫ります。川口有美子は母親の介護経験の中で次のような変化が自身のうちに生じたと語っています。

もっとも重要な変化は、私が病人に期待しなくなったことだ。治ればよいがこのまま治らなくても長く居てくれればよいと思えるようになり、そのころから病身の母に私こそが「見守られている」という感覚が生まれ、それは日に日に重要な意味をもちだしていた。ＡＬＳで寝たきりになると、「以前は気がつかなかったような道端の花も、自分の腕にとまった蚊でさえ愛おしい」「生きていてナンボなどと言えるようになる」。命という命が尊くなる。[105]

ケアすることは、ケアを受ける者の身体への感度の高まりを要求するとともに、ケアを受ける者の身体の変容を現実として承認するよう突きつけられます。そのプロセスを通して、いのちが尊いものとして感じられていき、ケアされる者の存在がこちらを見守りケアしてくれるものとして受け止められるようになっていくのです。このように感受されるようになるとき、ケアする者とケアされる者の身体は、それぞれ独立でありながら、ある意味では融合しあっています。身体が皮膚の輪郭線で閉じられ、各自がカプセルのように自己のうちに閉塞しているものであったなら、筋力が衰え自分の意志を伝えられなくなったいのちは生きるに値しないと感じられるかも知れません。事実、「病人のなかには、自分では生きる意味も見出せず、呼吸する動機さえ乏しくなっていく者もいる。しかし、生きる意味は『他者』によって見出されるものでもあろう」[106]。生きていて欲しいと願う他者がいれば、そのいのちは輝き、生きることを願う人のために生きようという意欲も生まれてくるのです。生きていたいと思えるのは、ケアしてくれる人たちとともにいることを喜びと感じられるからです。「私も一時は母を哀れんで死なせようとさえしたのだが、そうしなかったのはすんでのところで母の身体から、そのような声――あなたたちといたいから、別れたくないから生きている――が聞こえてきたからだ」[107]と言います。その願いに応えて、ケアする者はケアへと促される。「母はまっすぐに死に向かっているわけではなく、むしろ生きつづけて私たちを見守るために、途切れなく続く身体の微調整と見守りのための膨大な時間を求めてきた」と川口は語っています[108]。ケアとは、ケアされる者とケアする者とのいのちを掛けたコミュニケーションなのです。

自分でなんでもできるときには、ケアの重要性には気づけません。一人でいることの気楽さ、誰にも邪魔されないでいる心地よさを存分に満喫することができます。ケアしなければならないことや、ケアを受けねばならないことは、憂鬱な重荷以外の何ものでもありません。しかし、よくよく考えてみれば、ケアを必要とすることは人間のそもそもの条件です。そうした人間のもつ弱さや脆さのうちでこそ初めて、人間は互いの生身のままの交流の場を見いだすことができるのだと言ってもよいでしょう。もちろん、交流の場はケアの努力を通して維持され開かれるものであって、予定調和的に成功が保証されているわけではありません。ケアが必要になっているという事実それ自体は両義性を有していて、共同性を成立させる可能性を有する反面、それをどこまでも解体させてしまう危険をもはらんでいます。しかし改めて考えてみるなら、人間は他人からの承認を求める生き物であり、それは人間が他者のニードを必要とするものだということを意味しています。他人のニードを満たすことで初めて、自分の存在意義を自分に納得させることができるのであり、他者からの呼びかけに応えることが自分自身の唯一の生きる術なのです。他方、ニードを自分で満たすことができない立場になった場合、そのニードを満たすためだけに、他者からのケアを必要としているのではありません。大切に思われること、自分の存在をよいものとして肯定されること、つまりケアに値するものとしてケアされることそれ自身が人間にとってのニードなのです。哲学者カイ・トゥームズの言葉をもう一度思い出してみましょう。

> 最も怖いのは死ではない。私のことを気づかってはくれないよそ者の支えにすべて依存しなければならないことが恐ろしいのである。癒しの最も力強い働きは、病の進行にもかかわらず患者はケアされるに値するということを患者に確信させることである。このような確信が得られれば、自己に対する身体的脅威も和らぐ[109]。

ケアは、あなたはケアされるに値する存在だというメッセージを内に秘めたものとして手渡されるとき、人間としての存在条件を互いに満たしあう行為となりうるのです。

不思議なことに、こうした相互性は、死によっても絶たれてしまうことはありません。「死者からも、人はケアを受けている」[110]のです。佐藤幹夫が論じているように、死においても亡くなった人への志向的な関係が断絶されてしまうことはありません。他者の死を悼み、亡くなった人に思いを寄せるとき、そのケアするまなざしは相互的なものとして生きられ、見守られているという感じを呼び起こすことがあります。「死後をやすらうことができる仕組みをつくるというのは、緩和ケアチームにとっての大きな仕事の一つなのではないか」[111]との提案には、十分な理由があるのです。死者との間でもケアの相互性を生きることは可能であり、このことにもケアのまなざしは向けられるべきなのです。

行為は行為主体の存在を前提にしています。しかし既に述べたように、人間の存在は他者の行為によって支えられています。そうした行為の中心を成すものがケアです。ケアなくして、人は生きていくことができません。そのため人間のあり方はケアのあり方と質によって大きく左右されることになります。心を尽くしてケアしているつもりでも、望ましいケアになっていないということがあります。大切なのは、ケアを持続しながら、ケアの相互性を開いていく努力、ケアの相互性に期待を寄せる姿勢ではないでしょうか。いかなる状況下にあっても、ケアの相互的な交流があるところでは、人間は人間としての尊厳を損なうことなく生きていくことができるのだと考えます。

四　ケアリング―ケアのケア

医療における看護ケアの位置づけ

人間が生き延びていくためには、また人間らしく生きていくためには、他者からの適切なケアが必要です。ケアは、すべての人間の存在条件なのであって、その意味ではすべての人の関心事でもあり、誰もが何らかの形で果たさなければならない課題であると言うこともできます。ケアは、決してケアを専門職とする人たちだけによって担われるべきものではないのです。しかしその反面で、プロとしてのケアの仕事が社会のうちで要求されることもまた明白な事実です。そうした仕事も多岐にわたり、養護を基盤とする教育、弁護、介護など多様な職種が挙げられます。いずれにも「護」という語が用いられていることは注目に価することですが、ここでは主として、病いに苦しむ人たちへのケアを専門職とする看護の仕事に目を向け、その特徴を明らかにすることによって、ケアの本質とは何かという問題に一つの回答を与えてみたいと思います。

従来、看護師は医師の指示に従い、医師の医療行為を支援するための業務として受け止められてきました。医療の中心は医師による治療行為にあり、看護師のケアは医師のキュアに寄与する限りでのみ、その有用性が認められる副次的な仕事だといったイメージです。しかし、こうした理解は人間にとってのケアの重要性を理解するには全く不十分なものであり、さまざまな仕方で修正を必要としています。

今日の病院は、ゴッフマンによれば、類似の境遇にある個々人が相当期間にわたって包括社会から遮断され閉鎖的で形式的に管理された日常生活を送る「全制的《トータル》施設」になっています[112]。それは人々を変えるための矯正施設であり、自分をどれくらい変えられるかという実験の場という意味合いをもはらむため、病人は入院と同時に無力化され、自らのアイデンティティの危機に立たされることになります。患者が病気と入院生活、そして治療に耐えることができるためには、自分の生活を理解しようと努め、導いてくれる人の存在がどうしても必要です。

中井久夫と山口直彦は次のように述べています。

> 看護という職業は、医者よりもはるかに古く、はるかにしっかりとした基盤の上に立っている。医者が治せる患者は少ない。しかし看護できない患者はいない。息を引き取るまで、看護だけはできるのだ。
>
> 病気の診断がつく患者も、思うほど多くない。診断がつかないとき、医者は困る。あせる。あせらないほうがよいとは思うが、やはり、あせる。しかし、看護は、診断をこえたものである。「病める人であること」「生きるうえで心身の不自由な人」——看護にとってそれで十分なのである。実際、医者の治療行為はよく遅れるが、看護は病院に患者が足を踏み入れた、そのときからもう始まっている[113]。

ここで述べられているのは、看護とは医師による診断と治療に随伴する副次的な行為などではなく、むしろ診断と治療に先立ち、その基盤を形成するものだということです。診断がつかないときや治療ができないときも決して少なくありませんが、そうした場合でも看護は必要であると同時に可能でもあるのです。

先にも触れたように、柳澤桂子は、嘔吐発作と腹部の激痛に耐えかねて受診したものの明確な診断がつかず、多くの医師からさまざまな病名をつけられた経験のもち主ですが、その彼女がこう語っています。

現在の医学教育では、診断がつかなかったとき、治せないとき、患者が死んでいくときに医師はどうすべきかという教育はされていない。このようなネガティヴな立場に医師が立たされたときにどうするかということは、先輩の経験豊富な医師からしっかりと教えておいてほしいと思う。しかし、私の経験からは、先輩にあたる教授クラスの医師が、どうしていいかわからない、あるいは患者を傷つけるようなことを平気で言っていると思う。〔中略〕病気に明け暮れた私の半生。その中で一番つらかったことは病気そのものの苦しさではなく、医療によってもたらされた苦しさであった。[114]

柳澤は多くの医師の誤診や故なき非難中傷によって傷つき、医療の世界に不信を抱いたことを率直に告白する一方で、苦難の日々に耐えることができた背景には看護師の適切なケアがあったことを認めています。

看護婦の黒田さんは、病人の気持ちを知り尽くしているという感じの方で、動きがとても静かだった。これは苦痛の激しいときにはとてもありがたいことであった。黒田さんが来てくださっている期間中にも、病状は徐々に悪くなり、ついには寝たきりになったが、この苦しい時期を切り抜けるときに、どれだけ黒田さんにはげまされたかしれない。〔中略〕梅雨が明けるころになると尿閉を起こした。クリニックからすぐに黒田さんが来てくださった。どんなにありがたかったことか。田村先生に診ていただく前にも時折尿閉が起こっていたが、大病院の先生にはいくら訴えても相手にされないので、薬屋さんに聞いて、必要な材料を買いそろえ、鏡を見ながら自分で導尿していた。真夜中、人が寝静まっているときに、材料をそろえて自分一人で導尿するときの孤独感、寂しさは何とも言えなかった。[115]

このように医療の力が及ばないときでも患者のニーズを気づかうケアは欠いてはならないものであり、いや、むしろそのようなときこそいのちと生活の質が低下しないように細心のケアが求められるのです。

医療の目的が病気を打ち負かすことにあるのなら、診断がつかず治療の手立てが講じられないことは医療の敗北を意味します。しかし、そのような場合にも、医療が行わねばならないこと、医療にこそできることがあります。それは、患者が適切な仕方で病気に対処しうるように支え、導くことです。ここに医療において看護が占める固有の意義が認められるのです。

看護ケアの本質としてのケアリング

もちろんケアは看護師の専売特許というわけではなく、医師がすぐれたケアを同時に行っている場合も多々あることでしょう。しかし、スザンヌ・ゴードンがアメリカの医療社会について語っている次の言葉を聞き逃すことはできません。

私たちの社会の中では、医者の行う医療は、科学技術の研究や治療に重点を置いた疾病と闘うためだけのものへと極端に偏っていってしまった。医学教育から医療費の支払い方法にいたるまで、我々の医療システムの中のものはすべて、医師たちの注意を病気の細胞や臓器、組織、手足へと向けさせているので、心のケアをすることを忘れてしまっているのかもしれない。[116]

この証言は、日本の社会には当てはまらないと断言することは誰にもできないと思います。

もっとも、看護師が提供するサービスであれば、それが自動的に看護ケアになるというわけでもありません。どれほどすぐれた知識と技術を身につけた看護師であっても、その行為が看護ケアにはならない場合もあるのです。ケアリングを欠いた看護は看護とは言えません。このことを印象深く物語る言葉が広く伝えられています。トラベルビーがその看護論の冒頭に掲げた、ルース・ジョンストンの詩です。


ひもじくても、わたしは、自分で食事ができません。あなたは、手のとどかない床頭台の上に、わたしのお盆をおいたまま去りました。そのうえ、看護のカンファレンスで、わたしの栄養不足を、議論したのです。のどがからからで困っていました。でも、あなたは忘れていました。付き添いさんに頼んで、水差しをみたしておくことを。あとで、あなたは記録をつけました。わたしが流動物を拒んでいます、と。

わたしは、さびしくて、こわいのです。でも、あなたは、わたしをずっとひとりぼっちにして、去りました。わたしが、とても協力的で、まったくなにも尋ねないものだから。

わたしは、お金に困っていました。あなたの心のなかで、わたしは厄介ものになりました。

わたしは、一件の看護的問題だったのです。あなたが、議論したのは、わたしの病気の理論的根拠です。そして、わたしをみようとさえなさらずに。

わたしは、死にそうだと思われていました。わたしの耳がきこえないと思って、あなたはしゃべりました。今晩のデートの前に美容院の予約をしたので勤務のあいだに、死んで欲しくないと。

あなたは、教育があり、りっぱに話し、純白のぴんとした白衣をまとって、ほんとうにきちんとしています。わたしが話すと、聞いてくださるようですが、耳を傾けてはいないのです。

助けてください。わたしにおきていることを、心配してください。わたしは、疲れきって、さびしくて、ほんとうにこわいのです。話しかけてください。手をさしのべて、わたしの手をとってください。わたしにおきていることを、あなたにも、大事な問題にしてください。どうか聞いてください。看護婦さん。[117]

切々とした訴えを通して患者から非難されている看護師は、もしかしたら同僚たちからは優秀なスタッフとして認められている人なのかもしれません。看護師は、患者の健康問題については十分な理解を有しているとも考えうるからです。しかし、患者は、このような看護師に信頼を寄せることはできません。看護師のまなざしは患者の苦しみを素通りしてしまっているからです。看護師は患者と生きる場を共有しようとはせず、もっぱら自分のことにだけ関心が向けられており、対象となる方への気遣いと専心を旨とするケアリングというものが決定的に欠落しています。そのため、この看護師の行為はケアにはならないのです。

ナイティンゲールは、患者の苦しみは、病気そのものに由来するとは限らず、看護の欠落からくるものが大きいと看破しました。看護ケアは医療行為に先立つ医療の基盤となるべきものであるだけに、その看護にケアリングが欠けている場合、患者は病気ゆえの苦しみに加え、ケアの欠落ゆえの苦しみに苛まれることになるのです。

経験を積んだ観察者が個人の家庭および公共の病院で病気を注意深く見ているときに強く感じるのは、その病気に避けられないよくあることと一般に考えられている症状あるいは苦しみは、その病気の症状などではなく、全く別の何かによるものである――新鮮な空気の、光の、暖かさの、静かさの、あるいは清潔さの不足、あるいは不規則な食事時間あるいは世話の不足、そのいずれか、あるいはそのすべての不足によるものである。そしてこれは病院看護と同じように家庭看護においてもそうである。[118]

生活環境を整え、衛生状態に細心の注意を払うことによって、患者の自然治癒力が十全に働くように、病気とは別の原因による苦しみを最大限軽減することこそが看護の仕事だというのです。

ヘンダーソンによる看護の定義は、ナイティンゲールのこうした看護理解を継承し発展させるものでした。ヘンダーソンによれば、看護とは、健康であれば自分でできることが病気になったばかりに他人の手を借りなければならなくなったとき、その患者の行動を援助し自立を助ける営みなのです。

看護師の独自の機能は、病人であれ健康人であれ各人が、健康あるいは健康の回復（あるいは平和な死）に資するような行動をするのを援助することである。その人が必要なだけの体力と意思力と知識とをもっていれば、これらの行動は他者の援助を得なくても可能であろう。この援助は、その人ができるだけ早く自立できるようにしむけるやり方で行う。[119]

看護の本質は、患者のニードを理解し、患者の自立を奪い取ることなく、患者がそのニードを満たすことができるように支えるという点にあります。看護とは、患者のセルフケアをケアすることなのです。そうした看護の仕事は多岐にわたります。「何時間も患者のかたわらに座って抗がん剤を投与したり、地元の薬屋にまで薬の在庫を調べるために連絡をとったり、あるいは患者のもつれてしまった夫婦関係について耳を傾けたりする[120]」のです。こうしたことは患者のセルフケアへのケア、つまりケアリングを欠いた場合には、実行できないどころかそれを計画することさえできません。患者のニーズに関心を寄せ、そのセルフケアをケアすること、つまりケアリングこそ看護ケアの土台となるものなのです。

セルフケアへのケアとしてのケアリング

先に触れたように、小玉香津子は、「健康問題」としての病いと健康問題に対する患者の反応としての「健康問題体験」とを区別し、「健康問題体験」への注視をケアの根幹に据えました。看護とは、病気を代表とする健康問題だけでなく、患者自身がその健康問題をどのように感じ、どのようにそれに対処しているかに細心の関心を寄せることによって初めて成り立つものだからです。

小玉によれば、生活者としての患者の健康問題体験は五つの層が折り重なってできています[121]。

第一に、そこには多かれ少なかれ苦痛や不快があります。病気ゆえの身体的・心理的・社会的苦しみだけでなく、医療職者の技術の未熟や準備不足などによって被る苦痛もそこに含まれます。患者は、そうした体験全体を通して安楽を求めていると言えますが、看護師は、安楽を求めようとして得られず不安や怒りにかられている患者の体験に関心を払う必要があります。安楽を与えるために、看護師は生活行動援助をし、痛いところに手を当て、苦痛に耐えることができるように（例えば陣痛の間隔の適切さを伝えて）励ますことが重要なのです。

第二に、受診に至った患者は、治療や処置を受けるという体験をしています。健康問題そのものの除去ないし軽減を求めてのことですが、看護師は患者の心のうちに緊張やとまどい、恐れが渦巻いていることを見過ごしてはなりません。どのような健康問題体験をしているか、どこまで健康問題解決をしているかを見守ることが看護師には求められるのです。

第三に、医師や看護師の指示に服することを余儀なくされる患者は、また管理や監視のもとにあるという体験を被っています。それは危険を避けるためのものですが、患者はこのとき同時にプライバシー侵害への恐れや窮屈感なども感じています。看護師は、そこに目を向けてケアする必要があるのです。

第四に、健康回復を求めて医療職者の手に自らを委ねる患者は、他者への依存状態におかれています。患者は支えを求めているのですが、このとき自尊心が傷つき、自立が損なわれてしまったと感じることもあります。看護師は、その点にも配慮を欠いてはならないのです。

そして第五に、こうした体験のいずれにおいても、患者はセルフケアするという体験を継続しています。患者は安楽を取り戻し、自立を回復するために健康問題に対する適切な対処の仕方を新たに学ばなければなりません。それ自身が負担や苦痛に感じられることもあることでしょう。看護師は、そうした体験に気配りを行い、(痰がでない患者に深呼吸や姿勢の工夫を教えたり、止められているのにタバコを吸ってしまう患者とともにどんなときに吸ってしまうかを考えるなど）患者の成長を支えながら、正しい自己認識へと導き、健康問題に対する適切な対処の方法を教えることができなければなりません。

患者のセルフケアにケアのまなざしを向けるという看護の仕事には、こうした課題が折り重なっているのです。患者のセルフケアを尊重することは、ケアの成否を決定する大切な姿勢だと言わねばなりません。もっとも、対象となる患者が常に十分な理解力をもち、聞き分けのよい方であるとは限りません。例えば、認知症の患者の場合には、ケアを受け入れてもらうことにも、適切なセルフケアを促すことにも困難が予想されます。そのような場合は、どうすればよいでしょうか。神田橋條治は、セルフケアを取り戻してもらうためのケアを提言しています。

痴呆のひどい人の場合は子どもの発達の順序を頭に入れておくことが役に立ちます。子どもの発達は、受け身の立場から自主的立場への発達です。もう少し具体的にいいますと、①介護される→②意見を言う、「いや」と言う→③自分で自分のことが分かる→④お手伝い→⑤能力を自分でも認め、人にも認められるようになる→⑥他人を介護する、教える、の順になります。老化していくと、だんだん前の段階に戻ってしまう、子ども返りです。

この段階を頭に置いて、できるだけ成長した段階をさせてあげることが、相手を大切にしてあげることになるし、看護していてもやり甲斐があり充実します。〔中略〕

少し例を挙げて説明してみましょう。多くの重症の痴呆老人はただ受け身に介護される①の段階にいます。おむつを替えてあげるときなど、「いやねえ。いやだったら『いや』って言ってごらん」というのは、②へ誘導しているわけです。もちろん「いや」と言ったからといって、やめるわけではありません。赤ちゃんの場合と同じように「ハーイ、鶴枝さんはいやなことされていまーす」などと言いながら、おむつを替えてあげるわけです。〔中略〕

おむつを替えてあげるとき、着物をすそを「ちょっと持っていてね」とやるのは、④のお手伝いの段階の開発です。子どものときと同じように、終わったら「ありがとうね」と声をかけるといいですね。ごくわずかながら、⑤の段階が変わるかもしれません。

また、ヒトという動物の自主性は、言葉と手で発揮されるものですから、脈をとったり検温をしたりする際にも、痴呆老人が言葉を発し、自分の手で何かをするように仕向けるのがいいです。脈を取るときなど、まず握手して老人のその手と指とが看護師さんの手を自主的に握っている状態にして、その上でこちらの左手が老人の手首の脈をとるようにしてみると、所要時間は大差ないのに、雰囲気はずいぶん違ってくるものです。[122]

神田橋によれば、対象となる方がどのような方であっても、看護はできるし、工夫次第でセルフケアを取り戻してもらい、そのあり方の改善を促すことも可能なのです。

セルフケアを支え養う

以上に述べてきたように、看護師には患者の健康問題に目を向けるだけでなく、健康問題体験のありように細心の注意を払うことが求められます。しかし、この課題は意図しさえすれば容易く果たされるようなものではありません。患者の健康問題体験に関心を寄せることによって患者のニーズを把握し、患者の自立性の回復を願いながらそのニーズを満たそうと努めることには固有の難しさがあるのです。それはどのような困難なのでしょうか。また、その困難を解決可能なものにするにはどうすればよいのでしょうか。再び神田橋條治が語る言葉に耳を傾けながら考え進めてみたいと思います。

「患者さんのニーズを大切にした医療をしましょう」というのは標語としてはいいかもしれないけれど、実際にやろうとするとうまくいかないことが多いの。患者が意識していないほうのニーズは、後から「ああしてよかったね」と分かるニーズですから、現場にいるときのわれわれは「これがこの人のためになるんじゃないかなあ」と推測してやっていかなきゃならないんです。[123]

患者のニーズを大切にするという課題を実現するために何が大切かが述べられています。患者自身が自らのニーズを自覚していないことがあるために、医療職者には、患者が直接に訴えることのないニーズを推測するという努力が求められるのです。では、ニーズを推し量るにはどうしたらいいのでしょうか。

推量するためには、われわれには知識と技術が必要です。糖尿病の人に「甘いものを食わせるな」と言って、食べさせないでいて、突如として低血糖が起こってきたとする。なのに「甘いものは禁止」と患者に言っていて、そのうちに死んでしまったとしたらどうしようもない。いろいろな場合があるから知識が深くなっていくわけです。その人が健康な方向にいくようにニーズというものを考えていくには、勉強が必要。[124]

専門的な知識があれば、患者のニーズについての推測が可能になります。体については、特殊な場合を除けば、命は長いほうがいいとか、高熱は下げる方がよい、褥瘡もだんだん小さくなる方がよいとほぼ意見は定まっていますから、勉強してそうしたことを学ぶことが肝要です。

しかし、精神的なものに関しては、患者のニーズを推測してサポートすることがひどく難しい場合があります。神田橋が挙げているのは、こんな例です。

　吉田おさみさんという人がいて、この人は統合失調症の患者さんで、すごく頭のいい人で、少しよくなってから本を書いて、そのなかで「狂気というものはわれわれの唯一の生き方であるのに、それを勝手に治して、無断で奪ってしまうのは非常に困る」というようなことを言っておられます。〔中略〕主治医が「今度ハロペリドールというい薬が出て、これは幻覚がよく止まるらしいよ、飲んでみるかね」と提案したので、「まあ、試しに飲んでみましょう」と飲んでみた。そしたら脳の騒がしいような幻覚の感じがスーッととれた。これは恐ろしいことになった。精神科医はこんなすごい武器を手に入れて強力な勢いでわれわれの狂気を奪おうとしている、われわれは精神科医に対する警戒を一段と強めて、大切な狂気を踏みにじられぬようにしなければならない、そんなことを書いている。極端な話だけれど、そういう考えもあるんです[125]。

これは健康問題を解決しようとして行った医療行為が、患者のセルフケアを尊重することにはならず、かえってそれを取り除いてしまったがために、患者にとっては自身に対する重大な暴力として受け止められたという事例です。医療が患者の主体性そのものを毀損してしまうことがあるということに留意しなければならないのです。精神的な病を抱える人たちの自助グループである「べてるの家」では、「苦労を取り戻す[126]」というモットーが掲げられています。医療の目的は、患者が自らの苦労を自分で背負うことができるようにすることであって、患者の苦労をまるごと取り除いてしまうことではありません[127]。苦労が奪い取られた場合には、患者は生きる手応えや張りを失い、自分自身の人生を見失ってしまうことになりかねないのです。

では、どうしたらよいのでしょうか。神田橋は、自分にもよい解決策があるわけではないと断りつつも、解決のためのヒントを与えています。この指摘はとても重要だと思います。

> 精神科の場合でいうと、一番目は、意識されている欲求を本人が言ってくれたらよく分かるということ。二番目には、本人の内側へ向かう知覚が回復するといいということです。たとえば脳溢血で意識のない人だと、のどが渇いて水が必要なのかどうか分からんから、電解質を調べて、輸液でコントロールするけど、意識が戻ってくると「水を飲む？」と問うたら「はい」と答えられるようになる。〔中略〕
>
> これからの精神医療は、専ら患者さんが自分の内側の知覚、自分のニーズというものをとらえて、口で喋れるような方向にもっていくと、サポートする側の間違いも少なくなるし、楽です。糖尿病の人でも内側の知覚がよくなってくると、甘いものを食べて血糖値が上がったときは頭がぼーっとすると分かってきて、下がってきたときも、内的な知覚が訓練されていると分かってくる。
>
> 「この人はこういう方向に行くといい」と、治療者が判断してやっている今までの精神療法ではなくて、患者さんが自分で自分の今まで気づかなかったニーズを汲み上げて、誰かに援助を求める、というようにするの。求めるというのは意識された欲求です。そのためには内側の知覚が細やかに増えていくようにする。これが内省精神療法です。
>
> これまでの精神療法では、自分のことを「ああ、そうだったのか。よし、それなら私はもう分かったから、ひとりでやっていきましょう」というふうに分かることになっていた。自分のことが分かると「これで私は分かったから、もうみなさんに助けられないで、この考えに沿ってやっていこう」となることになっていた。
>
> そうじゃなくて、「今、自分はこういうニーズがあって、それを誰かにしてもらいたい」、あるいは「誰かに要求したい」、あるいは「自分でやってみよう」とか、自分のニーズを把握できる内省精神療法が実際的なんです。[128]

患者自身が自分のニードに気づくことができるように支え、自分の心と身体についての感度を高めるように配慮するとともに、それを患者が自ら表現できるように支えることが、ここでのポイントです。医療職者が主体となって患者をコントロールするというより、病を生きている患者自身が自らの主体性を取り戻すことができるように、ということを主眼におき、キュアとケアのあり方を患者の自己理解と自己表現をとおして学び取ろうというのです。

しかし、このような方針をとると、別の困難が立ちはだかってくると、神田橋は指摘しています。

> そんなふうにすると、患者が非常に要求がましくなります。「ああしてくれ、こうしてくれ」「あれもしたい、これもしたい」と、こちらが忙しくなる。
>
> このとき、「自助」という言葉が非常に大切なものになってきます。たくさんの自分のニーズを持って、それをどれだけ自力で満たすようにできるかは大切な能力なの。「こうしてほしい、こういうことをしたい」という欲求が出てきて、それを自分自身でやれるようになるのはとても大事なことです。
>
> そのためにどうするかというと、患者に欲求を自分でとらえて、それをたくさんたくさん言えるようにしてあげるの。そしてそれを聞いたら、こちらは、いかに何もしないでなんとかならないかといつも工夫することです。こちら側のサポートにおける筋肉活動の部分を少なくして、しかも患者の欲求が満たされるように、頭を使うことが大切です。
>
> これには公式はない。毎日毎日が工夫です。いかに体を動かさないで頭脳を働かせるか。[129]

患者が自分自身の心身の状態についての感受の能力を高め、それを表現できるようになると、多くの要求が患者の口から溢れ出てくるようになります。そのことは患者にできることが増えたことを意味するのですから、よいことです。しかし、その要求に直接応えようとすると、医療職者の身体がもたなくなります。そればかりか、ニードをすぐに満たしてあげようとすることは、患者にとっても望ましくない場合があると神田橋は語っています。自分で自分のことがケアできるようにすることが目標なのに、それが妨げられるからです。

では、望ましい対応とはどのようなものでしょうか。その具体例として神田橋は、不眠を訴える少女へのケアのケースを挙げています。

中学生くらいの子がいろいろな家庭問題やなんかで入院してきて、「眠れない」って言ってくるとするでしょう。すぐ当直医を起こして薬を処方してもらい、薬局から出してもらうというのは、頭は使わず、走りさえすればいいというやり方。筋肉労働が多いわけで、それではつまらないし、全然自助にならない。

「いつも眠れないときはどうしてたの？　どんなふうにしたら眠れそう？」と聞くと「誰かがそばに寝てくれて、眠れるまでいてくれるといいみたい」と言うことがある。そうしてあげてもいいけれど、それも労働でしょう。ところが「看護師さんがそんなふうにしてあげたら眠れそうね？　でも忙しいからしてあげられないの。暇だったらしてあげるのにねえ、してあげられたら眠れるだろうねえ」と言うと、そのやりとりだけで眠れるようになる人がいます。

なぜかというと、眠れないときに、「そばに寝て、眠るまで見守ってやろう」という気持ちのある人がいるということだけで眠れる場合があるわけ。それは単に看護師さんの労力が少なくなるというだけでなくて、患者さん本人に「私はそんな人がいるというだけで眠れるんだなあ」ということが分かる。今までの「眠れない、眠りたい」と思っていたニーズのすぐ近くに、「自分のことを思ってくれる人が欲しい」というもうひとつのニーズがあることが、本人のなかで気づかれてくる。それによって事態は先に進みます。[130]

患者が気づくことのできなかったニードに気づき、それを表出できるように支えること、そしてそのニードを医療職者が本人の代わりに満たしてあげてしまうのではなく、当人が自分でそのニードを満たすことができないかと、ともに模索すること、ここにはこうした工夫を通して、患者が新たな洞察を獲得し、自分なりの新たな対処法を見出していくという創造的な成長のプロセスが語られています。ケアとはセルフケアのケアであると論じてきましたが、それはオレムの看護論で強調されているように[131]、患者自身が適切にセルフケアできるようにケアすることであり、セルフケア能力の獲得に向けた支援を行うことを意味するのです。

メイヤロフがケアとは他者の成長を願うものだと語り、小玉が看護ケアにおける教育の要素に重きを置いたのも、こうした洞察に連なるものです。しかしこのことは、患者が自分自身を助けようとしない限り助けられないということを意味しているわけではありません。土居健郎は、アメリカの精神療法にそうした考えが浸透していることを批判し、「人間の無力感に対する自助の処方は分析的療法にとって甚だ不適切な原則にしかならない」[132]と述べています。「精神療法に来る者はまず以て無力であればこそ助けを求めている。その患者に対し治療者が自分の役目は患者が自らを助ける限り助けることであるという姿勢で臨むなら、そのことは患者の無力感を必要以上に増強することになるのではないか」[133]というのです。甘えを拒否してはならないというのが土居の考えです。しかし、これは患者を甘やかし欲望を満たしてあげるべきだということを意味するものではありません。患者のセルフケアを医療職者が肩代わりし、そのニードをすべて満たしてあげてしまうならば、患者は自分の人生を自分で生きることができなくなります。そのため、土居は日本の精神的風土にも批判的なまなざしを向け、「われわれの伝統には自助の理想がなかった」と自省を促すのです。土居が提案するのは、自助を支援すること、患者がセルフケアできるようにケアすることです。「精神療法というものは患者を助けることによって彼が自分自身を助けられるようにすることである。〔中略〕精神療法家は患者の無力感を受けとめ、彼の甘えを拒否はしないがそれを満足させようともせず、このようにしてはじめて彼の問題点を甘えの病理として分析することが可能となるのである[134]」。

他者へのケアに対するケア

患者は一人であるとしても、看護師がケアすべき対象は一人とは限りません。患者のことを心配している人をケアすることも、実は大切なことです。それが患者のケアにつながることも多いはずです。また、対象者のセルフケアの中には、その人にとって重要な他者に対するケアも含まれています。セルフケアをケアすることは、他者をケアしたいというニードをケアすることでもあるのです。

ターミナルケアの先駆者の一人寺本松野は、次のようなエピソードを紹介しています。

ある時、バードレスピレーターを使って生きていた一人の婦人がいました。男の子がいて、高校一年生と中学三年生でしたけれども、男の子だからなにもやることがないんですね。入って来て、〝お母さん〟とも言わないし、ただ部屋の隅に行って腰掛ける。私はなにかその子供にさせてあげたかった。それで、「坊や、お母さんの髪の毛とくことできる？」と言ったら、その男の子がパッと飛び上がって「できるよ！」と言った。「じゃあね、やって。お母さんのお化粧の袋、どこに入っている？」と言ったら、ちゃんと知ってるんですね。そしてブラシを出して「機械に触らないように、こうしてやるのよ」と教えた。そしたらよろこんでやりました。じつはお母さんが亡くなってから知ったんですけれども、その男の子はそのブラシに掛かったお母さんの髪の毛を自分でノートに挟んでとってあったんです。家族になにか役割を与えるということを決して忘れてはいけない。でも全部を任せるという意味ではないんですね。「あそこには家族がいるからいいのよね」と言って全然訪問しないということではないんです。[135]

死に逝こうとする母親に対して何かしてあげたいのにどうしてよいか分からない青年たちにとって、髪の毛を梳かすという役割が与えられたことは、どれほど大きな励みになったことでしょう。一見すると、髪を梳かすという行為はとるに足りない、きわめて些細な振る舞いであるかのように思われますが、実際には、ケアする者とケアされる者との交流の経験として、相互の心に深く刻まれたであろうと推測されます。ケアされる母にとって、髪を梳かすというケアは自分が子どもたちからどれほど大切に思われているかを身を以て実感する、かけがえのない経験になったはずであり、ケアする青年たちにとっては、母親にそのような経験を提供できたということが何よりの喜びであり、母親に喜んでもらえたということがその後の心の支えになったとも考えられます。ケアするということ、ケアできるということは、ケアされる者だけでなく、ケアする者にとっても、救いなのです。

この事例においては、看護師の卓越した振る舞いにも言及しないわけにはいきません。「髪の毛とくことできる？」という一言が、ここでは、母親へのターミナルケアになり、また青年たちへのグリーフケアとなっています。信頼を寄せてケアの余地を家族に残し、家族相互の心身の交流を促すことが、看護師のたった一言で可能になるのです。ケアの創造性の顕著な例をここに見ることができます。自分にとって大切な人を気づかうという人間一般に見られるケアと、専門職者ならではのケアとが手を結ぶ瞬間の証言でもあります。ここにはケアの交流が幾重にも響きあっています。看護師の導きにより母親の髪を梳かすことのできた青年たちは、母亡き後も母のまなざしと面影を支えに生きていくことができたのではないかと想像されるのです。

もう一つ、今度は看護師ではなく、養護教諭の実践例を取り上げてみましょう。養護とは学校における教育活動の基盤をなすものとして、児童・生徒に対する看護の役割をも含みもつ仕事です。言葉で思いを表現することが苦手な小学五年生の男児二人に対して行ったベテラン養護教諭のケア実践について、養護学者である大谷尚子は以下のような分析を行っています[136]。喘息気味で病弱なA男が、B男にいじめられて首を絞められたのを、担任教員が抱きかかえるようにして保健室に連れてきました。ケアはこのときからスタートします。A男に対し、養護教諭は何があったのかと、まずあわてて駆け寄りました。大谷によれば、これは一見何ともないことのようですが、もしゆっくりしていたり、机のところで待っていたりするのであれば、子どもは自分で行かなければならなくなります。しかし、先生が駆け寄ってきてくれたのであれば、自分のことを心配してくれた、ということが子どもに伝わります。それは安心を与える行為なのです。

次に、養護教諭はA男をソファに横にしました。これは苦しみを楽にさせてあげるケアです。養護教諭は「どこが苦しいの？」と尋ねました。これは緊急性・重症度を確認するための質問です。さらに脈をとって、早いけれどもしっかりしていることを確かめました。これも症状を診断するための行為ですが、同時にスキンシップにもなっていて、先生が見てくれているという思いを与え、子どもたちを安心させることができます。

養護教諭は、この後すぐに背中に耳をあてて喘鳴を確認しました。A男は喘息気味の子どもだったからです。子どもからすれば先生が自分の背中に耳をあててくれた、という思いから、さらに安心感が増したはずだと、大谷は述べています。養護教諭は、喘息でないことを確認し、「苦しいけれど喘息起きていないから大丈夫だよ」と言いました。A男は喘息が起きたら、すぐお母さんを呼んでと訴えるような子で、喘息恐怖症の気が見受けられましたので、喘息が起きていないことを伝えているのです。

A男が「首を絞められた、苦しい」と言うと、養護教諭は「お水を飲んで首をちょっと冷やしてみようか」と提案します。「うん」という返事を待って、水を飲ませて背中をさすりました。これも安心感を与える対応です。

A男の処置が終わると、養護教諭は同じように身を乗り出して、今度はB男に向かって小声で、「いきなりだって、A男さんは言っているけど、何があったの？　教えてくれる？　B男さん」と尋ねました。大谷によれば、この振る舞いには、「あなたのこと小さな声でも聞き逃さないよ、小声で言ってもいいよ」というメッセージが込められています。養護教諭は、何も言わずに顔も体もうつむいているB男に向けて、体をかがめて表情をうかがうようにして待っていました。

するとそこにA男が割って入って「いきなりやられた」と繰り返して言います。養護教諭はA男の方を向いて、「ちょっと待ってて」と言って制しました。「今はB男さんに話を聞いているんだよ」と言って規律を作り、B男に向かって、「言いたくないのかな？　理由《わけ》なく乱暴するような子じゃないと先生は思っているけれど」とB男が発言するのを待ち、「しつこいのが嫌だったんだよね？　しつこくしないでって、言いたかったんだよね？」と確認しました。するとB男が小さく「うん」と頷いたので、続けてゆっくりと、「でも、A男さんのことを叩いたり、首を絞めたりして、しつこいのが嫌だというあなたの気持ちはA男さんに伝わった？」と聞きました。すると、B男は自分の言葉で「ううん、伝わらなかった」と語り始めたのです。はじめはコクンと頷いただけだったのですが、ここでは言葉になって出てきています。

すかさず養護教諭は、「嫌だった気持ちは伝わらないし、先生には叱られるし、A男さんは苦しむし、何一ついいことないよね。そんなのつまらないじゃない。あなたの嫌だという気持ちわかってもらうのにどうすればいい？」と尋ねました。しばらく沈黙した後、B男は「もっと口で言えばよかった」とうつむきながら言葉を紡ぎだします。そこで養護教諭は「じゃあ、言って試してごらん」と促したところ、B男はA男の方を向いて、「しつこくされるのが嫌だったんだけど、首絞めてごめん」と小声でポツポツと言い出したのです。すると、言われたA男の方は表情がガラッと変わり、少し元気な声で、「いいよ、ぼくも少しはしつこくして嫌がっていたのわかっていたけど、しつこくしてごめん」と言ったというのです。

この一連のエピソードの中で、養護教諭のケアにより、A男もB男も身体の苦しみだけでなく、心の苦しみも軽減されていることが分かります。A男は被害者、B男は加害者と断定して、道徳的な裁断を下すのではなく、二人とも苦しみを抱えているのに、セルフケアがうまくできず、他者からのケアを必要としていることにまなざしが向けられるのです。悪いことをしたことを非難してばかりで、なぜそんなことをしてしまったのかを弁明する機会を与えず、理由を理解してあげることが疎かにされてしまうならば、加害行為をしてしまったことに傷ついているB男はまたも自尊心を傷つけられてしまうばかりです。そうなると、B男は、相手だって悪いんだという非難の気持ちをわだかまりとして心のうちに抱え込まざるをえなくなってしまうことでしょう。しかし、ここでは、自分の声が大切に受け止められたために、自分の振る舞いの至らなさを振り返る余裕が生まれます。自分の非を認め、相手を許すことが、苦しみからの解放につながることを知るのです。ケアは、ただ損なわれた状態を以前の状態に復帰させるばかりではなく、互いの成長を促す創造的な役割を果たしていることに気づかされます。どうしたらよいか途方に暮れていた担任の先生が二人の子どもと一緒に教室に戻っていくときの晴れやかな様子さえ思い描くことのできる爽やかなエピソードです。大谷は、渋い顔をして出て行った担任がニコニコして教室に戻ったとき、教室の子どもたちはどう感じたか、ケアの影響はそんなところにまで及ぶのだと示唆しています。ケアとは、対象となる人のセルアケアと他者へのケアをその本来の意味に向けて実現できるように心配りすることです。A男もB男も、養護教諭のケアを介して、相手から許され、相手のことをケアできるようになったことの喜びを感じたはずです。もちろん、そのとき養護教諭自身も自分のケアを受け入れてくれたA男とB男の心の解放と成長に喜びを感じたことでしょう。

ケアは対象となる方の健康問題だけでなく、健康問題体験にも目を向け、そのニーズをできるだけ十全に理解し、対象となる方自身の自立を支えながら、そのニードを満たす行為ですが、ケアは対象者のセルフケアをサポートするだけでなく、対象者による他者へのケアにもまなざしを向けることによって、より卓越したものになるのです。

ケアリングの意味

パトリシア・ベナーがケアリングという概念を練り上げたことについては先に触れました。ケアリングはケアする人の行為の本質であるのに先立って、ケアの対象となる方のセルフケアの本質を名指すものであったことに注意を促しておきたいと思います。人が何をストレスとして感じるか、それにどのように対処するかは、その人が生活の中で何を気づかい（＝ケアリング）の的にしているかによって大きく異なってくるからです。

ある人にとってなにが大事に思われるかを決めるのが気づかいであるから、その人が何をストレスと受けとめるか、それに対してどのような対処の選択肢を持ち合わせているかもその人の気づかいのありようによって決まってくる。気づかいは人に〔体験と行為の〕可能性をつくり出すのである。気づかいが第一義的であるという第一の意味はこれである。ある人にとって何がストレスとなり、その人が何を自分のとりうる対処と考えるかは、いずれもその人の気づかいのありようによって決まる。気づかい（何かを大事に思うこと）を通じて、人は確かに一方では危険と弱み（vulnerability）を背負いこむ。つまり他者との何らかの関係・何らかの物事・出来事・計画がストレスとして浮かび上がってくるのは、その人がそれらを大事に思っているからである。もし人が何かを気づかうのでなければ、何ごともストレスとなることはありえない。しかし同時に、そうしたストレスに直面して何らかの対処の仕方が自分のとりうる選択肢・受け入れ可能な選択肢として浮かび上がってくるのも、気づかいが根底にあればこそである。ここに気づかいの本質的な働きがある。[137]

そのため、他者へのケアは、他者が生きる上で大切に思っていることへのケア、つまり他者が行うケアリングに対するケアでなければならないとベナーは語るのです。看護師が目指すことはまさにセルフケアへのケア、つまりケアリングのケアリングなのです。「いかなる対処においてもその本質的前提となるのは気づかいである。〔中略〕私たちは、患者が気づかいを取り戻し、生きていくことに意味を見出し、人々とのつながり・世界との結びつきを維持または再建できるよう看護婦がどのように手助けしているかについてより多く語ろうと思う[138]」。ベナーの行った仕事は、患者の気づかいの力を回復させる看護師の働きに濃やかなまなざしを向けることだったのです。

それでは、患者が気づかいを取り戻し、その世界を再建することを可能にするケアリングとはどのようなものなのでしょうか。この点をさらに考え進めてみたいと思います。ここからはしばらく、ケアリングという言葉を、患者が気づかうことに対する看護師の気づかいという意味で用いることにします。

田中智志は、ベナーのみならず、レイニンガーやワトソンら、これまで看護学の世界で論じられてきたケアリング概念に共通の意味を次の五つのポイントに整理しています。すべての人間に内在する普遍的な傾向に由来する営みであること、他者の尊厳を守らなければならないという道徳的な命令を含むこと、理性的・契約的であるというよりも情感的・共感的な営みであること、一般的で一方的な行為ではなく具体的で応答的な関係の中に生起する行為であること、マニュアル化された行為ではなく他者へ働きかけるすべての行為に含まれる態度であること、この五つです[139]。

ここからも明らかなように、ケアリングとは、人間の存在そのものに根ざした存在論的な概念であると同時に、道徳的な規範を内包する倫理学的な概念でもあるのです。しかし、ここには一つの緊張があります。通常、事実と規範、存在と当為とは厳密に区別されるべきものであり、存在論的概念と倫理学的概念とは混同されてはならないからです。

では、ケアリング概念のうちに含まれるこの緊張関係をどのように読み解けばよいのでしょうか。この問題に立ち入る前に、倫理学的概念としてのケアリングという言葉にもう少し意味の肉づけをしておきたいと思います。看護倫理学者のサラ・フライは、適切な看護実践に不可欠の倫理的資質として、アドボカシー、アカウンタビリティー、コーポレーションに加え、ケアリングを挙げています。その説明に耳を傾けてみましょう。

アドボカシーとは、患者の権利を擁護することであり、ただ患者の自己決定権を尊重してインフォームド・コンセントに努めるというだけでなく、さらに一歩踏み込み、病気や障害ゆえに、あるいは医者患者関係のうちに働く権力構造ゆえに、自身のニーズに気づけなかったり、伝えられなかったりする患者がニーズを自覚して表現できるように支え、治療法やその後の生活について望ましい選択ができるように援助することです。

アカウンタビリティーとは、看護師が担う健康の増進・疾病予防・健康回復・苦痛の緩和についての責任能力を意味します。具体的には、自らが行う一つひとつの看護行為についてその根拠を自覚して実施し、患者から「なぜそうするのか」と聞かれたら、その理由を説明できる用意があることを指します。

コーポレーションとは、看護師がヘルスケアチームの一員として医師や他の看護師たち、また薬剤師、理学療法士、ソーシャルワーカーたちと必要にして十分なコミュニケーションをとり続け、協力体制を築くことを指します。患者に協力してもらえるように配慮することもここに含めるべきかもしれません。看護師の看護行為がうまくいくためには、患者によってそれを受け入れてもらう必要があるからです。患者からの協力をとりつけるために信頼を形成することもコーポレーションの重要な要素だと考えます[140]。

ここに挙げた三つの倫理的資質は、最重要と言ってよいもう一つの資質であるケアリングを基盤とし、その上に成り立つものです。ケアリングとは、他者が自らの世界をどのように体験するかということに関心をもつことであり、患者のためにそこにいる、患者を尊重する、患者のために患者と共に感ずる、患者と緊密になることなどを含みもっています。それは、ケアが成り立つための条件であり、保護や愛という倫理的義務をも内包するものだと言われています[141]。

ここには、看護ケアの基盤にはケアリングがなければならないという主張に加えて、ケアリングの倫理的概念としての特徴が際立てられています。ケアリングとは、患者を尊重し、患者に関心を寄せ、患者との間に信頼関係を構築して、患者に寄り添うこと、つまり患者への愛という倫理的態度を内包する概念なのです。しかし、人は自然に他者を愛することができるというわけではありません。そこにケアリングが自然的概念ではなく、倫理的概念である理由があります。

その理由を明らかにするために、ケアの概念を哲学的に練り上げることに先駆的な仕方で寄与したメイヤロフの言葉に注目してみましょう。メイヤロフは、ベナーがケアリングの特徴の一つとして指摘した「巻き込まれていること」という事態を、「専心」および「場の中にあること」というより積極的な言葉で表現しています。

専心は、友情に不可欠な要素であるように、ケアにとって本質的なものである。私は他者に、そして大部分は見えない未来に私自身をあずける。私はケアしており、またさらに専心もしていると言われるとすれば、ケアと専心は二つのものとなってしまうが、専心とはそのような、あってもよいしなくてもよい要素ではない。専心が失われれば、ケアすることは失われてしまうのである。もう一度言うが、専心は私のケアの程度を単にはかるだけではなく、他の誰でもないこの他者へのケアが実質を持ち固有の性格を帯びるのは、この専心をとおしてなのである。〔中略〕私の専心は、私が他者の中に感じとっているかけがえのない価値によって基礎づけられている。このような専心は、私の知的なまたは情的な部分というよりも、私の全人格を表現している[142]。

　自己の生の意味を生きることは、私と補充関係にある対象をケアすることにより〝場の中にいる〟ということである[143]。


　メイヤロフによれば、ケアリングとは距離をおいて対象を傍観するような姿勢ではなく、自分をそこへと関わりこませる専心（devotion）という性格を含みもつものです。気づかいとは、ただ対象を遠巻きにしてその身を案じるといったことではなく、自ら身をもって対象がいるのと同じ場のうちへと入り込み、対象と関係を築くことなのです。

　これを「コミットメント」というさらに別の表現で言い換えたのは、シモーヌ・ローチでした。「コミットメントは、課題や人や選択、あるいは職業にむけて自分自身を投じさせるような質であり、価値として内面化されているがゆえに、私が義務としてしなければならないことを負担として感じさせなくしてしまう質なのである。言い換えれば、それは私を意識的で積極的な一連の行為へと導く呼びかけである。〔中略〕例えば、良い母親は夜中の三時であっても、病気のわが子が必要とすることを満たすべきかどうかを考えたりはしない[144]」。

　ローチは、ケアリングを構成するカテゴリーとしてCで始まる五つのキーワードを挙げています。ケアリングは、他者の苦悩を共有するCompassion（思いやり）、専門職者としてのCompetence（能力）、相互に尊重しあう関係を築くConfidence（信頼）、道徳的な意識を目覚めさせるConscience（良心）を不可欠の要素としますが、それだけでは不十分であり、ローチは、これらに加えて、価値の内面化としてのCommitment（コミットメント）を重視しました。それは、そうすべきだと認識していることと、しようと思っていることとが実際に結びつくことです。この結びつきが実現しなければ、ケアは具体的な行為とはならないのです。しかし、この結びつきは、ときとしてさまざまな要因によって妨げられます。誰にでもすぐに可能なわけではないのです。

　私たちには、自己と他者とをケアしようとする存在論的な傾向性があるにもかかわらず、実際には他者と場を共有できず、他者へのコミットメントを欠いてしまい、その傾向性が具体的な行為として実現されない場合も多いのです。それでは、ケアの主体が立ち上がらないのはなぜなのでしょうか。反対に、どうすればケアの主体は形成されるのでしょうか。最後に、この問題に取り組んでみたいと思います。

ケアする人へのケア

もう一度確認しておきます。ケアは相互行為としてのみ可能です。ケアが成り立つためには、対象者にケアを受け入れてもらう必要があります。しかし、この条件はいつも容易に叶えられるとは限りません。対象者が行う他者へのケアをケアすることができれば、ケアはよりよいものになるはずですが、ケアの対象となる方の他者へのケアは相手にとっての善を願うものばかりとは限りません。むしろ、憎しみや妬みなどネガティヴな感情にまみれている場合もあります。その思いが看護師自身に向けられてくることも決して珍しくはないようです。そのような場合のケアの実際について、宮子あずさの紹介する事例に即して考察してみたいと思います。

看護婦として働いているなかでは、患者さんから理不尽な対応をされることがあります。〔中略〕これは、私が看護婦になって数年目のころの話です。一緒に働いていた看護婦（仮称・Nさん）が、ある患者さん（仮称・Kさん）の攻撃の的となり、勤務のたびに意地悪をされた時期がありました。Kさんは脱髄性の疾患を疑われ、約1年の経過でADLが全面介助となった40代女性です。彼女は、こうした急な経過をとっているわりには、不思議なくらい淡々と日常を送っていたのですが、突如として看護婦にあたり散らし、その対象はたいていの場合Nさんだったのです。また、ふだんからNさんには明らかにあたりがきつく、露骨に顔を背けたり、嫌味を言ったりしていました。

あるときKさんはNさんが介助した車椅子からベッドへのトランスファーに怒り、何度も何度もそれをやり直しさせました。「それじゃ腰が痛いのよ！　もう一回車椅子に戻して、やり直し！」〔中略〕私の勘定が間違っていなければ、そのトランスファーは9回に及びました。〈本当に折れそうなほど腰が痛いのだったら、そんなに何回もトランスファーさせるのか？〉ものすごい怒りがわいて、私はどうにもならない気持ちになりました。〔中略〕そしてある時期から、Kさんは新たないびりを思いついたのです。それは、Nさんの夜勤のときにベッドから転落することでした。〔中略〕これはどう見ても、意識的な行動というほかありません。さらには、他の看護婦のときには転落しないのですから、その行動の意図は明らかでした。〔中略〕それでもNさんが決定的に落ち込まずにすんだのは、彼女が上司に恵まれていたからです。〔中略〕朝の引き継ぎが始まる前に、婦長は日勤のスタッフ全員の前でこう宣言しました。「しばらくの間、NさんはKさんの所にいかなくてよろしいですわ。少しKさんに、頭を冷やしていただきましょう。本当に忙しいと思いますが、皆さん、KさんのナースコールはNさんにとらせないでください。今日も一日、がんばりましょう[145]」。

なぜこの患者が理不尽な振る舞いを看護師に向けたのか、その理由について、宮子は「精神科での経験を経ていま思うのは、KさんがNさんを攻撃することで、スタッフを操作しようとしていた可能性です[146]」と述べています。患者は不安だから、しがみつきたくて操作しようとします。思うままに操るためには、いいスタッフと悪いスタッフに分断し、双方が反目しあうように仕向けて、自分の歓心を買うようにするのだと言うのです。操られる方は、いつまた攻撃されるかとびくびくしてしまい、その結果ますます操作されてしまうことになります。このケースの場合、婦長が患者のセルフケアと他者へのケアの歪みとその理由に気づき、ケアする者へのケアの必要を感じとることができたため、患者からスタッフを守ることができ、スタッフの不安は取り除かれたのです。フライが看護倫理のキーワードの一つとしてコーポレーションを挙げたことは先に触れましたが、こうした事例に照らし合わせるなら、その妥当性は疑いようがありません。

宮子はこう述べています。「看護婦に対しては〈患者さんをまず受容して〉というくせに、同業者同士になると受容はおろか傾聴すらも吹っ飛んでしまうのが、長年の私たちの環境でした。〈ケアされることなくケアしつづけてきた人たち〉が、こうした関係を固定してきたといえます。でもせっかく、人と人との関係についていろんなことがわかってきたのだから、その成果を生かしながら、〈ケア〉をめぐる人と人の関係をとらえなおしてもいいのではないでしょうか[147]」。ケアが実際に可能なものになるためには、ケアの対象となる方のセルフケアと他者へのケアのありようをていねいに理解するだけでなく、ケアする者自身がケアを必要としていないどうか、それを見守る人の存在が必要なのです。キテイが、ケアする人は社会的に孤立しやすく、多くの場合その人自身がケアを必要としていると語ったことは、やはり重要な指摘だったのです。

ケア主体の形成

看護はケアリングを欠いた場合には看護とは言えないものになります。しかしケアリングができるということは、それにふさわしい能力を獲得し、その能力を実際に行使できるということです。私たちははじめから他者のニードを適切に満たすことのできるケアの主体であるわけではありません。ケアの主体とは、当然のこととして期待できるような既成事実ではなく、むしろすべてのケースにおいて獲得されるべき達成目標です。たとえ、しかるべき知識や技術を身につけていたとしても、ケアの主体になれるとは限りません。ケアの主体となることには、さまざまな抵抗や障害の克服が課題となってきます。抵抗や障害は、上で見たように、対象者の方からもたらされることもありますが、ケアしようとする当人自身のうちに潜んでいることもあります。これからは後者の側面に留意しながら、ケアの主体の形成はいかにして可能なのかをさらに考え進めてみたいと思います。

そのための導入として、まず「よきサマリア人のたとえ話」を思い出してみましょう。このエピソードは、『新約聖書』の中で最も有名といってよいたとえ話ですが、ここにはケアの主体がどのように形成されるかについての重要な示唆が含まれています。

するとそこへ、ある律法学者が現れ、イエスを試みようとして言った、「先生、何をしたら永遠の生命が受けられましょうか」。
彼に言われた、「律法にはなんと書いてあるか。あなたはどう読むか」。
彼は答えて言った、「『心をつくし、精神をつくし、力をつくし、思いをつくして、主なるあなたの神を愛せよ』。また、

『自分を愛するように、あなたの隣り人を愛せよ』とあります」。

　彼に言われた、「あなたの答は正しい。そのとおり行いなさい。そうすれば、いのちが得られる」。

　すると彼は自分の立場を弁護しようと思って、イエスに言った、「では、わたしの隣り人とはだれのことですか」。

　イエスが答えて言われた、「ある人がエルサレムからエリコに下って行く途中、強盗どもが彼を襲い、その着物をはぎ取り、傷を負わせ、半殺しにしたまま、逃げ去った。するとたまたま、ひとりの祭司がその道を下ってきたが、この人を見ると、向こう側を通って行った。同様に、レビ人もこの場所にさしかかってきたが、彼を見ると向こう側を通って行った。ところが、あるサマリヤ人が旅をしてこの人のところを通りかかり、彼を見て気の毒に思い、近寄ってきてその傷にオリブ油とぶどう酒とを注いでほうたいをしてやり、自分の家畜に乗せ、宿屋に連れて行って介抱した。翌日、デナリ二つを取り出して宿屋の主人に手渡し、『この人を見てやってください。費用がよけいにかかったら、帰りがけに、わたしが支払います』と言った。この三人のうち、だれが強盗に襲われた人の隣り人になったと思うか」。

　彼が言った、「その人に慈悲深い行いをした人です」。

　そこでイエスは言われた、「あなたも行って同じようにしなさい」[148]。


　追い剥ぎに襲われて瀕死の重傷を負い路上に倒れている人を、祭司やレビ人といったユダヤ教の上層階級の人々は見て見ぬ振りをしてやり過ごしました。それに対し、異邦人との混血ゆえにユダヤ人たちから軽蔑されていたサマリア人はすぐさま駆け寄ってできるかぎりの処置をし、ロバに乗せて宿屋に連れていき、介抱した上で宿泊費用を支払ってあげました。このエピソードにおいて、祭司やレビ人が瀕死の重傷を負った人を助けることができなかったのは、身体の外部に吹き出た血は穢れであり、それに触れた者は自らも穢れをまとうといった掟に縛られていたからだと考えられます。あるいは、もうその人は息をしていないと思ったのかもしれません。屍体は最大の穢れの対象です。触れてはならない。こうした思いから彼らは、遠巻きにして足早に去っていったのだとも考えられます。このように一定の信念が、他者からの救いを求める声なき声に耳を閉ざさせてしまうこともあるのです。誰もがニーズを抱えた人に対してケアの主体になることができるというわけではないことが分かります。ケアの主体になるには、他者の痛みに対して傷つくことを恐れない態度が求められるのです。

それに対し、サマリア人は、倒れている人を見て、気の毒に思います。原語では、「腸《はらわた》が千切れるような思いにかられる（σπλαγχνίζομαι）」という語気の強い表現が用いられています。サマリア人は、傷ついた人を見て自ら傷つかざるを得なかったのです。イエスがこのたとえ話を通して語ろうとしたことは、自分の周りに知らず知らずのうちに張り巡らしている他者との垣根に穴を開け、他者からの声に耳を傾け、他者との関係のうちに生きる者となれ、それが真に生きるということだ、ということだったのかもしれません。イエスの言葉によって、私にとって隣人とはどの範囲までを指すのかという律法学者の問いはその閉鎖性を露呈して失効し、私は他者にとって隣人になることができるのかという新たな倫理的問いの次元が開かれたのです。自分の利害関心を尺度にして相手を評価するのでなく、反対に自分の存在意義が相手の方から問い返されてくるのです。

このエピソードについて、あと二つ指摘しておきたいことがあります。サマリア人は、腸が千切れたような思いを感じつつも、その感情に圧倒されてあたふたしたり、舞い上がって凍りついたりしてはいません。ぶどう酒を使って傷を消毒し、自分はロバから降りて傷ついた人を乗せ、安全な場所へと速やかに運んでいます。もっているものをフルに駆使して、最善の処置を機敏に行っているのです。いくら助けたいという気持ちがあっても、それが適切な行為として具体化されなければ、ケアにはなりません。このことは、ケアの主体が立ち上がるために何が必要であるかを教えてくれます。

もう一つ印象深く感じられることがあります。それは、サマリア人の振る舞いのさりげなさです。恩着せがましく自分の行為を誇るようなことは全くなく、自分が助けた人を思いのままにコントロールしようとする後ろ暗さを微塵も感じさせません。安全が確認されると、傷ついた人へのケアを他人に委ね、自分は潔く目的の地への旅を急いでそこを後にするのです。相手にこちらへの依存を強いるのではなく、あくまでも相手の自立を支えるというのが、ケアの本分ですが、サマリア人はその理想を体現しているように思えます。

では、改めて問うてみましょう。看護ケアの主体となることはいかにして可能なのでしょうか。この問いをより具体的に問い進めるために、看護師への粘り強いインタヴューに基づく村上靖彦による現象学的分析の一つを例として取り上げてみましょう。登場するのはFさんという看護師です。

Fさんは、小児科と訪問看護と老人病院を経験した看護師である。〔中略〕看護実践についてお話しくださいとお願いしたにもかかわらず、子ども時代について長時間語り始めるなど、子どものころの困難はFさんの看護師としてのアイデンティティに深く関わっている。Fさんは子どものころから三つの大きな困難な現実を抱えていた。[149]

Fさんははじめから看護ケアの主体でありえたわけではありません。自らのうちにケアの主体が立ち上がるためには、受け入れることの困難な状況に対処できるだけの構えを、自身のうちに形成する必要がありました。Fさんがケア主体となることを妨げていたのは、三重の困難を伴う現実であったことが次第に明らかになります。

Fさんがそのなかで生きている第一の困難な現実として、二人の妹が持つ脳性まひ、特に上の妹の障害がある。子ども時代のFさんは、「脳性まひ」という医学の知識としてではなく、理解しがたい状況として妹の障害や発作に出会っている。〔中略〕妹の障害は困難を引き起こすのだが、しかし妹自身は、理解しがたい現実でも受け入れがたい現実でもない。〔中略〕妹の病気と障害をめぐって何か手当てが必要になるときに、子ども時代のFさんにとって理解の難しい、受け入れがたいことが起こるのである。〔中略〕

〈妹の障害〉が受け入れがたい現実①であるとすると、家での生活と病院での「生活」が交じり合っている子ども時代の環境が、現実②を構成している。〔中略〕妹の痙攣が「普通に生活している」なかに侵食する。家で誕生日を祝っている場面に侵入し、「普通に生活」する円滑する流れを壊す出来事、それが家と病院との区別がなくなってしまう現実②の本質である。親密な家の領域が成立しにくいだけでなく、家庭での安定した生活習慣が成立しにくい。[150]

妹の障害に端を発する複合的な困難は、Fさんの母親が看護師であったことで、さらに独自の様相を呈することになります。母親は妹の看病と家事を担う存在として、困難な現実①と②を担う存在です。それは、母親が受け入れがたい現実を引き受ける行為のモデルであると同時に、Fさんにとって不条理と感じられる現実を引き起こす要因ともなっているということを意味します。妹が痙攣発作を起こすと、にわかに慌しくなり、母親は痙攣が続く時間を計ったり、父親に病院へ連絡するよう指示したりします。気がつくと「ガサーって人がいなくなる」という経験がFさんには繰り返されたのです。

母親は何か理解できない部分を持つ「母親みたいな看護師みたいなもの」という現実③なのである。〔中略〕妹の病気とそれを看護する母親を媒介として、家と社会は浸透し合う。〔中略〕医療の知識を身につけるなかで事後的にこの痙攣という出来事は理解されていくが、子どもの目からは隠された出来事であり、しかもそれとともに両親がどこかへいなくなって置いてけぼりにされてしまう恐ろしいきっかけでもある。〔中略〕「ガサーって人がいなくなるみたいな」。〔中略〕私だけが状況の理解から根本的に疎外され、一人で家に置いてけぼりになり、さらに「了解してるんでしょ」と、疎外されていることさえも否定されることで、三重に疎外される。[151]

Fさんにとって、二人の妹は、不可解で受け入れがたい現実の焦点になるものでしたが、その存在そのものが嫌悪の対象となったわけではありません。特に上の妹は重度の脳性まひで座位の維持がやっとでしたが、痛い思いを散々しているのに、嫌なことはコロッと忘れて笑顔になります。Fさんにとって、そんな妹の姿は絶対的な明るさを帯びたものとして感じられていたのです。しかし、それだけに、妹の障害がきっかけになって日常の平穏を打ち破る出来事がしばしば突発することは、Fさんにとって耐えがたいものだったのです。それは痙攣発作のときばかりではありませんでした。

「たぶん便秘気味で、ちょっとなんかご飯中にちょっとなんていうか便の匂いがし始めたんですよ。で、あの、「あっ、出てきたんやわ」って言って、母親が。〔中略〕ほんで、なんかほじったりなんかしてるんだと思うんですよ。〔中略〕たまらんかったですよ、まあ正直」。〔中略〕受け入れがたい現実を何事もない「日常」であるかのように消化するのは、看護師である母親、そして病院の看護師である。それゆえにＦさんは「看護師っていう生き物はもう本当にいやや」「私はもう絶対に看護師だけにはなりたくない」と思う。〔中略〕看護師は、現実の不快面を露わにするとともに何事もないかのように隠蔽する存在として、Ｆさんには現れている。[152]

食事の最中でも、妹たちが便意を催しているのが分かると、看護師である母親は摘便を始めます。母親にとっては日常業務の延長線にあるものですが、それはＦさんをげんなりさせ、食事を続けることを困難にさせるものでした。三重の困難が一塊になったような摘便の所作は、Ｆさんに看護師にだけはなりたくないという思いを抱かせることにもなったのです。

しかし不思議なことに、そう思っていたにもかかわらず、Ｆさんは看護の道に進むことになります。ただし、その道に進み始めた当初は、自分でも動機がはっきりしていたわけではなく、自分が進んでなったというより、周りの期待に従ったまでのことと感じられていました。もちろん、母親が看護師であったことが看護師になろうとしたきっかけではありましたが、単純に母親のようになりたいと思ったわけではありませんでした。Ｆさんの目には、母親は非常に気丈で、人間じゃないくらい強い人と映っていたのです。

Ｆさんは、妹の障害、家と病院とに二分される生活環境、看護師でもあるという母の多面性、これら三つの現実を受け入れがたい困難として感じていました。だから、困難が困難のまま持続する限り、そうした現実を再現するかのような、病棟で看護師として働くという選択は不可能なはずでした。しかし、なぜかＦさんは、看護師になってしまいます。しかしそれは自分で選んだというより、他者の欲望に従うように仕向けられたように感じられています。このままの状態では看護師という社会的地位は手に入れることができたとしても、Ｆさんが本来の意味でケアの主体になることは相当に困難なことです。そして、その予感は的中します。Ｆさんは小児科だったら看護師になれるかもしれないと思って、市民病院の小児科で働き始めるのですが、そこで三つの困難が具体的な姿をとって折り重なり、Ｆさんの前に立ちはだかってくることになります。

脳性まひの子なんかもいっぱい来るんですよね。〔中略〕お母さんを苦しめやがってっていう気持ちがあの、すごくパッと出てきてしまったんですね。[153]

母親に対しての、好きだけど妹のことばかり構って自分は蔑ろにされたという疎外感だけでなく、妹に対しての、好きだけど母親を苦しめやがってという怒りもこみあげてきます。子どものときには自覚していなかった感情に気がつくことができるようになったという意味では、看護師になることによって新たな発見をしたことになりますが、その現実はFさんを板挟みにして身動きがとれない状況へと追い込むことになりました。視線も凍りついてしまい、環境に対処できるだけの行為を形成していくことができません。

このようなとき、同僚の看護師が子どもを亡くした母親に対して書き送った手紙の文面を知ることがあり、そこに強烈な違和感を覚えます。それがきっかけになって、Fさんは職場を去る決心をすることになったのです。

Fさんの同僚が、子どもを亡くした母親にまた産んでほしいと手紙を書くとき、この同僚は母親を無視して個人の感情に従って言葉を発している。そんなことは「よう言わん」と感じたFさんにとって二重に違和感がある。[154]

同僚の手紙はたとえ善意から書き記されたものであったとしても、相手の気持ちに寄り添うものにはなっていません。自分の善意に酔っているだけで、取り戻すことのできない子どもを失った母親の悲しみは受け止められていないのです。自分が安心することが患者のケアと取り違えられてしまっているのに、そのことに気がついていません。

Fさんは、こんな違和感に耐えかねて、ついに辞表を提出します。すると、看護師長から思いがけない言葉を浴びせられます。その言葉が再びFさんを傷つけるのです。

「で、で、なんか、辞めるときに婦長さんに、『なんで辞めるんか』って言われていろいろ話をしてたときに、『まあ実はこういう妹がいて』って言って。〔中略〕そのときに、「あなたは受け入られてないいんだね」って言われたんですけど」。[155]

Fさんは、小児科だったらやれると思って看護師になったところが、かつての妹と同じような境遇にある患者に出会って子ども時代の葛藤が蘇り、自分の中にあるアンビバレントな感情の板挟みに陥ってしまいました。抑圧されていた自身の感情に気づいたFさんは、このままの状態では仕事を続けることができないことを悟り、ついにこの職場を離れる決意をするのですが、そのとき看護師長から言われた一言に、自分はいまケアされてしかるべき境遇にあるのに、ケアを職務としているはずの上司から、自分の心に葛藤を抱えていることを否認されたとの思いを抱き、看護師という職業そのものに疑問を感じるようになります。一度は看護師という職業を辞めることさえ考えたようです。

ところが、ある訪問看護師が書きとめたサマリーをたまたま目にする機会があり、今まで経験したことがないタイプの看護の可能性に目を見開かされます。Fさんは、患者に共感することを暗黙のうちに強制させられている病棟の雰囲気の中で、同僚たちの看護が実際には少しも患者に寄り添ったものになっていないことに強い違和感を覚えていましたが、そのサマリーを見て、これまでとは全く別の看護のスタイルがあるということに気づき、訪問看護師への方向転換を決意します。

サマリーが持つ意味は二つある。一つは「個人的な看護師の感情みたいなものが」入らないことである。〔中略〕二つ目の要点は、「きめ細かい」「A4、一枚。たったの一枚なんですけど、すごいまとめられてて。十分な材料が載ってていう」サマリーだったことである。〔中略〕患者の現実へと対応しているのは、感情による共感ではなく、こちらの「きめ細かい」看護である。

Fさんは訪問看護ステーションに転職する。こうして子ども時代の妹の病気とそれに伴う生活環境という困難な現実①と②を、医療者として見ることになる。小児科では患者と入院時の妹とが重なったのだが、訪問看護では日常のなかで一緒に生活している妹との関係と重なる。〔中略〕小児科では感情の水準で受け止めたために、子どもから「目が離せなくなって」身動きがとれなくなっていた。これに対し訪問看護では、行為の水準で受け止めている。[156]

サマリーには感情レベルの共感の必要ではなく、行為レベルの具体的な対処法が要領よく綴られていたようです。できること、すべきことが、道徳的な強制など全くなく、くわしく論じられていたのです。
また、小児科病棟を退き、訪問看護ステーションへと転職することによって、関わる患者たちの姿は治療の対象としての妹ではなく、日常生活を営んでいる妹の姿と重ね合わされるようになります。特に障害をもった方々が周りの目を気にすることもなく当たり前のことのように外に出ている姿に触れたことが、Fさんにとって大きな転機になります。

「全然、なんか、見られる嫌さみたいなものもなくて。なんか、その人も、全然、なんかうれしそうに外出してて。で、なんか、あの、なんか、障害あっても、別に見られてもそんなになんか、そんな大して、大したことちゃうよね、みたいなふうに思い始めてきたんです。こんなに周りの人がいっぱい外に出てるんだから、私の、私だって、全然出てもいいんかもしれへんって思って。なんかそこから、私の自分の妹も……っていう話をできるようになったんですね[157]」。

訪問看護の現場で、障害をもった人を当然のように外出させている人々の自然な振る舞いを目の当たりにし、障害者とともに外出することへの抵抗が拭い去られるようになります。他人のまなざしにさらされて嫌だろうからと考えて、妹を外に出すことをためらっていたFさんは、嫌だったのは妹ではなく、自分の方だったのだと気づかされたのです。Fさんが経験していることは、子ども時代と同じことであるはずなのに、その意味が全面的に変化し、障害者と共に外出することが肯定的な価値をもつものへと反転します。Fさんの価値観が組み変わって、自分で自分にかけていた縛りから解放されるのです。
受容とは、共感を寄せ、理解するというだけのことではありません。村上が言うように、「当事者の外出と、家族によるカミングアウトとは等価なのだ。〔中略〕現実を受容することとは、他の人たちとともに現実を共有することとつながっている。このとき患者が外に出る、Fさんも外に出して語るという形で、社会のなかで行為を組み立てることが受容なのである[158]」。Fさんが自分の抱えてきた現実と他者が抱える困難を実際に接続させて、患者と看護師とで一つの行為主体をつくり出すとき、受容が実現されるのです。

Ｆさんはその後、もう一つのエピソードを語ります。同僚の訪問看護師が患者の酷薄な運命に心傷つき、泣き崩れて何もできなくなってしまったため、その患者のケアを代わりに引き受けることになったという経験です。

「ある進行性のまひを伴う病の方なんですね。ほんで、そこに受けたのが、その34歳ぐらいの方だったんです。それはＸさんっていう看護師さんだったんですけど。Ｘさんが新規でその患者さん、Ｙさんを受けて。で、訪問行って帰ってきたら、夜のカンファレンスで号泣だったんですよ。〔中略〕で、Ｙさんには恋人もおられたらしいんですけれど。結婚とかもこういう状況やからできないからって。まひがすごい進行して、余命ももう少しだって言われ。〔中略〕で、『あまりにかわいそうで、自分と同じでって思ったらどうだろう』って言ってボロボロ泣いて。もう機能停止してた。〔中略〕だからもうしょうがないから担当替わろうかっていう話になって、私替わったんです。〔中略〕ほんで、たぶん、でも、私自身がそうやってなんていうか、あの、けっこうドライに見てきた部分もあるのか、なんですかね、たぶん患者さんも生きてる気がするんです。なんか、なんですかね。患者さんと私がなんか地続きじゃないですけど、なんか、妹と私の関係みたいに、たぶん、なんていうか、ある部分もあるんですね[159]」。

Ｆさんの語る言葉について、村上はていねいに分析の言葉を紡いでいます。「感情とは異なる水準で地続きになる回路がある。『この人に今必要なケア』が見えるということが、地続きなのだ。つまり感情の共感ではなく、〈患者の視点に立って行為を組み立てる〉というのが『地続き』という言葉の意味となるであろう[160]」。共感することが相手の立場に立つことになるとは限りません。ましてや共感がケアを可能にするとは言いきれないのです。患者の視点に立つということは、かわいそうと思うことではありません。「Ｆさんの『患者も生きてる』とは、『Ｙさんの状況を普通に毎日生きてる立場になってみる』ことだそうだ。『毎日生きてる立場だと、自分で自分をかわいそうとは思わない』とＦさんは言う。感情移入は自分とは異なる他者について起こる。逆に他者の視点と一体化したときには『かわいそう』とは思わなくなる[161]」。患者の必要としていることに実際に手が届くかどうか、生活者としての患者に寄り添うことができるかどうか、それが肝心のことなのです。

Fさんは、Yさん宅に赴きます。そこでFさんが行うことになったケアは、かつてFさんにとって受け入れがたい困難の象徴であった、あの摘便だったのです。

「そこでやるケアっていうのは、あの。あの、あれだったんですよ。あの、それこそ摘便みたいな。お風呂は入浴サービス入れますし、看護師でまかされていたのは摘便だったんですよ。Yさんはけっこう体が大きいのと、あとはなんていうか。もう体動が自分でできなくなってきてたんで、エアマットに乗ってはったんですね。そんならエアマットの上で摘便するって言ったら、コロコロしてはる体なんで、体の固定がしっかりしてないと。しかもYさんは頭がこっちで、壁側が右側にあるような感じで、こう寝かせないと、看護師はYさんの左側からしか入れないんです。そうすると摘便が左手になるんですよ。そういう難しさもあったり[162]」。

かつて食事中の匂いとしてFさんをげんなりさせ、言語化されることも他者と共有されることもないまま日常の穏やかな時間をズタズタにした摘便はいまや、Fさん自身が対象者と相談しながら計画して行う仕事になっています。かつては受け入れるのが困難であった現実が今は自ら対処可能なものへと組み変わっているのです。そうしたことを可能にしたのは、いったい何だったのでしょうか。

一つ考えられるのは、自分のことが自分ではできないためにFさんを必要としているYさんという方がいて、そのYさんが、どのようにケアすればよいかをFさんとともに協力しあって計画を立て、実際にFさんのケアを受け入れてくれたことによります。ケアはあくまでも相互的なものとして初めて成立するからです。

しかし、それは最終的な答えではありません。そもそもFさんがYさんの求めに応じることができたのはなぜかという問いが残されるからです。Fさんにとって、摘便は、母を困らせた妹と、自分を蔑ろにして妹のケアに専心した母という理解を生んだ元凶とも言える現実でした。その理解が根本的に変換されない限り、摘便に対して前向きな態度を取ることはできないはずです。

村上はこう述べています。

ここではかつての妹の摘便と同じような状況が再現されているが、人間関係のなかでのFさんの位置どりが変化している。子ども時代のFさんは状況を理解できず、妹をケアする家族からはじき出されていた。そして、摘便する母親に対して、『嫌や』と思ったわけだ。大人になった今では摘便する看護師としてかつての母親と同じ位置に立っている。かつての母の位置に立って、妹と重ねられたYさんを看護する。さらに、妹と似た患者を前にして機能停止になってしまった新人看護師のころの自分と重なる同僚Xさんを外から眺めている。このようにして、訪問看護師となったFさんは、子どものころの状況と新人看護師時代の状況を再現しつつも、そのころの自分からは距離を置いて、かつての母親と同じ位置に立ってYさんを看護するのだ。[163]

ここでは不思議なことが起きています。看護師として働くことを困難にさせていた摘便という現実には異なるところは何もないにもかかわらず、自分がその現実の中に異なる立場で一歩踏み込むことによってその現実の意味が変わっていくのです。食事時であろうとテキパキと摘便をせざるをえなかった母の所作の理由が自らケアを行うようになって理解可能になり、その結果、母への違和が軽減されて、母と自分とが一つの同じことを為す存在として感じられるようになります。また、母を独占していたと思っていた妹が実はFさんの寂しさに気づいていたのだと感じられるようになり、かえって自分の方が妹から暗黙のうちにケアを受けていたことに気づくのです。こうした認識の変化と行為主体の形成はどちらが先でどちらが後ということはできません。母と妹に対する理解の変換があったからこそYさんへのケアが可能になったとも言えますし、Yさんへのケアにおいて FさんとYさんの関係が母と妹の関係に重ね合わされることによって母と妹のことが新たな仕方で理解できるようになったとも言えるからです。いずれにしても、行為と認識とが相互に響きあって、そこから新たな主体が立ち上がるということがあるのだと思います。

この事実は私たちに一つの希望を与えてくれます。私たちにとっての困難を解く鍵は、その困難そのもののうちに潜んでいることが示されるからです。しかし、このことは、新たな主体が自己のうちに形成されるまでは、その困難がどのように解決されうるのか、はっきりとは分からないということをも意味しています。生身の人間同士が関わるケアの世界は決して予定調和の世界ではないのです。

とはいえ、ケア主体の形成に至る道は全くの暗中模索というわけではありません。行為主体となることを妨げる内なる葛藤に蓋をせず、それがいつかは自覚できるように日頃からアンテナをはっておくこと。対象となる方の身体のありように対して身体感度を高める努力を日々重ねること。相手との相互関係に期待を寄せ、信頼に満ちた雰囲気が形成されるように留意すること。何でも自分ひとりでやらなければとは思わず、他者からのケアを受け入れることができること。こうしたよき習慣《ハビトゥス》を身につけるための地道な努力こそ、ケア主体の形成という飛躍を可能にする条件なのです。

人間はケアされることによってケアするものへと成長し、ケアを受け入れてもらうことによってケアすることができるようになります。ケアは相手の自立を助けることを本分とし、そうすることで相手からも自立を認められていきます。ケアしケアされるという相互関係のうちで、人間は自らのうちに新たな主体を育み続けるのです。生きるとはケアされつつケアすることであり、そうした絶えざる営みを通して自らの存在を刷新し続けていくのが、人間本来の姿なのです。

注

1　ヒポクラテス（一九七二）：誓い（大橋博司訳）、田村松平編『世界の名著9ギリシアの科学』、中央公論社、二四九頁
2　トム・L・ビーチャム／ジェイムズ・F・チルドレス（二〇〇九）：生命医学倫理 第五版（立木教夫・足立智孝訳）、麗沢大学出版会を参照。
3　香川知晶（二〇〇〇）：生命倫理の成立—人体実験・臓器移植・治療停止、勁草書房、九一頁
4　同上、九三頁
5　中西正司・上野千鶴子（二〇〇三）：当事者主権、岩波新書、一三—一七頁
6　同上、二—三頁
7　立岩真也（二〇〇〇）：弱くある自由へ—自己決定・介護・生死の技術、青土社、六七頁

8 香川知晶（二〇〇〇）：生命倫理の成立—人体実験・臓器移植・治療停止、勁草書房、九五頁
9 同上、九五頁
10 小松美彦（二〇〇四）：自己決定権は幻想である、洋泉社新書、一〇〇—一〇一頁
11 同上、一五頁
12 香山リカ（二〇〇五）：いまどきの「常識」、岩波新書、一二三頁
13 神田橋條治（二〇一三）：医学部講義、創元社、二一八頁
14 立岩真也（二〇〇〇）：弱くある自由へ—自己決定・介護・生死の技術、青土社、七七—七八頁
15 小松美彦（二〇〇四）：自己決定権は幻想である、洋泉社新書、四〇頁
16 養老孟司（二〇〇二）：からだを読む、ちくま新書、一三六頁
17 香山リカ（二〇〇五）：いまどきの「常識」、岩波新書、一二三—一二四頁
18 内田樹・春日武彦（二〇〇五）：健全な肉体に狂気は宿る—生きづらさの正体、角川書店、一五五頁
19 立岩真也（二〇〇〇）：弱くある自由へ—自己決定・介護・生死の技術、青土社、六二頁
20 同上、五七頁
21 同上、五八頁
22 アンヌ・ビショップ、ジョン・スカダー（二〇〇五）：全人的ケアのための看護倫理（田中美恵子監訳）、丸善、九—一〇頁
23 小松美彦（二〇〇四）：自己決定権は幻想である、洋泉社新書、六六—六七頁
24 川口有美子（二〇〇九）：逝かない身体—ALS的日常を考える、医学書院、四七頁
25 行岡哲男（二〇一二）：医療とは何か—現場で根本問題を解きほぐす、河出書房新社、一一一頁
26 同上、一七七頁
27 同上、一七九頁
28 小泉義之（二〇一二）：生と病の哲学—生存のポリティカルエコノミー、青土社、二五九頁
29 同上、二六一—二六二頁
30 神田橋條治（二〇一三）：医学部講義、創元社、一八九—一九〇頁
31 同上、一九〇頁

32 石原孝二編（二〇一三）：当事者研究の研究、医学書院、二一八頁
33 同上、二一八―二一九頁
34 同上、二一九頁
35 岩本一郎（二〇〇七）：ホームページ憲文録 - 別冊二〇〇七年三月二四日付ブログ；http://blogs.dion.ne.jp/kenbunroku/archieves/5315109.html
36 H・L・A・ハート：法の概念〔第三版〕（長谷部恭男訳）ちくま学芸文庫、三〇四頁
37 Goodin, R.(1988)："Reasons for Welfare", Princeton University Press, p.9を参照。
38 M・イグナティエフ（二〇〇六）：人権の政治学（添谷育志・金田耕一訳）、風行社を参照。
39 Turner, Bryan S. (2006)："Vulnerability and Human Rights", Pennsylvania State University Press, p.9
40 川本隆史（一九九五）：現代倫理学の冒険―社会理論のネットワーキングへ、創文社、六五―七九頁を参照。
41 キャロル・ギリガン（一九八六）：もうひとつの声―男女の道徳観のちがいと女性のアイデンティティ、川島書店を参照。
42 Baier, A. C. (1994)："Moral Prejudices: Essays on Ethics", Havard University Press を参照。
43 中井久夫・山口直彦（二〇〇一）：看護のための精神医学、医学書院、二九―三〇頁
44 E・レヴィナス（二〇〇五）：全体性と無限 上（熊野純彦訳）、岩波文庫、二一一頁
45 同上、二一三頁
46 同上、二二〇―二二二頁
47 同上、二六六頁
48 港道隆（一九九七）：レヴィナス―法-外な思想、現代思想の冒険者たち16、講談社、二三〇―二三二頁
49 E・レヴィナス（一九九九）：存在の彼方へ（合田正人訳）、講談社学術文庫、一五九頁
50 エマニュエル・レヴィナス（一九九三）：われわれのあいだで（合田正人・谷口博史訳）、法政大学出版局、一三一―一三二頁
51 港道隆（一九九七）：レヴィナス―法-外な思想、現代思想の冒険者たち16、講談社、二三三頁
52 同上、一九二頁
53 田中智志（二〇〇五）：臨床哲学が分かる事典、日本実業出版社、六二―六三頁
54 エマニュエル・レヴィナス（一九九三）：われわれのあいだで（合田正人・谷口博史訳）、法政大学出版局、一三二頁、なお引用に際

し一部改訳しました。
55 鷲田清一（一九九九）：「聴く」ことの力、TBSブリタニカ、一五〇―一五一頁
56 アーサー・W・フランク（二〇〇二）：傷ついた物語の語り手―身体・病い・倫理（鈴木智之訳）、ゆみる書房、二四二頁
57 E・レヴィナス（一九九九）：存在の彼方へ（合田正人訳）、講談社学術文庫、五〇頁
58 港道隆（一九九七）：レヴィナス―法‐外な思想、現代思想の冒険者たち16、講談社、二三三―二三四頁
59 鷲田清一（一九九九）：「聴く」ことの力―臨床哲学試論、TBSブリタニカ、一五三頁
60 熊野純彦（一九九九）：レヴィナス　移ろいゆくものへの視線、岩波書店、七四頁
61 エマニュエル・レヴィナス（一九九〇）：他者のユマニスム（小林康夫訳）、書肆風の薔薇、一五四頁
62 E・レヴィナス（一九九九）：存在の彼方へ（合田正人訳）、講談社学術文庫、三四頁
63 熊野純彦（一九九九）：レヴィナス―移ろいゆくものへの視線、岩波書店、七六―七七頁
64 鷲田清一（一九九九）：「聴く」ことの力―臨床哲学試論、TBSブリタニカ、一五四―一五五頁
65 E・レヴィナス（一九九九）：存在の彼方へ（合田正人訳）、講談社学術文庫、一八二頁
66 熊野純彦（一九九九）：レヴィナス―移ろいゆくものへの視線、岩波書店、二〇四頁
67 E・レヴィナス（一九九九）：存在の彼方へ（合田正人訳）、講談社学術文庫、四九頁
68 同上、七二頁
69 同上、三二四頁
70 杉谷葉坊（一九九八）：情動論の試み―主体と世界のポリフォニー、人文書院、三三二頁
71 シスター・M・シモーヌ・ローチ（一九九六）：アクト・オブ・ケアリング―ケアする存在としての人間（鈴木智之・操華子・森岡崇訳）、ゆみる出版
72 同上、二〇頁
73 村上靖彦（二〇一一）：傷と再生の現象学―ケアと精神医学の現場へ、青土社、八九頁
74 川口有美子（二〇〇九）：逝かない身体―ALS的日常を生きる、医学書院、四七頁
75 同上、五七頁
76 同上、六〇頁

77 同上、六〇頁
78 村上靖彦（二〇一一）：傷と再生の現象学―ケアと精神医学の現場へ、青土社、九二頁
79 川口有美子（二〇〇九）：逝かない身体―ALS的日常を生きる、医学書院、二一七―二一八頁
80 佐藤幹夫（二〇一〇）：人はなぜひとを「ケア」するのか―老いを生きる、いのちを支える、岩波書店、九九頁
81 同上、一五三頁
82 川口有美子（二〇〇九）：逝かない身体―ALS的日常を生きる、医学書院、一二七頁
83 同上、一二八頁
84 同上、一〇二―一〇三頁
85 同上、九七頁
86 佐藤幹夫（二〇一〇）：人はなぜひとを「ケア」するのか―老いを生きる、いのちを支える、岩波書店、一〇〇頁
87 川口有美子（二〇〇九）：逝かない身体―ALS的日常を生きる、医学書院、一七八―一七九頁
88 佐藤幹夫（二〇一〇）：人はなぜひとを「ケア」するのか―老いを生きる、いのちを支える、岩波書店、一二三頁
89 同上、一八頁
90 同上、一八頁
91 山田太一（一九九五）：親ができることは「ほんの少しばかり」のこと、PHP研究所、二七―二八頁
92 同上、一三四頁
93 西村ユミ（二〇〇七）：動くこととしての見ること、石川准編、身体をめぐるレッスン3　脈打つ身体、岩波書店、一四八頁
94 同上、一四八頁
95 村上靖彦（二〇一一）：傷と再生の現象学―ケアと精神医学の現場へ、青土社、六二頁
96 加藤寛・最相葉月（二〇一一）：心のケア―阪神・淡路大震災から東北へ、講談社、一九八―一九九頁
97 同上、四六―四七頁
98 同上、五五頁
99 同上、二二二頁
100 西川勝（二〇〇七）：ためらいの看護―臨床日誌から、岩波書店、一二四―一二五頁

101　同上、一二四頁
102　同上、一二五頁
103　同上、一二五―一二六頁
104　佐藤幹夫（二〇一〇）：人はなぜひとを「ケア」するのか―老いを生きる、いのちを支える、岩波書店、一四頁
105　川口有美子（二〇〇九）：逝かない身体―ＡＬＳ的日常を生きる、医学書院、六六頁
106　同上、一八二頁
107　同上、一八二頁
108　同上
109　Toombs, Kay (1995)：Healing and Incurable Illness, Human Medicine, Vol.11, No.3, pp.98-103.
110　佐藤幹夫（二〇一〇）：人はなぜひとを「ケア」するのか―老いを生きる、いのちを支える、岩波書店、一四〇頁
111　同上、一四一頁
112　Ｅ・ゴッフマン（一九八四）：アサイラム―施設被収容者の日常世界（石黒毅訳）、誠信書房を参照。
113　中井久夫・山口直彦（二〇〇四）：看護のための精神医学、医学書院、二頁
114　柳澤桂子（二〇〇三）：患者の孤独―心の通う医師を求めて、草思社、一七一―一七二頁
115　同上、一〇五―一〇七頁
116　スザンヌ・ゴードン（一九九八）：ライフサポート―最前線に立つ３人のナース（勝原裕美子・和泉成子訳）、日本看護協会出版会、一四七頁
117　トラベルビー（一九七四）：人間対人間の看護（長谷川浩・藤枝知子訳）、医学書院、五―六頁より引用
118　フロレンス・ナイティンゲール（二〇〇四）：看護覚え書き―本当の看護とそうでない看護（小玉香津子・尾田葉子訳）、日本看護協会出版会、八―九頁
119　ヴァージニア・ヘンダーソン（一九九五）：看護の基本となるもの（湯槙ます・小玉香津子訳）、日本看護協会出版会、一一頁
120　スザンヌ・ゴードン（一九九八）：ライフサポート―最前線に立つ３人のナース（勝原裕美子・和泉成子訳）、日本看護協会出版会、一七一頁
121　小玉香津子（二〇一三）：看護学 小玉香津子講義集、ライフサポート社、四〇―五四頁を参照。
122　神田川條治（二〇一二）：精神科講義、創元社

123 同上、一一六頁
124 同上、一一六頁
125 同上、一一七—一一八頁
126 向谷地生良　浦河べてるの家（二〇〇六）：安心して絶望できる人生、NHK出版、一一一頁
127 ハイデガーは他者への顧慮に二つの様態があることを指摘しています。相手から気づかいを奪い取り、相手になりかわって気づかうというあり方と、相手に手本を示すことによって、相手に気づかいを与え直し、相手が気づかいに対して自由になるようにするあり方です。もちろんハイデガーは後者のあり方を望ましい関わり方だと考えています。ハイデガー（二〇一三）：存在と時間（二）（熊野純彦訳）、岩波文庫、九五—九七頁を参照。
128 神田橋條治（二〇一二）：精神科講義、創元社、一九—二一頁
129 同上、二一頁
130 同上、二二頁
131 ドロセア・E・オレム（一九九五）：オレム看護論—看護実践における基本概念第3版（小野寺杜紀訳）、医学書院を参照。
132 土居健郎（二〇〇一）：続「甘え」の構造、弘文堂、一七八頁
133 同上、一七八—一七九頁
134 同上、一八〇頁
135 寺本松野（一九八五）：そのときそばにいて—死の看護をめぐる論考集、日本看護協会出版会、三四—三五頁
136 大谷尚子（二〇〇八）：養護教諭のための養護学・序説、ジャパンマニシスト、七八—九三頁
137 ベナー／ルーベル（一九九九）：現象学的人間論と看護（難波卓志訳）、医学書院、一—三頁
138 同上、三頁
139 田中智志（二〇〇三）：ケアリングの経験—ドゥルーズの〈一つの生〉、市村尚久ほか編『経験の意味世界をひらく』、東信堂、一二三—一四六頁
140 精神医療の世界で脚光を浴びている最新の治療法に、オープンダイアローグの試みがあります。これは、患者自身に対話に参加してもらうことを特徴の一つとするものです。斎藤環（二〇一五）：オープンダイアローグとは何か、医学書院を参照。
141 以下を参照。サラ・フライ&メガン-ジェーン・ジョンストン（二〇一〇）：看護実践の倫理第3版—倫理的意思決定のためのガイド（片山範子・山本あい子訳）、日本看護協会出版会、四九—六三頁

142 メイヤロフ（一九八七）：ケアの本質―生きることの意味（田村真・向野宣之訳）、ゆみる出版、二四―二五頁
143 同上、一三三頁
144 シモーヌ・ローチ（一九九六）：アクト・オブ・ケアリング（鈴木智之・操華子・森岡崇訳）、ゆみる出版、九九頁
145 宮子あずさ（二〇〇〇）：気持ちのいい看護、医学書院、八一―八六頁
146 同上、八七頁
147 同上、八九―九〇頁
148 ルカによる福音書 第10章第26節～37節（訳文は、共同訳聖書実行委員会（一九九〇）：新共同訳聖書、日本聖書協会より）
149 村上靖彦（二〇一三）：摘便とお花見―看護の語りの現象学、医学書院、一二―一三頁
150 同上、一一三―一二二頁
151 同上、一一九―一二四頁
152 同上、二二六―二三一頁
153 同上、三三四―三三五頁
154 同上、四〇頁
155 同上、四一頁
156 同上、四九―五〇頁
157 同上、五一頁
158 同上、五三頁
159 同上、五八―六一頁
160 同上、六二頁
161 同上、六二頁
162 同上、六五頁
163 同上、六五―六六頁

参考文献

第一節

岩本潤一（二〇一二）：現代カトリシズムの公共性、知泉書館
内田樹・春日武彦（二〇〇五）：健全な肉体に狂気は宿る―生きづらさの正体、角川書店
浦河べてるの家（二〇〇五）：べてるの家の「当事者研究」、医学書院
江口聡編・監訳（二〇一一）：妊娠中絶の生命倫理―哲学者たちは何を議論したか、勁草書房
香川知晶（二〇〇六）：死ぬ権利―カレン・クインラン事件と生命倫理の転回、勁草書房
エヴァ・フェダー・キテイ（二〇一〇）：愛の労働あるいは依存とケアの正義論（岡野八代・牟田和恵監訳）、白澤社
小松美彦（一九九六）：死は共鳴する―脳死・臓器移植の深みへ、勁草書房
小松美彦（二〇〇四）：脳死・臓器移植の本当の話、ＰＨＰ新書
小松美彦・市野川容孝・田中智彦編（二〇〇四）：いのちの選択―今、考えたい脳死・臓器移植、岩波ブックレット
小松美彦（二〇一二）：生権力の歴史―脳死・尊厳死・人間の尊厳をめぐって、青土社
田中智志（二〇〇二）：他者の喪失から感受へ―近代の教育装置を超えて、勁草書房
田中智志（二〇〇九）：教育思想のフーコー―教育を支える関係性、勁草書房
中井久夫（二〇一〇）：日本の医者、日本評論社
マーサ・アルバートソン・ファインマン（二〇〇九）：ケアの絆―自律神話を超えて（穐田信子・速水葉子訳）、岩波書店
ジョン・スチュアート・ミル（二〇一二）：自由論（斉藤悦則訳）、光文社古典新訳文庫
山竹伸二（二〇一一）：「認められたい」の正体―承認不安の時代、講談社現代新書

第二節

ファビエンヌ・ブルジェール（二〇一四）：ケアの倫理（原山哲・山下えり子訳）、白水社
加藤尚武編（二〇〇八）：応用倫理学事典、丸善
小手川正二郎（二〇一五）：甦るレヴィナス―『全体性と無限』読解、水声社
熊野純彦（一九九九）：レヴィナス入門、ちくま新書
斎藤慶典（二〇〇〇）：力と他者―レヴィナスに、勁草書房
斎藤慶典（二〇〇五）：レヴィナス 無起源からの思考、講談社

関根小織（二〇〇七）：レヴィナスと現れないものの現象学―フッサール・ハイデガー・デリダと共に反して、晃陽書房
品川哲彦（二〇〇七）：正義と境を接するもの―責任という原理とケアの倫理、ナカニシヤ出版
内田樹（二〇一一）：レヴィナスと愛の現象学、文春文庫

第三節

内田樹（二〇〇四）：死と身体―コミュニケーションの磁場、医学書院
上野千鶴子（二〇一一）：ケアの社会学―当事者主権の福祉社会へ、太田出版
浦河べてるの家（二〇〇五）：べてるの家の「当事者研究」、医学書院
小川朋子・和田サヨ子（二〇〇五）：出産を経験した女性の語りにみるスピリチュアルケア、聖母大学紀要創刊号、四三―四九頁
小澤勲（二〇〇六）：ケアって何だろう、医学書院
春日武彦（二〇〇一）：病んだ家族、散乱した室内―援助者にとっての不全感と困惑について、医学書院
川本隆史編（二〇〇五）：ケアの社会倫理学―医療・看護・介護・教育をつなぐ、有斐閣
熊谷晋一郎（二〇〇九）：リハビリの夜、医学書院
佐野洋子（二〇〇八）：シズコさん、新潮社
田中智志（二〇〇五）：臨床哲学がわかる事典、日本実業出版社
田畑邦治（一九九六）：ケアの時代を生きる―かかわりと自己実現、看護の科学社
中井久夫（一九八二）：精神科治療の覚書、日本評論社
中野啓明・伊藤博美・立山善康編著（二〇〇六）：ケアリングの現在―倫理・教育・看護・福祉の境界を越えて、晃洋書房
中山将・高橋隆雄編（二〇〇一）：ケア論の射程、九州大学出版会
ネル・ノディングス（一九九七）：ケアリング―倫理と道徳の教育 女性の観点から（立山善康・林泰成・清水重樹・宮崎宏志・新茂之訳）、晃洋書房
広井良典（二〇〇〇）：ケア学―越境するケアへ、医学書院
堀井泰明（二〇〇五）：ケアと倫理―ケアをめぐる議論の意義とは、北海道哲学会・哲学年報、第五二号、二五―三四頁
A・H・マズロー（一九八七）：人間性の心理学―モチベーションとパーソナリティ（小口忠彦訳）、産能大出版部
水野治太郎（一九九一）：ケアの人間学―成熟社会がひらく地平、ゆみる書房
三井さよ・鈴木智之編著（二〇一二）：ケアのリアリティ―境界を問い直す、法政大学出版局

第四節

綾屋紗月・熊谷晋一郎（二〇〇八）：発達障害当事者研究―ゆっくりていねいにつながりたい、医学書院
浦河べてるの家（二〇〇二）：べてるの家の「非」援助論―そのままでいいと思えるための25章、医学書院
かしまえりこ・神田橋條治（二〇〇六）：スクールカウンセリング モデル100例―読み取る。支える。現場の工夫。、創元社
勝又正直（一九九五）：はじめての看護理論、日総研出版
ヘルガ・クーゼ（二〇〇〇）：ケアリング―看護婦・女性・倫理（竹内徹・村上弥生訳）、メディカ出版
武井麻子（二〇〇一）：感情と看護―人とのかかわりを職業にすることの意味、医学書院
中井久夫（二〇〇七）：こんなとき私はどうしてきたか、医学書院
西村ユミ（二〇〇一）：語りかける身体――看護ケアの現象学、ゆみる出版
西村ユミ（二〇〇七）：交流する身体―「ケア」を捉えなおす、NHK出版
西村ユミ（二〇一四）：看護師たちの現象学―協働実践現場から、青土社
西村ユミ（二〇一六）：看護実践の語り―言葉にならない営みを言葉にする、新曜社
マイクル・バリント（一九七八）：治療論からみた退行―基底欠損の精神分析（中井久夫訳）、金剛出版
野口裕二（二〇〇二）：物語としてのケア―ナラティヴ・アプローチの世界へ、医学書院
エドワード・J・ハロラン編（二〇〇七）：ヴァージニア・ヘンダーソン選集―看護に優れるとは（小玉香津子訳）、医学書院
パトリシア・ベナー他（二〇一二）：ベナー 看護ケアの臨床知―行動しつつ考えること（井上智子訳）、医学書院
松葉祥一・西村ユミ編（二〇一四）：現象学的看護研究―理論と分析の実際、医学書院
向谷地生良（二〇〇九）：技法以前―べてるの家のつくりかた、医学書院
ジーン・ワトソン（二〇一四）：ワトソン看護論―ヒューマンケアリングの科学（稲岡文昭・稲岡充子・戸村道子訳）、医学書院

あとがき

本書に収めた文章のうち最も古いものは十五年ほど前のものになります。聖母女子短期大学（その後聖母大学）という今はなき看護系大学に赴任することになり、それまで行っていた現象学研究をなんとか活かす道を探り、人間の生命活動について考察してみようと思い立って書き始めたのが最初でした。後になって現象学とケア論とが地続きであることが分かってきましたし、今日では哲学と看護学との交流も盛んになって、ケアが哲学のテーマとしてがぜん注目を集めるようにもなりましたが、その当時、私はケアという行為にさしたる関心をもっていたわけではなかったと記憶しています。

ただ、赴任する直前、長く生活を共にした祖母が肺炎で亡くなり、そのとき、ごくわずかな期間でしたが介護めいた経験をしました。それまで気丈だった祖母に突如夜間せん妄が現れて、あたふたしっぱなしだったことを思い出します。私にとって初めてのケアの試みは、完全な失敗経験でした。全く何もできませんでした。このときの苦い経験が、今回この本を書くにあたり、反面教師になって私を導いてくれたようにも思います。

そんな心もとないスタートでしたが、この十五年ほどの間、多くの同僚や学生たちに恵まれ、ケアについて考える貴重な機会が何度も与えられました。在任中は、当時学長であったシスター水島洋子先生や今は亡きシスター寺本松野先生と共同で、二年生を対象に二週間にわたる「生と死のゼミ」を二クラス続けて受け持ったり、シスター和田サヨ子先生やシスター東野妙子先生にも加わっていただき、学生が自らの看護観を深めることができるようにと企画された二泊三日の研修黙想会を学年ごとに実施しました。ヘトヘトになりつつも他では得られない多くの学びを得ることができました。また赴任後しばらくして聖母女子短期大学出身の看護教員を中心に「看護哲学研究会」が立ち上がり、年に何度か議論を深める機会が与えられたのも幸いでした。常連だったのは、田畑邦治先生、池尾久美先生、土藏愛子先生、中村美鈴先生、菊池麻由美先生といった面々で、いつもたくさんの刺激を与えられました。短大を四年制大学に改組したときには養護学領域に所属することになって、大谷尚子先生や水内宏先生に知遇を得て、子どもに対するケアの仕事にも敬意と関心を寄せることができるようになりました。当時学部長であった小玉香津子先生から、ナイティンゲールの思想や看護の歴史について直接教えを受けることができたことも特筆しておきたいことです。

二〇一一年に聖母大学が上智大学と合併し、その翌年より私は上智大学短期大学部に異動になりましたが、その後も人間学、哲学、倫理学といった授業のなかで本書のテーマに関わる諸問題について学生とともに考え進める機会を得ました。本務校の外でも、上智大学、東京女子医科大学、東京医科歯科大学、自治医科大学、香川大学、日本リハビリテーション専門学校において非常勤講師としてケア論の講義を担当するチャンスに恵まれました。その際、それぞれの機関の先生方にはたいへんお世話になりました。また授業に熱心に参加してくれた学生たちからも多くの刺激を与えられました。感謝申し上げる次第です。

その他にも多くの方々によって導かれてきたことが思い出されます。哲学研究という面では、大学学部時代からの指導教授である上智大学名誉教授のクラウス・リーゼンフーバー先生、現象学的思考の醍醐味を教えてくださった東洋大学名誉教授の新田義弘先生、とりわけこのお二人にはとてもお世話になりました。いつも感謝の気持ちで一杯です。それから、ハイデガー研究会や西田哲学研究会をはじめ、これまでに参加させていただいた多くの研究会のメンバーの方々にも、その学恩に感謝申し上げたいと思います。特に、石井砂母亜さんには、本書の企画からタイトルの選定に至るまで、有益なアドバイスをいただきました。記して御礼申し上げます。

このような多くの方々との出会いをとおして、私のうちに、人間の存在を、他者からの／へのケアと関連づけて見つめ直す癖がついてきたように思います。一旦そのような習慣が身についてくると、今の世に幅を利かせている従来の人間観に飽き足らない思いを抱くようになり、なんとか考えをまとめあげて本に仕上げることができないかという欲求がわいてくるようになりました。そんなときにナカニシヤ出版の山本あかねさんからお誘いを受け、これまで書きためてきたものをもとに、新たに書き足してまとめたものが本書です。お誘いいただいてから随分時間が経ってしまいましたが、その間終始ていねいな編集作業をしていただき、本当にありがとうございました。

校正のため自分の書いたものを何度か通読するうちに、本書が、自分自身のうちに母なるものの影、父なるものの影を再発見するための旅路であるかのように感じられてきました。拙き本書を亡き母と祖母、そして父に捧げます。

二〇一六年　夏

丹木博一

初出一覧

本書は、以下の論文に大幅に加筆修正を加え、再構成したものである。

はじめに　ヒューマンケアと存在論：清水裕子編『ヒューマンケアと看護学』所収、ナカニシヤ出版、二〇一三年、第一章第二節

【第一部】

■第一章

第1節　呼吸の人間学、聖母大学紀要二号、一九―二六頁、二〇〇六年

第2節　人間の根本条件としての《食》、聖母女子短期大学紀要一五号、二一―三〇頁、二〇〇二年

第3節　〈排泄〉の人間学―「教育」の原初的光景について、聖母女子短期大学紀要一六号、二五―三六頁、二〇〇三年

第4節　睡眠の人間学、聖母大学紀要一号、三三―四一頁、二〇〇五年

■第二章

第1節　生命現象としての〈病い〉に関する考察、聖母大学紀要三号、四五―五七頁、二〇〇七年

第2節　「健康」概念をめぐる哲学的考察、聖母大学紀要五号、一七―二五頁、二〇〇八年

【第二部】

■第三章

第1節　痛みの意味について、聖母大学紀要四号、四三―五一頁、二〇〇八年

第2節　不安の哲学的考察：土藏愛子・草柳かおる編『こころに寄り添う手術看護―周術期患者・家族の心理とケア』所収、医歯薬出版、二〇一四年、第二章

第3節　かなしみの内なる癒し、上智大学グリーフケア研究所『グリーフケア』第四号、七三―八九頁、二〇一六年

■第四章

第1節　自己決定する主体を形成するケアについて―インフォームド・コンセントに関する一考察、聖母大学紀要一〇号、二一三―三一頁、二〇一三年

第2節「傷つきやすさ」の倫理的意味について、聖母大学紀要六号、一七―二七頁、二〇〇九年

第3節　人間にとってケアとは何か：ケアすることとケアされることとの相互性について、聖母大学紀要八号、一七―二六頁、二〇一一年

第4節　書き下ろし

人名索引

さ

事項索引

【執筆者紹介】
丹木博一（たんぎ　ひろかず）
上智大学短期大学部英語科教授
上智大学大学院哲学研究科哲学専攻博士後期課程単位取得満期退学（1991年）
主著に，『こころに寄り添う手術看護』（共著，医歯薬出版，2014），『ヒューマンケアと看護学』（共著，ナカニシヤ出版，2013），『ニヒリズムとの対話』（共著，晃洋書房，2005），『フッサールを学ぶ人のために』（共著，世界思想社，2000）など。

いのちの生成とケアリング
ケアのケアを考える

2016年10月20日　初版第1刷発行　（定価はカヴァーに表示してあります）

著　者　丹木博一
発行者　中西健夫
発行所　株式会社ナカニシヤ出版
〒606-8161　京都市左京区一乗寺木ノ本町15番地
Telephone　075-723-0111
Facsimile　075-723-0095
Website　http://www.nakanishiya.co.jp/
E-mail　iihon-ippai@nakanishiya.co.jp
郵便振替　01030-0-13128

装幀=白沢　正／印刷・製本=亜細亜印刷

ISBN978-4-7795-1100-4